Lisa Unger

Die treue Freundin

Über die Autorin:

Lisa Unger ist eine *New-York-Times*-Bestsellerautorin, die schon mehrfach ausgezeichnet wurde. Ihre Bücher erscheinen in 26 Sprachen, haben sich millionenfach verkauft und standen auf zahlreichen Bestenlisten. Ihre Essays sind in der *New York Times*, dem *Wall Street Journal* sowie den Zeitschriften NPR und *Travel + Leisure* erschienen. Die Autorin lebt in der Tampa Bay an der Westküste Floridas mit ihrem Mann, ihrer Tochter und ihrem Hund, einer Mischung aus Labrador und Pudel.

LISA UNGER

DIE TREUE FREUNDIN

Thriller

Aus dem Amerikanischen
von Anke Angela Grube

lübbe

Dieser Titel ist auch als E-Book erschienen.

MIX
Papier aus verantwortungsvollen Quellen
FSC® C014496

Vollständige Taschenbuchausgabe

Deutsche Erstausgabe

Titel der amerikanischen Originalausgabe: »The Stranger Inside«
Originalverlag: Park Row Books, New York

Textredaktion: Ulrike Brandt-Schwarze
Umschlagmotive: © Trevillion Images: Magdalena Wasiczek
Umschlaggestaltung: Manuela Städele-Monverde
Satz: Dörlemann Satz, Lemförde
Gesetzt aus der Quadraat und Quadraat Sans
Druck und Verarbeitung: GGP Media GmbH, Pößneck
Printed in Germany
ISBN 978-3-404-18321-0

2 4 5 3 1

Sie finden uns im Internet unter luebbe.de
Bitte beachten Sie auch: lesejury.de

In liebender Erinnerung
an meine wunderbare Großmutter
MILLIE MISCIONE

und meine großartige
liebe Agentin und Freundin
ELAINE MARKSON

»Denn was ist das Böse anderes als das Gute,
von seinem eigenen Hunger und Durst gequält?«
Khalil Gibran, *Der Prophet*

Gestern Nacht

Ich warte, weil ich nichts habe außer Zeit.

Vom ruhigen, dunklen Innenraum meines Autos aus beobachte ich die ruhige Nachbarschaft, drücke mich tiefer ins Polster. Herbst. Laub segelt durch die kühle Luft. Geschmacklose, gruselige Halloween-Dekorationen schmücken die Veranden und Rasenflächen, hängen von Bäumen – Skelette und Kürbislaternen, Hexen auf Besenstielen. Morgen ist Schule, also spielen keine Kinder Fangen mit Taschenlampen, kein spontanes Fußballmatch auf der Straße. Vielleicht machen Kinder das auch gar nicht mehr. Habe ich jedenfalls gehört. Sie sind jetzt alle iPad-abhängige Stubenhocker. Das ist die »neue Grenze« der Erziehung. Aber das wirst du besser wissen, als ich es vermutlich je tun werde.

In dieser Straße leben jüngere Familien. SUVs wurden eilig abgestellt, Basketball-Netze hängen in den Auffahrten, Fahrräder wurden auf den Rasen geworfen. Mittwochs warten die Wertstoff-Tonnen geduldig am Straßenrand, der Restmüll wird am Freitag abgeholt. Heute läuft ein Footballspiel. Ich kann es parallel auf drei Großbildfernsehern in drei verschiedenen einsehbaren Wohnzimmern verfolgen.

Doch das Haus, das ich beobachte, liegt im Dunkeln. Ein schöner silberfarbener Benz, der bald zwangsversteigert werden wird, steht in der Einfahrt. Es ist eins von diesen Autos – ein Traumwagen, ein Wagen für Aufsteiger, den man sich anschafft, *wenn* … Aber er hat seinem Besitzer ganz sicher kein Glück gebracht. Der Typ, den ich beobachte – er ist deprimiert. Ich erkenne es an seiner gebeugten Haltung, wenn er das Haus betritt oder verlässt, an den dunklen Ringen unter seinen Augen, dem gehetzten Blick.

Ich kann kein Mitgefühl für ihn aufbringen. Und ich weiß, dass auch du keine Träne um ihn vergießt. Ich würde wetten, dass du fast so häufig an ihn gedacht hast wie ich – obwohl du jetzt natürlich anderes im Kopf hast.

Ein älterer Mann führt seinen Hund spazieren, eine weiße Flauschkugel an einer dünnen Leine. Eigentlich überhaupt kein Hund, eher ein übergroßes Meerschweinchen. Ich lasse mich etwas tiefer in den Sitz sinken und bleibe reglos wie ein Stein. Den Mann habe ich in dieser Straße noch nie gesehen, und ich verbringe schon seit einer ganzen Weile die meisten Abende und Nächte hier. Er ist von seiner Routine abgewichen, hat vermutlich beschlossen, heute mal einen anderen Weg zu nehmen. Allzu große Sorgen mache ich mir aber nicht. Mein beiger Toyota Corolla ist absolut unauffällig, praktisch unsichtbar, so verbreitet ist das Modell, und die Fenster sind getönt (aber nicht zu dunkel). Solange er mich nicht sieht, eine einsame Gestalt auf dem Fahrersitz, die offensichtlich nichts Gutes im Schilde führt, wird der Wagen ihm überhaupt nicht auffallen.

Ich habe Glück. Er starrt auf das Display seines Handys. Er ist schon älter, nicht damit aufgewachsen, es erfordert also seine ganze Konzentration. Dieses Gerät ist wirklich das Beste, was Leuten passieren konnte, die unsichtbar bleiben wollen.

Er geht direkt an mir vorbei, ohne auf das Auto, mich oder überhaupt auf seine Umgebung zu achten. Sogar der Hund ist abgelenkt, nicht neugierig, hat die Nase dicht am Boden. *Schnüffel, schnüffel, schnüffel.* Endlich sind sie weg, und ich bin wieder allein.

Die Zeit vergeht. Ich atme in die Nacht.

Hinter einem Fenster nach dem anderen wird es dunkel, nur ein paar wenige Lampen brennen noch. In Nummer 704 wohnt ein Schlafloser und in Nummer 708 eine Krankenschwester, die mittwochs und freitags gegen drei Uhr nachts nach Hause kommt.

Kurz nach zwei steige ich aus, schließe leise die Autotür und schultere meinen Rucksack. Ich bin ein Schatten, der durch die Schatten der Bäume gleitet und lautlos zum Haus huscht. Es bereitet mir keine Schwierigkeiten, das Schloss am Seiteneingang aufzubrechen – heutzutage kann jeder auf YouTube lernen, wie alles Mögliche geht. Ich betrete das Haus durch die unverschlossene Innentür. Aus der Garage in die Waschküche. Aus der Waschküche in die Küche – ein typischer Grundriss in den Vororten. Ich verharre einen Moment und lausche.

Ich habe sie immer noch im Ohr, weißt du, die Schreie ihres Vaters.

Ich würde wetten, dass es dir ebenso geht. Vielleicht hörst du in ruhigen Momenten, wenn du nachts im Bett liegst, wieder sein verzweifeltes Wehklagen. Ich stelle mir vor, wie deine Gedanken in den Gerichtssaal zurückschweifen. Dein Gesicht war angespannt, diese hilflose Mischung aus Wut und Trauer, die Nasenflügel bebten ganz leicht. Ich war auch da, obwohl du mich nicht bemerkt hast. Oder vielleicht doch. Manchmal frage ich mich, ob du weißt, wie nahe ich dir bin. Ob du mich spüren kannst.

Als das Urteil verkündet wurde, gab es diesen Moment, weißt du noch? Eine winzige Zeitspanne, in der die Information durch die Synapsen und Neuronen lief, einen Herzschlag lang, einen Atemzug. Ich sah, wie das bisschen Energie und Farbe, das ihr geblieben war, aus dem ausgemergelten Körper ihrer Mutter wich. Ich sah, wie ihr Vater zusammensackte, wie ihr Bruder das Gesicht in den Händen vergrub. Das gnadenlose Licht im Gerichtssaal, dieses hässliche weiße Sirren, wurde irgendwie noch greller. Und dann brach ein Tumult aus, Ausrufe und Schreie mit allen Nuancen von Verzweiflung, Ungläubigkeit, Wut. Ich hatte schon früher Ungerechtigkeit erlebt, wie du auch. Du kennst es, wenn sie wie Rauch aus den schwarzen Höhlen zwischen Tischen und Stühlen aufsteigt. Sie erhebt sich, groß und bedrohlich. *Ich war schon immer da*, scheint sie zu sagen, während sie über dir aufragt, riesenhaft, siegreich. Es bringt einen auf die Knie. In der Gegenwart von nichts sonst fühlt man sich kleiner oder machtloser.

Wenn wir jung sind, sind wir naiv genug, an Gerechtigkeit zu glauben. Wir werden dazu erzogen, an ein Ideal wie aus dem Comic-Heft zu glauben, in dem das Gute das Böse besiegt. Wir glauben, dass weiße Magie stärker ist als schwarze. Dass Verbrecher ihre Strafe erhalten und die Justiz stets gerechte Urteile fällt. Selbst wenn es scheint, als würde das Böse triumphieren – nein. Im letzten Moment sorgt eine kosmische Kraft auf die eine oder andere Art für den Sieg des Guten. Das wollen wir so gern glauben.

Aber so ist es nicht immer. Manchmal braucht es einen kleinen Schubs, um der Gerechtigkeit zum Sieg zu verhelfen.

Ich mache einen schnellen Rundgang durch das Haus, um sicherzustellen, dass alles so ist wie beim letzten Mal, als ich hier war. Die Einrichtung ist von Target, IKEA-Chic, weiß und taubengrau, markante Muster setzen Akzente. Es gibt eine Menge dieser Fotocollagen mit Wörtern wie LIEBE und TRAUM und FAMILIE. Ihre Eltern, lächelnd und wohlwollend, ihre Hochzeitsfotos – ein hauchdünner Schleier, ein Märchentraum –, eine Schar Nichten und Neffen mit Zahnlücken, ein Mädelsabend, Anstoßen mit rosa Drinks in Martini-Gläsern. Drei Kissen und weiche Wolldecken, Schnickschnack, dekorative Treibholz-Stücke, kunstvoll arrangiert. Sie war stolz auf ihr Heim, die Frau, die hier mal gelebt hat. Sie mochte es, wenn alles schön und gemütlich war. Jetzt ist alles von einer Staubschicht bedeckt. Ihr Zuhause riecht wie eine Müllkippe.

Als ich meinen Rundgang beende, verspüre ich einen Anflug von Traurigkeit ihretwegen. Sie war eine Frau, die alles richtig gemacht hatte. Sie befolgte alle Regeln, ging aufs College, bekam eine Stelle im Public-Relations-Bercich, heiratete, wurde schwanger. Hübsch war sie, und, allen Berichten zufolge, reizend und freundlich. Und siehe da. Ihr entzückendes Zuhause, ihre kleinen Träume, ihr unschuldiges Leben – alles leer, verrottend. Sie hätte etwas Besseres verdient.

Daran kann ich nichts ändern. Aber das hier ist das Zweitbeste.

Ich weiß, was du denkst. Was jeder denken würde. Wer bin ich, dass ich sagen könnte, ein Mann, der von zwölf Geschworenen für unschuldig befunden wurde, ist eindeutig schuldig? Und selbst wenn er schuldig ist, *wer bin ich*, dass ich der Vollstrecker seiner gerechten Strafe sein könnte?

Es ist wahr. Ich bin niemand. Aber ich *wusste* es.

Als Laney Markham als vermisst gemeldet wurde, hatte ich sofort ihren ach-so-gut-aussehenden Mann im Verdacht. Denn machen wir uns nichts vor: Dass ein Verbrechen von einem Fremdtäter begangen wird, ist eine statistische Anomalie. (Wir hätten beide ein, zwei Dinge zu dem Thema beizusteuern, nicht wahr? Aber statistisch gesehen stimmt es, da wirst du mir sicher beipflichten.) Die Vorstellung des Anderen, des Fremden, des Zerstörers, der in unser Haus eindringt, unsere Familie ermordet oder ein Kind entführt? So was kommt vor. Aber bei Weitem nicht so oft, wie ein Mann seine Frau umbringt. Oder ein Vater seine Tochter vergewaltigt. Ein Onkel seine Nichte sexuell belästigt. Solche Dinge schaffen es nicht immer in die Nachrichten. Warum? Weil es nichts Neues ist. Es ist die alltägliche Horrorshow des ganz normalen Lebens.

Also das war zum einen die »Es ist immer der Ehemann«-Schiene. Doch was es in meinen Augen besiegelte, waren seine Auftritte in den Morgenmagazinen der landesweiten Sender. Er machte die Runde, vorgeblich, um den Entführer anzuflehen, ihm seine schöne Laney unversehrt zurückzugeben. Hochgewachsen, attraktiv wie ein Filmstar – er war ein Naturtalent. Und die Moderatoren dieser Sendungen konnten gar nicht genug davon kriegen. Und Laney? Ebenfalls eine Schönheit. Eine von diesen jungen Frauen, die schwanger zum Anbeißen aussehen – sogar noch hübscher mit ihrem kleinen Babybauch, der glatten, rosigen Haut und dem seidigen Haar, das durch die Hormone voll und glänzend wirkt. Wenn das Ehepaar Markham weniger gut ausgesehen hätte, wäre das Medieninteresse viel geringer gewesen. Du weißt, dass das stimmt.

Jedenfalls, er trat vor die Kamera und fing an zu weinen, und ich meine, zu *flennen*. Steve Markham starrte direkt in die Kamera, während ihm die Tränen übers Gesicht liefen, und flehte den Entführer an, ihm seine Frau und sein ungeborenes Kind zurückzubringen. Eine beeindruckende Vorstellung.

Nur ...

Männer weinen nicht so. Wenn ein Mann dermaßen von seinen Gefühlen überwältigt wird, dass er die Beherrschung verliert und zu weinen beginnt, bedeckt er sein Gesicht. Tränen bei einem Mann sind ein Verstoß gegen die kulturelle Norm. Zu weinen wie eine Frau? Das erfüllt ihn mit Scham. Also bedeckt er sein Gesicht. Daher wusste ich, dass Steve Markham seine Frau ermordet hatte. Er war ein Soziopath. Diese Tränen waren so falsch wie nur was.

Du erinnerst dich. Ich weiß, dass du dasselbe gedacht hast.

Das reicht aber nicht, könntest du einwenden. Ich kenne dich. Du befolgst die Regeln – oder zumindest hast du eine Art Verhaltenskodex. Doch wir wissen alle, dass es genug belastbare Beweise gab, um den Scheißkerl auf den elektrischen Stuhl zu bringen. Es waren seine Anwälte mit ihren Tricks: Sie warfen Zweifel auf dieses, sorgten dafür, dass jenes vor Gericht nicht zugelassen wurde, verwirrten die völlig perplexen Geschworenen mit komplizierten Handydaten. Dieser Satellit sagt, dass er zur Tatzeit da und da war, es also nicht getan haben kann.

Trotzdem warte ich normalerweise ein Jahr. Nur um ganz sicherzugehen. Ich beobachte und warte, ich recherchiere. Mindestens ein Jahr, manchmal sehr viel länger, wie du weißt. Ich wähle sie sehr sorgfältig aus. Ich überlege lange und gründlich. Weil es furchtbar wäre, sich zu irren. Das könnte ich nicht rechtfertigen. Es ist eine Grenze, die ich nicht überschreiten kann. Wirklich. Denn ansonsten – was wäre ich?

Jedenfalls, meine alte Freundin, ich kann mit Genugtuung berichten, dass es seit dem Freispruch für Steve Markham nicht gut gelaufen ist. Er hat seinen Job verloren. Alle seine Freunde. Und seine Geliebte Tami, gleichzeitig sein Alibi – du erinnerst dich an sie, nicht wahr? Alles hing an der Aussage dieser farblosen Blondine aus Hoboken. Tja, sie hat sich von ihm getrennt. Aber das weißt du sicher alles schon. Wie ich dich kenne, hast auch du ihn im Auge behalten.

Wahrscheinlich weißt du nicht, dass er sich eine Weile in der Nähe von Tamis Wohnung herumtrieb, sie gestalkt hat. Ich dachte schon, wir würden ein Problem bekommen – dass ich handeln müsste, bevor ich bereit war. Aber Steve ist ein schlauer Junge. Vermutlich erkannte er, dass er nicht gut dastünde, wenn seine Freundin tot aufgefunden würde, weniger als ein Jahr, nachdem die Leiche seiner Frau in einem flachen Grab entdeckt worden war, wenige Kilometer von ihrem gemeinsamen Haus entfernt. Getötet durch zahlreiche Stiche mit der fünfzehn Zentimeter langen Klinge eines Sägemessers aus ihrer eigenen Küche. Ebenso wie ihr ungeborenes Kind. Er hörte schließlich auf, Tami zu verfolgen – die Frau, die davonkam.

Er wird das Haus verlieren. Letzten Monat wurde der Strom abgeschaltet. Das Wasser des Pools, in dem er, wie man annimmt, seine Frau ermordet hat, ist ganz grün und voller Algen. Sicher, er hat seinen Buchvertrag. Er machte die Runde durch sämtliche Talkshows. Diesmal gab er den unschuldigen, fälschlich angeklagten Mann, unermüdlich auf der Suche nach dem Mörder seiner Frau.

Er sei ihr untreu gewesen, gab er zu, grimmig und reuig. Es täte ihm leid. So furchtbar leid. Weitere Krokodilstränen.

Den Vorschuss hat er schnell durchgebracht. So viel Geld war es nun auch wieder nicht, kein Goldregen. Schließlich gingen noch die Provision für den Literaturagenten und die Steuer davon ab. Er hätte vielleicht damit auskommen können. Aber die Leute verstehen es nicht. Wenn man Geld nicht beschützt, ist es brennbar. Es geht in Flammen auf und weht davon wie Asche. Das Finanzamt ist hinter ihm her. Das System. Vielleicht hat es doch seine Möglichkeiten, einen zu kriegen, selbst wenn man sich zunächst durch die Ritzen gewunden hat.

Ich bemühe mich nicht, leise zu sein, als ich meine Tasche auspacke. Ich breite eine Plastikplane über dem Sofa aus und lege eine weitere vor die Tür, durch die er den Raum betreten wird, wenn er mich hört. Ich lege alles zurecht. Das Klebeband. Das Jagdmesser. Ich trage eine Pistole in einem Schulterholster, die leichte Beretta Px4 Storm Compact mit einem Ameriglo-Nachtsichtgerät und Talon-Gummigriff. Sie soll ihn nur dazu bringen, sich kooperativ zu verhalten. Wenn ich sie benutzen müsste, würde es auf einen Planungsfehler meinerseits hinauslaufen. Aber es gibt immer Faktoren, die man nicht einkalkuliert hat.

Er ist aufgewacht. Als er vorsichtig das vordere Zimmer betritt, sitze ich auf einem der billigen Ohrensessel am Fenster. Er ist nicht bewaffnet. Ich weiß, dass keine Waffen im Haus sind. Unter dem Bett lag ein Baseballschläger. Vielleicht hat er gedacht, dass eines Tages Laneys Bruder oder ihr Vater auf ihn losgehen würde. Aber der Schläger ist nicht mehr da. Er liegt im Kofferraum meines so leicht zu vergessenden, unauffälligen Wagens.

»Hallo, Steve«, sage ich ruhig und beobachte, wie er zurückweicht. »Setzen Sie sich.«

»Wer sind Sie?«

Ich betätige den lackierten Schlitten, der eine neue Patrone ins Patronenlager befördert, und sehe, wie er erstarrt. Es ist ein Geräusch, das jeder erkennt, selbst wenn nie zuvor eine Pistole auf einen gerichtet wurde.

»Auf das Sofa.«

Die Plastikplane zerknüllt unter seinem Gewicht, und er fängt wieder an zu heulen. Diesmal sind die Tränen echt.

»Bitte.« Seine Stimme ist kaum zu verstehen vor Angst und Reue.

Aber höre ich auch Erleichterung heraus?

Wir alle glauben die Geschichte, dass Betrüger nie gewinnen, dass sie immer zur Rechenschaft gezogen werden. Sogar die bösen Jungs glauben daran.

Ist es nicht so, meine alte Freundin?

1

Es war nur ein Pieps, ein kaum hörbares Krähen. Aber Rain riss die Augen auf, lag im Morgengrauen da und lauschte. Das Zwielicht und ein leichtes Blubbern von Übelkeit im Magen verrieten ihr, dass es viel zu früh war. Es würde noch Stunden dauern, bis der Wecker klingelte.

Jetzt ein Stöhnen, ganz schwach.

Schlaf wieder ein, flehte sie stumm. Sie vergrub den Kopf in den Kissen und zog die Bettdecke höher. *Bitte, Baby.*

Jetzt ein Schluckauf, fast schon ein Quengeln.

»Lass sie.« Schlaftrunken legte Greg den Arm um ihre Taille und zog sie an sich. »Sie beruhigt sich schon von selbst.«

Nein. Würde sie nicht. Das konnte Rain schon sagen. Draußen lärmten die Vögel. In der Eiche auf dem Rasen nisteten zwei Stare, die den ganzen Tag munter zwitscherten; in der frühen Morgendämmerung legten sie los. Es war süß, ein entzückendes Detail ihres häuslichen Lebens. Bis es das nicht mehr war.

Jetzt zwei schnelle, schwache Laute aus dem Babyfon auf dem Nachttisch. »Äh – äh.«

Sie stemmte sich hoch, den Kopf voller Watte, in ihrem Magen rumorte es. Es war gerade einmal zwei Stunden her, dass sie Lily gestillt hatte. Wachstumsphase.

Greg regte sich. »Ich hol sie.«

»Nein.« Sie legte ihm die Hand auf die Schulter. »Schlaf noch ein bisschen, bevor du zur Arbeit musst.«

Mit einem Aufseufzen zog Greg die wohlig weiche Bettdecke enger um sich.

Über das Babyfon hörte Rain die Kleine ebenfalls seufzen. Dann Lilys leise, gleichmäßige Atemzüge, wie Meeresbrandung. Sie griff nach dem Gerät und schaltete den Bildschirm ein. Ein vollkommener kleiner Cherub schwebte auf einer Wolke, daneben lag ein weißer Teddybär. Ein kleiner Burrito in ihrem flauschigen Strampelsack. Ein wilder Schopf roter Haare. Doch nein, nicht rot – es war weiß und golden, mit kastanienbraunen und orangeroten Glanzlichtern. Das Haar einer Märchenprinzessin. Und ihre Augen waren nicht etwa blau, sie waren saphirblau, himmelblau, meergrün.

Ihr Töchterchen war ein Engel, oder nicht? Unsagbar schön und süß. Mach dich bereit für die größte Liebe deines Lebens, hatte Andrew, ihr Chefredakteur, geschwärmt, als sie verkündet hatte, dass sie schwanger war. Tränen waren ihm in die Augen getreten, als er einen Blick auf das Foto seiner zehnjährigen Zwillingssöhne warf. Und natürlich hatte er recht gehabt. Diese Liebe hatte sie verändert, genau wie alle es vorhergesagt hatten. In vielerlei Hinsicht.

Aber ihr war auch vollkommen klar, dass ihr Kind versuchte, sie umzubringen. Ganz langsam. Mit einem anbetungswürdigen, glucksenden Lächeln und den beiden Mäusezähnchen.

Tod durch chronischen Schlafentzug. Keine Gnade.

Rain ließ sich aufs Bett zurücksinken und schloss die Augen. Aber ihr Kopf – ebenso manisch und zwitschernd wie ihre Nachbarn, die Stare – wollte nicht aufhören zu plappern.

Schließlich zog sie ihren Morgenmantel über und ging leise nach unten. Sie konnte ebenso gut die Zeit nutzen und etwas Bio-Babybrei pürieren und in diese perfekten Gläschen mit den blauen Deckeln füllen. Äpfel. Süßkartoffeln. Brokkoli. Es war fünf Uhr morgens, und sie kochte Brei.

Sie behielt die blubbernden Töpfe im Blick, während sie ihren Kaffee trank. Koffein. Gott sei Dank. Ohne Koffein hätte sie die letzten dreizehn Monate nicht überlebt. Als sie schwanger war, hatte sie darauf verzichtet, aber sofort nach der Ankunft von Lilian Rae war sie wieder zu ihrem geliebten Suchtstoff zurückgekehrt.

Sie ließ sich von dem Aroma wecken, ließ das magische Elixier durch ihren Körper strömen. Ihren Körper, der gerade wieder anfing, sich wie ihr Körper anzufühlen, nachdem sie versuchte abzustillen – auf das nicht sonderlich dezente Geheiß ihres Mannes hin. Greg war Anfang der Woche ins Kinderzimmer gekommen, als sie Lily in den Schlaf stillte. (Ja, ja. Sie wusste selbst, dass man Babys nicht in den Schlaf stillen sollte. Aber mal ehrlich. Welchen Vorteil sollte es denn sonst haben, ein menschlicher Schnuller zu sein?)

Er hatte zärtlich Lilys seidiges Haar berührt und dann Rain mit einem seltsamen Lächeln angesehen.

»Wie lange noch?«, hatte er geflüstert. Es war ihr Paarabend. Er hatte etwas Leckeres zu essen und eine Flasche Wein mitgebracht.

»Fünf Minuten?«

»Nein«, sagte er. »Ich meinte, wie lange willst du sie noch stillen?«

Sie hatte versucht, sich nicht vor Verärgerung anzuspannen, sondern weiter gleichmäßig zu atmen. Wenn die Mama sich aufregt, überträgt sich das aufs Kind. So einfach war das.

»Ich weiß nicht«, hatte sie knapp erwidert.

Es war einer dieser aufgeladenen Momente, in denen alles, was sich bei beiden aufgestaut hatte, mal wieder nicht ausgesprochen wurde. Stattdessen presste er die Lippen zusammen – *er* behauptete, dass dieser Gesichtsausdruck Enttäuschung zeige, *sie* deutete es als Missbilligung –, nickte kurz und verließ den Raum. Nachdem sie eine Weile vor Wut geschäumt hatte, löste sie das Baby von ihrer Brust und legte es behutsam in das Kinderbettchen.

Wie lange noch, hatte sie gedacht. *Was für eine Frage soll das denn bitte sein?*

»Ich will dich zurück«, hatte er am Tisch sanft gesagt und ihre Hand berührt. Er war doch kein Trottel, oder? Einer von diesen Männern, die dachten, der Körper einer Frau sei ausschließlich für ihre Lust da. »Sechs Monate hatten wir gesagt.«

»Ich will mich auch zurück«, hatte sie zugegeben.

Sie wollte gerne weiter stillen, sie liebte die Nähe zu ihrer kleinen Tochter, diese schönen, innigen Momente mit ihr. Aber sie wollte auch ihren Körper zurück, wollte sich wieder sexy fühlen. Wie es schien, war alles am Muttersein ein ziemlich komplizierter Gefühlswirrwarr, ein empfindliches Gleichgewicht zwischen Festhalten und Loslassen.

Und, mal ganz ernsthaft, diese Still-BHs? Manche waren ja ganz süß, aber die meisten wirkten eher wie Ausrüstungsgegenstände als wie Dessous. Sie hatte sich seit Ewigkeiten nicht mehr sexy gefühlt. Wie konnte man sexy, heiß, erotisch sein, wenn man sich nicht mal selbst gehörte?

»Also«, hatte Greg an dem Abend beim Essen gesagt. »Können wir einen Plan machen?«

Dank einer Google-Seite *(Abstillen – so klappt das)* gab es jetzt einen Plan. Morgens und mittags wurde zugefüttert. Was bedeutete, Rain konnte abends auch mal ein Glas Wein trinken und brauchte nicht mehr die Milch abzupumpen (auch diese sexy Still-Terminologie). Jedenfalls laut der Kinderärztin. Rain schwor sich, sich nie wieder diese Milchpumpe an die Brust zu legen. Lieber Gott, mit diesem Ding fühlte sie sich wie eine Kuh!

Sie spürte bereits, wie die Milchbildung nachließ. Ihre Brüste waren wieder kleiner geworden, vertrauter. Sie hatte sich hübsche neue, spitzenbesetzte Dessous gekauft, keine abklappbaren Cups in Sicht. Sexy? So kam sie sich noch nicht vor. Aber sie war auf dem Weg.

Sie schüttete das Kochwasser weg, pürierte das Obst und Gemüse und füllte es in kleine Gläser.

Sehr sexy.

Ihr gefiel der Anblick der aufgereihten Gläschen mit ihren fröhlichen blauen Deckeln im Kühlschrank, der gut gefüllt und aufgeräumt war. Alles war ordentlich und übersichtlich. Es lag Befriedigung darin. Sie führte den Haushalt mit einem sparsamen, minimalistischen Eifer. Sie kaufte ein, kochte und erledigte die tägliche Putzarbeit. Einmal die Woche kam die Putzhilfe für die größeren Arbeiten. Rain befüllte jeden Tag die Waschmaschine. Die Sachen für die Reinigung, hauptsächlich Gregs Bürokleidung, wurden dienstags und donnerstags abgeholt. Sie führte den Haushalt so, wie sie früher im Beruf gewesen war – akkurat und effizient.

Mit halbem Ohr hörte sie sich die Nachrichten aus ihrem

Smartphone an, während sie die Quarz-Arbeitsfläche abwischte, obwohl sie bereits sauber war. Die Nachrichten waren schlecht, wie immer. Sie versuchte, sich nicht hineinziehen zu lassen, arrangierte die frischen Tulpen in der Glasvase neu, zog eine welkende Blüte heraus und füllte Wasser nach. Auf der grauen Vitrine im Shabby-Chic erspähte sie einen schmierigen Handabdruck. Sie wischte ihn ab. Mittlerweile fiel das Sonnenlicht durch die großen Fenster herein. Sie räumte ein paar von Lilys Spielsachen in den Weidenkorb und zog den flauschigen weißen Überwurf auf dem gemütlichen Ecksofa gerade, auf dem Greg und sie den größten Teil ihrer Zeit verbrachten, jetzt, wo sie Eltern waren – wer hätte geahnt, dass man so viel Fernsehen gucken konnte?

»... Markham, angeklagt wegen Mordes an seiner schwangeren Frau Laney Markham und freigesprochen, wurde heute am frühen Morgen tot in seinem Haus aufgefunden.«

Sie hielt abrupt inne, ein Pappbilderbuch in der Hand. Sie ging zu ihrem Smartphone und stellte den Ton lauter. Jetzt pulste nicht mehr nur das Koffein durch ihre Adern.

Die Stimme war ihr vertraut, und das nicht nur, weil Rain sich jeden Tag die Nachrichten im National News Radio anhörte, sondern weil die Sprecherin ihre engste Freundin und eine frühere Kollegin war. Und es war die Nachrichtensendung, bei der Rain früher Redakteurin gewesen war.

»Markham wurde im letzten Jahr von der Anklage freigesprochen, seine Frau erstochen zu haben. Die Verteidigung stützte sich stark auf Handydaten, die offenbar sein Alibi bestätigten, nämlich dass er sich zum Tatzeitpunkt außerhalb des Bundesstaates aufgehalten hatte, zusammen mit einer Frau, die sich später als seine Geliebte erwies. Die Polizei hat die Ermittlungen aufgenommen. Ich bin Gillian Murray, Sie hören das National News Radio.«

Fast konnte Rain ein wenig klammheimliche Freude aus der Stimme der Freundin heraushören. Mehr als ein Jahr lang hatten sie gemeinsam über den Fall berichtet, und beide waren sie niedergeschmettert gewesen, als Markham freigesprochen wurde. Es war auch niemand sonst wegen des Mordes an Laney Markham und ihrem ungeborenen Kind angeklagt worden.

Dieser furchtbare Justizirrtum hatte sie beide nicht losgelassen. Mit ohnmächtiger Wut hatten sie verfolgt, wie der Medienzirkus losging – das Erscheinen von Markhams Buch, die Talkshows, bei denen er die Runde machte und vorgab, unermüdlich nach dem Mörder seiner Frau zu suchen. Fast jeden Tag hatten sie sein Gesicht sehen müssen, und die Maske des zu Unrecht Beschuldigten war so falsch, so aufgesetzt, dass Rain nicht begriff, wie irgendjemand darauf hereinfallen konnte.

»Früher habe ich an Gerechtigkeit und die Justiz geglaubt«, hatte Gillian eines Abends gesagt, nachdem sie ein paar Gläschen zu viel getrunken hatten. »Das tue ich nicht mehr. Die Bösen gewinnen. Sie gewinnen ständig.«

Rain hatte versucht, sie aufzumuntern, aber wie hätte sie das gekonnt? Ihre Freundin hatte ja recht.

Sie schaltete die Nachrichten aus und starrte auf die Gläschen mit Babybrei. Alles um sie herum drehte sich, so wie früher, wenn sie eine Story witterte.

Jemand hatte Steve Markham umgebracht. Er war mit einem Mord davongekommen – bis jetzt. Tausend Fragen gingen ihr durch den Kopf. Wer, was, wann, wo? Warum? Die Sache berührte auch noch einen anderen Nerv.

Greg kam die Treppe herunter, in seinen Trainingssachen, einen Kleidersack in der Hand. Er musterte sie. Die besorgten Falten auf seiner Stirn verrieten, dass er bereits Bescheid wusste.

»Du hast das mit Steve Markham gehört?«, fragte sie.

»Es kam gerade per News-Update auf meinem Smartphone«, sagte er und rieb sich den Scheitel. Er legte den Kleidersack aufs Sofa und versuchte sich an einem Lächeln. »Ihr solltet darauf anstoßen, du und Gillian. Markham hat endlich das bekommen, was er verdient hat.«

»Wer war es, was meinst du?«, fragte sie.

»Das weißt du sicher besser als ich.« Seine Stimme war rauchig, weich. Sie hatte nie erlebt, dass er laut geworden wäre, in all den Jahren nicht, die sie jetzt zusammen waren. »Der Bruder. Der Vater. Der Kerl hatte keinen Mangel an Feinden.«

»Viele Leute stoßen Drohungen aus«, sagte sie. »Aber es ist etwas völlig anderes, jemandem das Leben zu nehmen. Selbst wenn derjenige es verdient hat.«

Sie schenkte ihm eine Tasse Kaffee aus der Cafetière ein und reichte ihm einen Apfel. Das war sein ganzes Frühstück vor dem Training. Während ihrer Schwangerschaft hatte er zugenommen. Doch er hatte alle Pfunde wieder verloren. Im Grunde war er heute besser in Form als damals bei ihren ersten Dates, die Armmuskeln stark und definiert, der Körper schlank. Von sich konnte sie das nicht behaupten. Neulich hatte sie versucht, sich in eine alte Jeans zu zwängen, was damit endete, dass sie weinend auf dem Bett lag. Hatte sie da je hineingepasst? Es schien unmöglich.

»Was denkst du?«, fragte er. Er schlang die Arme um sie

und drückte ihr einen Kuss auf die Stirn. »Was geht in deinem Riesenhirn vor?«

»Es ist nur ... sonderbar«, sagte sie. »Dass ihn jemand umbringt. Ein Jahr später.«

Er trat zurück, biss in den Apfel und trank einen Schluck Kaffee.

»Es ist ein guter Tag, wenn Leute das bekommen, was sie verdienen. Oder nicht?«, sagte er und strebte zur Tür. »Ein Psycho weniger auf der Welt.«

Warum fühlte es sich bloß nicht so an? Sie merkte, dass sie ein hohles Gefühl in der Magengrube hatte.

»Ich geh vor der Arbeit noch zum Training«, sagte er.

Schön für dich, dachte sie, behielt es aber für sich.

»Okay«, sagte sie stattdessen. »Meinst du, du kommst so früh zurück, dass ich heute Abend zum Sport gehen kann?«

Alles war mit einem leichten Unterton behaftet. Wer blieb zu Hause? Wer ging zur Arbeit? Wer hatte die Zeit, sich mit Freunden zu treffen und Hobbys nachzugehen? Sie bemühten sich beide, einander Zeit dafür zu verschaffen.

»Ich werd's versuchen, Schatz«, sagte er. »Aber du weißt ja, wie das ist. Man kann nicht immer einfach gehen.«

Greg war Produktionsredakteur bei der Nachrichtensendung des lokalen Fernsehsenders. Lokalnachrichten.

»Stimmt«, sagte sie. »Es könnte eine Eilmeldung wegen des Schafschurfestivals am Wochenende reinkommen.«

Er warf ihr einen Blick zu. »Sei kein Nachrichten-Snob, Süße. Wir können nicht alle im landesweiten Radiosender über wichtige Kriminalfälle berichten.«

Er kam zurück in die Küche, zog sie noch einmal an sich, und diesmal küsste er sie auf den Mund.

Sie spürte, wie sie lächelte, und ihre Stimmung hellte sich ein wenig auf. Das hatte sie gleich an ihm geliebt, dass er nicht das aufgeblasene Riesen-Ego hatte, das bei männlichen Nachrichtenleuten gang und gäbe war. Wenn sie ihn aufzog, schmollte er nicht. Umgekehrt galt das nicht immer, wie sie sofort als Erste zugegeben hätte.

»Es war schön gestern Abend«, sagte er. »Du siehst gut aus, Rain. Du fühlst dich gut an.«

»Du auch«, sagte sie. Seine Lippen auf ihrem Nacken, seine Hand auf ihrem Rücken.

»Ich komm rechtzeitig nach Hause«, flüsterte er. »Ich versprech's.«

Er trank seinen Kaffee aus und ging zur Tür.

Sie brachte ihn noch zum Auto. Es wurde Herbst, es war frisch und kühl. Ein scharfer Wind fuhr durch die Zweige, und sie zog den Morgenmantel eng um sich. Ja, sie war die Frau, die im Schlafanzug auf die Einfahrt hinausging. Na und?

Greg stellte seine Tasche auf den Rücksitz, kam zu ihr und legte ihr die Hände auf die Schultern. Das Leuchten seiner dunkelbraunen Augen, die kleine Narbe am Kinn, das wilde braune Haar, das sich nur zähmen ließ, wenn er es ganz kurz schnitt. Sie sah die Sorge in seiner gerunzelten Stirn, den zusammengezogenen Augenbrauen.

»Lass dich davon nicht runterziehen, ja?«

Sie brauchte nicht zu fragen, was er meinte. Der Markham-Fall. Es hatte sie arg mitgenommen, sie beide durcheinandergebracht. Der Mensch, der sie war, wenn eine Story ihr unter die Haut ging – sie war dann keine gute Ehefrau, keine gute Freundin. Eigentlich taugte sie zu gar nichts, außer dazu, die Geschichte zu erzählen, die sie erzählen wollte.

Aber das war früher gewesen – ein anderes Leben und sie eine andere Frau. Jetzt hatte sie Lily, jetzt war sie Mutter. Es gab nicht genug Raum für beide Teile ihrer selbst. Sie war klug genug, um das zu wissen.

Noch ein Kuss – sanft und vertraut, sein Duft war so tröstlich –, dann stieg er in ihren vernünftigen Hybrid-SUV und fuhr los. Sie sah ihm nach, und seine Worte hallten in ihrem Kopf nach.

Er hat bekommen, was er verdient hat.

Ihr Puls beschleunigte sich ein wenig, und die Übelkeit vom frühen Morgen kehrte zurück. Sie wollte Gillian anrufen, aber sie wusste, die Freundin würde noch eine ganze Weile nicht frei sein.

Als sie wieder ins Haus trat, begann Lily zu schreien. Und los ging's.

Während Lily sicher in ihrem Hochstuhl saß und ihren Haferbrei löffelte, holte Rain ihren Laptop. Halb erwartete sie, dass er beim Aufklappen knarren würde wie die Tür eines verlassenen Hauses, dass die Tastatur von Spinnweben überzogen sein würde. Es war lange her, dass sie an Arbeit gedacht hatte.

Sie öffnete die Dateien über den Markham-Fall, die sie noch hatte, und fing an, ihre alten Notizen durchzugehen, sichtete die digitalen Bilder, die gespeicherten Internet-Links.

Früher hatte sie von Steve Markham geträumt, und in ihren Träumen hatte er die kalten gelben Augen eines Wolfs gehabt. Häufig saßen sie in ihren Träumen zusammen an einem langen Esstisch, auf dem Platten mit verdorbenen Speisen standen – überreife, aufgeplatzte Früchte, rote, hervorquellende Eingeweide und Samen auf dem weißen Tischtuch, verfaulendes Fleisch, von Fliegen umschwirrt, welkendes Gemüse, das dabei war, sich in Schleim zu verwandeln. Er hatte gelacht und seine scharfen Zähne sehen lassen. Und obwohl sie weglaufen wollte, war sie an ihren Sitz gefesselt und starrte ihn an, wie gebannt von seinem grässlichen Grinsen.

Nach seinem Freispruch hatte sie sich in Fantasien ergangen, ihn selbst umzubringen.

Doch die wilde Wut verging und hinterließ eine Art Leere. Eine schreckliche Müdigkeit des Geistes und der Seele.

Sie erinnerte sich an all das, als Lily ihren Nuckelbecher vor den Laptop auf den Tisch warf.

»Ma! Ma!«, krähte sie glücklich und wirkte sehr zufrieden mit sich.

Rain blickte über den Rechner hinweg auf ihre Tochter, Apfelbäckchen und wirrer Haarschopf, Gesicht und Lätzchen mit Haferbrei bekleckert.

»Du hast ganz recht, Häschen«, sagte sie, klappte den Laptop zu und hob den rosa Becher auf. »Lassen wir es los.«

2

Aber Rain konnte nicht loslassen.

Das war schon immer ihr Problem gewesen.

Sie konnte es nie einfach bei etwas bewenden lassen.

Das machte sie zu einer guten Journalistin, aber in allem anderen war sie ziemlich mies. Entschlossen, hartnäckig wie ein Hund, der sich in einen Knochen verbissen hat, sagte jedenfalls ihr Mann. Sie pflegte ihren Groll, was, wie jede Psychologin und jeder Lebensberater dir sagen würde, schlecht für deine Ehe war, für dein Leben. Rain meditierte nicht. Sie war keine Zen-Anhängerin, absolut nicht. Sie schwamm nicht mit dem Strom. Sie hielt fest. Grub tief.

Sie schnallte Lily in ihrem Jogger-Buggy fest, denn Greg würde heute ganz sicher nicht früh genug nach Hause kommen, dass sie noch ins Fitnessstudio konnte, so aufrichtig seine Absichten auch sein mochten. Ihre Müdigkeit nach dem allzu frühen Aufwachen am Morgen hatte sich etwas gelegt (dank dreier Tassen Kaffee). Lily in ihren regenbogenfarbenen Leggins und einem rosa Fleecepulli krähte fröhlich, strampelte mit den Beinen und wedelte mit den Armen.

Am Ende der Auffahrt sah Rain sich in der baumbestandenen Straße um, wie sie es immer tat.

Sie hielt nach unbekannten parkenden Autos oder einsamen herumlungernden Gestalten Ausschau. Selbst hier, wo auf dem Gehweg nie irgendwelche Fremden zu sehen waren, wo teure, mit Schindeln verkleidete Häuser, gestrichen in gedeckten Grau- und Blautönen, cremeweiß oder einem sanften Rotbraun, sich in perfekt gepflegte Rasenflächen schmiegten, auf denen nicht einmal Unkraut wachsen durfte. Selbst hier hielt sie nach ihm Ausschau.

Aber da war nichts. Heute war lediglich die getigerte Nachbarskatze zu sehen, die sich auf der obersten Verandastufe sorgfältig die Pfoten leckte. Geschmackvolle Halloween-Dekorationen hingen an den Türen, ein Füllhorn, eine Smiley-Hexe mit Glitzergarn als Haar. Ansammlungen bemalter Kürbislaternen auf den Holzstufen der Veranden. Nichts allzu Unheimliches oder Angstmachendes natürlich. Friedlich. Sicher. Ihre Straße bot eine Bilderbuchszene vom Glück im Grünen, ein Ort, an dem nie etwas Schlimmes passierte. Bis es dann doch geschah.

Und wie immer, wenn sie eine friedvolle Szene vor Augen hatte, malte sie sich aus, wie alles ins Chaos stürzte – eine Gang von Rowdies zog durch die Straße und zertrümmerte die Scheiben der teuren Autos, ein Erdbeben ließ den Asphalt aufbrechen, eine Feuersbrunst legte die Häuser in Schutt und Asche. Oder, ihre persönliche erste Wahl, eine massige Gestalt trat aus dem Halbschatten unter der Eiche hervor. Ein Schatten, der nur darauf wartete, das schöne Leben zu zerstören, das sie sich mit Greg aufgebaut hatte. Ja, hinter jede Ecke könnte dein schlimmster Albtraum lauern. Sie wusste das, besser als die meisten.

»Hör auf damit«, sagte sie zu sich selbst.

»Auf mit!«, wiederholte Lily und kicherte.

»Mama ist ein bisschen verrückt«, erklärte Rain ihrer Tochter, obwohl diese das zweifellos bald selbst herausfinden würde.

Sie steckte sich einen Ohrhörer ins Ohr und ließ den anderen herabbaumeln, damit sie die Straßengeräusche und Lily hören konnte. Sie schob den Jogger auf den Gehweg und hörte sich die Nachrichten an, während sie in leichtem Trab in Richtung Laufpfad lief. Sonore Stimmen sprachen über eskalierende Handelskriege, eine Rakete auf dem Weg zum Mars, unkontrollierbare Waldbrände in Kalifornien, den Selbstmord eines beliebten Promikochs. War die Welt wirklich derart düster? Sollte es nicht einen Sender nur für gute Nachrichten geben?

Sie blendete die Stimmen aus und lauschte stattdessen ihrem eigenen Atem, behielt wachsam die Umgebung im Blick. Sie hoffte, mehr Neues über den Markham-Fall zu erfahren, als Gillian anrief.

»Du hast es schon gehört«, sagte ihre alte Freundin statt einer Begrüßung. Ihr Tonfall, angespannt, aufgeregt, entfachte die journalistische Leidenschaft in ihr.

»Ich habe es vorhin von dir gehört«, sagte sie. »Was ist passiert?«

»Ich kenne nicht alle Details, aber ich hab Chris angerufen.«

Christopher Wright, der leitende Detective im Markham-Fall – und Gillians Ex. Heiß, heiß, heiß. Aber distanziert, zu sehr mit der Arbeit verheiratet. Fickbar, aber kein Partner-Material. Was ja ganz okay sein konnte. Aber für Gillian war es das nicht. Sie wollte das ganze Programm – eine Hochzeit, ein Baby, ein Haus. Wofür Chris nicht der Richtige war.

»Er hat gesagt – inoffiziell natürlich –, dass es *bizarr* war.« Gillian betonte das Wort.

»Oh?« Rain blieb an der roten Ampel stehen und lief auf der Stelle.

Eine ihrer Nachbarinnen fuhr vorbei. Mitzi, die ältere Dame von gegenüber, winkte und lächelte. Sie hatte angeboten, mal auf Lily aufzupassen. Jetzt, wo die Kleine älter war, zog Rain es in Erwägung. Nur ab und zu ein, zwei Stunden, damit sie wieder ein echtes Trainingsprogramm durchziehen konnte, über ein wenig freiberufliche Arbeit nachdenken konnte. Das Geld war ziemlich knapp. Doch die Wahrheit war, die Arbeit fehlte ihr. Bislang hatte sie das noch nie gegenüber irgendjemandem zugegeben.

»Bei so was«, sagte Gillian, »da denkt man doch, Laneys Bruder oder ihr Vater hätten schließlich die Drohungen wahr gemacht, die sie im Gerichtssaal ausgestoßen haben. Das ist das Erste, was einem in den Sinn kommt. Man würde einen Tatort erwarten, der aussieht, als hätte da jemand gewütet. Overkill. Richtig?«

»Stimmt.«

Da war es wieder. Dieses Prickeln, die Anspannung. Feuer im Bauch, so nannten sie es unter Kollegen. Der überwältigende Drang, etwas zu erfahren, die Story zu kriegen, die Wahrheit herauszubekommen. Rain überquerte die Straße und bog in den Weg ein, auf dem man den Park umrunden konnte. Natürlich war es für sie mehr als das.

»Aber so war's nicht«, fuhr Gillian fort. »Chris wollte mir nicht viel erzählen, er war nicht sehr mitteilsam. Er meinte nur, der Tatort sei ›ordentlich‹ gewesen. Er sagte, und ich zitiere: ›Es war offensichtlich geplant und wurde sauber durchgeführt.‹«

»Soll heißen?«

»Mehr wollte er mir nicht verraten. Die Polizei gibt nachher noch eine Pressekonferenz.«

Frustrierend. Nichts war schlimmer, als wenn Informationen zurückgehalten wurden.

»Halt mich auf dem Laufenden.« Nur dass sie raus war. So sehr, dass sie praktisch nicht mehr existierte. Was genau das war, was sie gewollt hatte, vor einem Jahr. Oder nicht?

»Natürlich«, versprach Gillian. Dann ein Seufzer. »Ich wünschte, du wärst hier.«

»Ich auch«, sagte Rain. Sie meinte es so. Und auch wieder nicht. Kompliziert. Alles war so verdammt kompliziert.

»Was macht unser Mädchen?«, fragte Gillian.

Gillian war die Babysitterin an ihren Paarabenden. Ungefähr einmal im Monat kam sie aus der Stadt und blieb bei Lily, wenn Greg und Rain ausgingen. Sie übernachtete im Gästezimmer und verbrachte den folgenden Tag mit Rain und Lily, während Greg ausschlief, Golf spielte oder es sich vor dem Fernseher gemütlich machte und sich ein Spiel ansah. Es war der seltene Fall einer Win-win-Situation.

»Sie vermisst ihre Tante Gillian«, antwortete Rain.

Es entstand eine Pause. Diese Pause, die entsteht, wenn man während des Telefonierens irgendwas anderes macht – die Mails checkt, eine Nachricht schreibt, im Web surft. Rain kannte das auch von sich selbst.

»Samstag, richtig?« Gillian war wieder voll präsent.

»Passt es dir immer noch?«

»Würde ich doch auf keinen Fall verpassen.«

»Bring alle Einzelheiten mit.«

»Abgemacht.«

Rain drehte ein paar Runden um den Park und dachte über das nach, was Gillian gesagt hatte. Ordentlicher Tatort. *Offensichtlich geplant und sauber durchgeführt.* Das war wirklich sonderbar. Man hätte mit einer Mordssauerei gerechnet, insbesondere bei einem Racheakt. Rasende Wut ist selten vorsichtig, sie plant nicht. Sie räumt nicht hinter sich auf. Normalerweise.

Etwas rumorte in ihrem Hinterkopf, als müsste sie sich eigentlich an etwas erinnern, an das sie sich nicht erinnern konnte. Aber das war eben das Baby-Gehirn – Schlafmangel, Hormone, Stillen, ständiges Aufpassen auf lauernde Gefahren, Sorgen und Ängste, diese überwältigende Liebe; Stunden, Tage, Monate, die einfach verschwanden. Es war wie ein Nebel, durch den man sich hindurchtastete.

Schwitzend und außer Atem fand Rain sich auf dem Weg wieder, der zum Spielplatz führte, obwohl sie sich eigentlich vorgenommen hatte, nicht wieder hinzugehen. Die anderen Mamas, die sich dort trafen, unterhielten sich über Buggys und Kinderärzte, Bauchlage für Babys, Wickeln, das Pürieren von Bio-Babykost und Koliken. Einige redeten auch über ihre Männer, offenbar unbedarfte Trottel, die sie geschwängert hatten, um dann ihr Leben weiterzuführen wie bisher. Die immer noch dachten, sie könnten dann und wann zum Zug kommen. Thema waren auch alleinstehende Freundinnen, die keine Ahnung hatten.

Rain redete nicht viel, sie hörte zu. Das war ihre Gabe – den Mund zu halten und sich anzuhören, was andere Leute zu sagen hatten. Das war die Art von Nachrichtenschreibern – beobachten, fragen, zuhören, berichten. Aber oft verließ sie die Gruppe mit einem beklommenen Gefühl, hatte es eilig, wieder nach Hause zu kommen.

Dennoch schob sie den Buggy zu einem der Picknicktische, trotz allem wie angezogen von der gemeinschaftlichen Natur der Versammlung. Sie gab Lily ihren Nuckelbecher und kramte ihre eigene Wasserflasche hervor. Sie hatte ein paar Reiswaffeln in die Buggy-Ablageschale gepackt – die sie gerade gesäubert hatte, besten Dank auch. Es hatte ihr letztes Mal einen Blick von einer der weniger entspannten Mütter der Spielplatz-Gruppe eingebracht – wie hieß sie noch mal? Gretchen. »Machst du dir denn gar keine Gedanken wegen der Keime?«, hatte sie hervorgestoßen und die hübsche, gelmanikürte Hand mit dem auffälligen Ring in einer Geste der Bestürzung auf die Brust gelegt. Das Ganze eine Karikatur von Besorgnis. Rain hatte gegen den unvernünftigen Impuls ankämpfen müssen, ihr eine reinzuhauen.

Nein, Rain machte sich keine Sorgen wegen Keimen. Sie war eine erfolgreiche Nachrichtenredakteurin, unter anderem. Sie machte sich Sorgen wegen sehr vielem – Nordkorea, Rassismus, der Zukunft der #MeToo-Bewegung, Frauenhandel, dem globalen Klimawandel, davor, aus Versehen den Jogger loszulassen und mit ansehen zu müssen, wie er auf die Straße und vor ein Auto rollte. Und anderen Dingen – vielen anderen Dingen, die sie sich in lebhaften Details ausmalte, so lebendig, dass es ihr den Atem verschlug. Sie hatten im Haus ein hochmodernes Sicherheitssystem installiert, obwohl Rain wusste – genau wusste –, dass Zufallsverbrechen an Kindern, Eindringen von Fremden in Privathäuser und Entführung eine statistische Anomalie waren. Sie hatte sehr persönliche Gründe dafür, dieses Sicherheitsniveau zu wollen. Aber nein, eine Keimphobikerin war sie nicht. Gab es das Wort überhaupt?

»Wusstest du nicht«, hatte sie ein wenig schnippisch geantwortet, »dass es das Immunsystem von Kindern stärkt, wenn sie einer normalen Keimbelastung ausgesetzt werden?«

Emmy, eine der anderen Spielplatz-Mütter, hatte mit einem ernsten Nicken eingeworfen: »Rain war Journalistin. Sie war beim National News Radio.« Gretchen hatte so getan, als wäre sie abgelenkt von ihrem Smartphone und wenig beeindruckt. »Ach, wirklich«, hatte sie abwesend erwidert und ihren Blick über den Spielplatz schweifen lassen. »Und wann *war das?*«

Heute hatten sich ein paar der Mütter mit älteren Kindern um den Spielplatz versammelt. Die Kleinkinder spielten gern im Sandkasten. Lily fing gerade erst an, erste Schritte zu machen, also holte Rain sie nicht immer aus dem Jogger, sondern nur, wenn sie unruhig wurde. Sie schob die Karre zu der Gruppe hinüber und stellte sie bei den übrigen Buggys ab.

»Wie war dein Lauftraining?«, trällerte Gretchen und warf ihr einen merkwürdigen Blick zu.

Schon komisch, dass eine vollkommen unschuldige Frage so viele Bedeutungsebenen haben konnte. Gretchen sah Rain mit einem seltsamen Lächeln an. Feingliedrig, zierlich, mit leuchtend grünen Augen und einem blonden, superkurzen Pixie-Schnitt, hatte sie etwas Eisiges unterhalb der Oberfläche, etwas Scharfes. Irgendwie vermittelte sie Rain das Gefühl, dass ihre eigenen Oberschenkel zu dick waren, und ihr wurde bewusst, dass ihr Shirt durchgeschwitzt war und sie Schweiß auf der Stirn hatte. Gretchen wirkte taufrisch mit ihrem weißen Shirt und den hautengen, perfekt ausgeblichenen Jeans. Und dieser Ring. Lieber Himmel. Wie viel Karat hatte der wohl?

»Du bist hierher *gejoggt?* Bravo!«, rief Emmy.

Emmy, die Mutter eines kleinen Mädchens, der sechs Monate alten Sage, hatte früher im Verlagswesen gearbeitet. Sie war Lektorin gewesen und konnte eine Reihe von Bestsellerautoren vorweisen. Sie arbeitete jetzt freiberuflich, von zu Hause aus.

Ihr dickes rotbraunes Haar war zu einem Pferdeschwanz gebunden, und aus ihren Augen leuchtete die Intelligenz. »Ich hab seit Monaten keinen Sport mehr gemacht. Meine Brüste sind riesig.«

»Hör auf. Du siehst großartig aus, und das weißt du«, sagte Rain. Und das tat sie auch, sogar in Joggingklamotten, ungeduscht und mit etwas Babyspucke auf dem Kapuzenpullover. Ihre Haut war perfekt, wie Pfirsich und Sahne, die Haare schimmerten vor Gesundheit. Als ihre Kleine zu schreien begann, hob Emmy sie aus dem Kinderwagen und packte dann vor allen anderen eine Brust aus.

Gretchen wandte sich ab, ganz offensichtlich peinlich berührt.

»Ach, noch nie eine weibliche Brust gesehen?«, fragte Emmy mit einem mutwilligen Glitzern in den Augen.

»Die Kinder«, sagte Gretchen.

»Ach, die haben noch nie eine Brust gesehen?«

Emmys Lachen war honigsüß und ansteckend, und Rain lachte mit.

»Ich habe genug von diesem Schal-Dings«, erklärte Emmy. »Ich packe sie jetzt einfach aus, egal wo ich bin. Es gefällt dir nicht? Dann guck woanders hin.«

»Ich konnte nicht stillen«, sagte Gretchen steif. »Ich habe Schlupfwarzen.«

»Schlupfwarzen? Autsch«, meinte Beck, die zu der Gruppe gestoßen war.

Beck war die Jüngste der Mütter. Sie war mit ihrem Highschool-Schatz verheiratet und hatte zwei Kleinkinder (Tyler, zwei, und Jessa, dreieinhalb). Ein Drittes war auf dem Weg. In Rains Augen war sie eine Berufsmutter. Die Übrigen hatten entweder vorher etwas anderes gemacht oder wollten noch etwas anderes werden. Falls Beck noch andere Träume und Pläne hatte, hatte sie es jedenfalls nie erwähnt.

»Hast du das von diesem Typen gehört? Dem Kerl, der letztes Jahr seine Frau umgebracht hat?«, fragte Emmy. »Markham?«

Gretchen schüttelte angewidert den Kopf. »Wir sehen zu Hause keine Nachrichten. Zu viel Stress.«

»Jemand hat ihn umgebracht«, sagte Beck leise. Und fügte hinzu: »Wurde auch Zeit.«

Lily wurde unruhig. Gretchen lief rasch hin, als wäre es ihr Baby, und hob sie aus dem Buggy, nachdem sie Rain mit einem raschen Blick um Erlaubnis gefragt hatte. Rain nickte leichthin. Es war schon witzig, wie natürlich gewisse Dinge mit anderen Müttern waren – vielleicht kehrte sie deshalb immer wieder zu dieser Gruppe zurück. Es war etwas Gemeinschaftliches an der Versammlung, etwas Tröstliches. Irgendjemand hatte immer Wischtücher dabei oder Reiswaffeln, war bereit, ein Knie zu verbinden, oder hatte ein tröstliches Wort parat. Stressig in gewisser Weise, mit einer seltsamen Unterströmung von Konkurrenz, aber eindeutig gemeinschaftlich.

Lily saß zufrieden auf Gretchens Hüfte und kaute glücklich an ihrem winzigen Händchen. Gretchen gurrte und wiegte sie kaum merklich auf und ab, sog den Duft von Lilys Babyhaar ein. Lily hatte Hunger. Rains Brüste spannten. Sie würde ihre Brust nicht rausholen wie Emmy. Auf keinen Fall.

»Wahrscheinlich war es der Vater«, sagte Emmy. »Erinnert

ihr euch an die Verhandlung? Ich habe noch nie einen Menschen gesehen, der so untröstlich war.«

Rain war vor Ort gewesen. Sie hatte die Verhandlung nicht im Fernsehen verfolgt wie der Rest des Landes. Sie war im Gerichtssaal gewesen. Gillian hatte berichtet, Rain hatte die Texte geschrieben und die Produktion übernommen. Seine Stimme, die Klagelaute, die er von sich gegeben hatte, ließen sie nicht los – so viel Wut, so viel Schmerz. Es war ursprünglich, tief und echt. Ein Vater, der seine Tochter verloren hatte, machtlos und unfähig, ihr Gerechtigkeit zu verschaffen. Seine heiseren Schreie verbanden sich mit jeder Nervenendung in Rains Körper. Einige Wochen zuvor hatte sie erfahren, dass sie schwanger war. Sie fing gerade erst an zu ahnen, wie es war, ein Kind zu haben. Was es bedeutete, für den Schutz eines anderen Menschen verantwortlich zu sein. Und zu versagen.

»Ich hätte ihn auf der Stelle umgebracht«, sagte Emmy. »Mit meinen bloßen Händen.«

Rain schwieg, obwohl dieses Brennen fast unerträglich war. Sie musste nach Hause, Lily stillen und hinlegen und sich vor den Computer setzen. Sie hatte immer noch Kontakte. Sie konnte herumtelefonieren. Das war ihre Story.

»Oder es war der Bruder«, meinte Beck. »Er hat es auf der Treppe vor dem Gerichtsgebäude angekündigt, oder? Wenn du es am wenigsten erwartest, werden wir kommen, hat er gesagt.«

Es war geplant und sauber durchgeführt, hätte Rain fast eingeworfen. Es war keine Tat im Blutrausch.

Aber sie sagte nichts. Weil.

Weil, rief sie sich in Erinnerung, *ich nicht mehr bei dem Nachrichtensender bin*. Sie hatte jetzt mit Windeln und Wischtüchern,

Reiswaffeln und Nuckelbechern zu tun. Ihre Aufgabe war jetzt, sich um Lily zu kümmern. Was sie früher mal gemacht hatte, war Geschichte; es war jämmerlich, sich an Vergangenem festzuklammern, oder nicht?

Sie nahm Gretchen das Kind ab und setzte sich neben Emmy. Sie nahm den Stillschal aus der Tasche, legte ihn um und begann zu stillen. Sie spürte, wie Lily an die Brust ging. Es war eine beseligende Befreiung, Milch und Oxytocin strömten. Niemand erzählte einem je, dass der eigene Körper schmerzte, wenn das Baby hungrig war, dass die Brüste zu lecken begannen, wenn es schrie. Niemand sprach von diesem intensiven körperlichen Band.

»Bravo, Mädchen«, sagte Emmy.

Gretchen verschränkte die Arme und wandte sich ab. Es ist keine große Sache, dass du nicht stillst oder nicht stillen kannst, hätte Rain ihr gern gesagt, das ist nur eins von diesen Dingen, die sie einem vor die Nase halten. Etwas, nach dem man sich ausstrecken sollte, was man möglicherweise erreichen konnte, vielleicht aber auch nicht. Man sollte es versuchen und sich beschissen fühlen, wenn man es nicht schaffte. Ehrlich, wenn es ihr selbst nicht so leichtgefallen wäre, hätte sie vielleicht auch nicht gestillt. Sie tat es im Grunde, weil das am praktischsten war. Sie war zu Hause, weil – tja, aus hundert Gründen. Kristallklar war nur einer davon, als ein Teil des hormonellen Nebels sich jetzt, ein Jahr später, zu lüften begann – Lily Rae.

»Mein Schwager ist Polizist drüben in Jessup, wo die Markhams gelebt haben«, erzählte Beck. »Er hat gesagt, heute Morgen wäre das FBI zum Tatort gekommen und hätte den Fall von der örtlichen Polizei übernommen.«

Alarmglocken schrillten in Rains Kopf. Die Bundespolizei. Warum?

»Ach?«, meinte sie mit gespielter Gleichgültigkeit und sah Beck fragend an.

Doch Becks Handy klingelte, und sie wandte sich ab, hob einen Finger und warf Rain einen entschuldigenden Blick zu.

Rain hob ihr milchtrunkenes Baby hoch und legte sie in den Buggy.

»Ich muss los«, erklärte sie und schnallte Lily im Jogger fest.

Es war ein Bumbleride, ein absurd teures Geschenk von ihrem Vater, begleitet von einer Nachricht.

Bleib in Bewegung, Kind, stand auf der Karte. *Lass dich davon nicht bremsen.*

Seit Lilys Geburt hatte Rain ihren Vater erst wenige Male getroffen. Sie musste sich unbedingt bei ihm melden, damit er seine Enkelin sehen konnte, aber nach ihrem letzten Besuch bei ihm fehlte ihr dazu einfach die Energie. Da hatte er ihr klar vermittelt, dass sie seiner Ansicht nach in der Tat zugelassen hatte, dass ihr Baby sie ausbremste, dass ihre Karriere – und damit ihr Leben – zum Stillstand gekommen war. Er schien nicht zu begreifen, dass es mehr im Leben gab als die Arbeit.

»Schönen Tag noch, Süße.« Gretchen warf ihr erneut einen sonderbaren Blick zu, seltsam triumphierend.

Rain war schon fast wieder zu Hause, als sie merkte, dass sie immer noch ihren Stillschal trug (Gott sei Dank!) und sie ihre Brust nicht wieder im Shirt verstaut hatte. Himmel. Ehrlich? Hastig richtete sie ihre Kleidung. Nach einem Blick in den Buggy stellte sie fest, dass Lily eingenickt war. Sie eilte nach Hause, in der Hoffnung, eine Stunde am Computer und am Telefon verbringen zu können, bevor sie aufwachte.

3

Ein stilles, aufgeräumtes Haus begrüßte Rain, und sie stellte den Jogger in der Diele ab. Lily schlief fest, ihr Kopf war zur Seite gesunken. Rain schenkte sich noch eine Tasse Kaffee aus der Cafetière ein und huschte nach oben ins Arbeitszimmer.

Der Bildschirm mit der Tastatur vor ihr, das war ihr Instrument – mit den richtigen Anschlägen, den richtigen Wörtern konnte sie eine Symphonie von Informationen zusammenstellen. Sie durchsuchte das Internet, überflog die verschiedenen Nachrichtenseiten, ein paar der Kriminalitäts-Blogs, die ihr gefielen. Die Markham-Story kursierte, immer die gleichen wenigen Sätze: Markham, des Mordes an seiner Frau angeklagt und freigesprochen, sei heute Morgen tot in seinem Haus aufgefunden worden. Mehr war offensichtlich noch nicht bekanntgeworden. Keiner der großen Sender und keine der wichtigen Zeitungen hatte bereits einen längeren Beitrag veröffentlicht. Sie durchstöberte die Seiten der lokalen Nachrichten – bislang keine Zeugen, keine Spuren, keine Verdächtigen.

Oder das FBI hielt Informationen zurück.

Eigentlich hätte mehr zu finden sein müssen – sehr viel mehr. Bilder von Übertragungswagen, die sich vor Markhams

Haus versammelten, Interviews mit Angehörigen oder Nachbarn.

Vielleicht hat Markham sich selbst umgebracht, dachte sie. Dann wäre die Story weniger interessant. Ein unbefriedigend abruptes Ende einer traurigen, ungerechten Geschichte und die Art von Abschluss, für die Leute meist wenig Sympathie oder Interesse aufbringen. Doch darüber wäre berichtet worden. Selbstmord. Ende der Geschichte.

Sie griff nach ihrem Telefon, wählte eine Nummer, die sie auswendig kannte, und wartete.

»Wright.«

»Hallo.«

»Rain Winter.« Er hatte eine Art, ihren Namen auszusprechen, die diesen klingen ließ wie eine Melodie. »Lange her.«

Sie und Christopher waren befreundet gewesen, irgendwie, bevor er und Gillian ein Paar wurden. (Rain hatte die beiden einander vorgestellt, was sie ein wenig bereute. Er hatte Gillian nicht gut behandelt, und Rain war immer noch sauer deswegen.) Sie war damals die junge Gerichts- und Kriminalreporterin der lokalen Tageszeitung und arbeitete an ihrer ersten großen Story über einen Serienvergewaltiger. Chris war der leitende Ermittler gewesen und einer der wenigen Männer – im Newsroom oder außerhalb –, der sie nicht behandelte wie ein Schoßhündchen, sie nicht »Kleine« nannte oder dieses abfällige Grinsen aufsetzte, das einige ältere Männer für junge Frauen in einem Beruf übrighatten, der früher eine Männerdomäne gewesen war. Nicht ein einziges Mal hatte er die Bemerkung fallenlassen, sie sei »zu hübsch, um über Verbrechen und Kriminalität zu schreiben«.

»Ich dachte eigentlich, wir würden uns bei Gillians Geburtstagsfeier letzte Woche treffen«, sagte sie im Versuch, einen leichten Ton anzuschlagen.

Er grunzte. »Gillian will mich nicht sehen«, sagte er. »Auch wenn sie das Gegenteil denkt.«

Rain war allein zu Gillians Feier gegangen, ohne Töchterchen und Göttergatten, was selten vorkam – eigentlich war es das erste Mal gewesen. Es war nicht so gelaufen, wie sie es sich vorgestellt hatte. Nervös hatte sie etwa hundert Mal den Babyfon-Monitor und die Sicherheitskameras zu Hause gecheckt, nur um zu sehen, wie Greg auf der Couch döste und Lily friedlich in ihrem Bettchen schlummerte. Den größten Teil des Abends hatte sie damit zugebracht, ihre Freundin zu trösten.

»Typisch Mann«, bemerkte sie. »Ihr glaubt immer zu wissen, was eine Frau will.«

Schweigen. Sie war es gewöhnt, darauf zu warten, dass er endlich etwas sagte. Er war ein Meister der langen Pause. »Rufst du wegen Gillian an?«

»Wegen Markham.«

»Dachte ich mir.«

»Tja.«

»Ich bin nicht mehr zuständig«, sagte er.

Straßenlärm war zu hören, Hupen und Stimmen, in der Ferne heulte eine Sirene. »Das FBI hat heute übernommen. Der Tatort ist abgeriegelt. Strikte Nachrichtensperre. Die Pressekonferenz wurde auf morgen verschoben. Wenn es überhaupt eine geben wird.«

»Warum?«

Eine der brennenden Fragen und die Frage, die sie immer am meisten interessierte. Wer? Was? Wann? Wo? Alles wichtig.

Aber »Warum?« Bei einer *Nachricht* war das nicht so entscheidend.

Aber bei einer *Story* war es das A und O.

»Warum interessiert dich das?«, fragte er.

Sie hörte, dass Lily sich unten in der Diele regte. Ticktack.

»Ich dachte, du wärst raus«, sagte er. »Vollzeitmutter.«

Sie hörte es, das Gewicht der Verurteilung. Zorn flammte in ihr auf. Manche Leute verurteilten eine Frau, wenn sie zu Hause blieb. Andere verurteilten sie, weil sie arbeiten gehen wollte, obwohl sie die heilige Mutterrolle übernommen hatte. Rain hatte sich nie groß darum geschert, was andere Leute dachten. Aber selbst sie spürte, dass es eine Falle war – nichts war jemals gut genug. Wartete immer jemand bloß darauf, einen kleinzuhalten?

»Ich mache einen Podcast«, erklärte sie. Warum hatte sie das gesagt? Nichts lag ihr ferner. Impulsiv, reaktionsschnell. Das sagte ihr Vater immer über sie. Aber er meinte es als Kompliment. »Einen Crime-Podcast. Du weißt schon – ein längeres Erzähl-Stück, ausführliche Hintergrund-Berichterstattung.«

»Ernsthaft?«

»Warum nicht?«

»Genau. Das sagen sie heutzutage alle: Warum nicht? Jeder kann einen Podcast machen.«

»Ich bin vom Fach«, erwiderte sie leichthin. Und das war sie. Sie hatte zehn Jahre lang Nachrichten recherchiert, geschrieben und für die Aussendung vorproduziert. »Außerdem sind Podcasts heutzutage der einzige echte Journalismus, den es noch gibt. Alles andere ist bezahlt und gekauft, den Werbekunden und ihren Anliegen verpflichtet. Nennt sich Demokratie, weißt du noch, diese alte Idee? Meinungsfreiheit. Unabhängige Presse. Eine Presse, die nicht die Meinungen der Leute vertritt, die zufällig gerade die Rechnungen bezahlen.«

Ihr war gar nicht klar gewesen, dass sie in dieser Sache so leidenschaftlich empfand. Tat sie auch gar nicht. Es gefiel ihr nur nicht, ins Abseits geschoben zu werden.

»Das meiste ist Mist.«

»Das meiste von allem ist Mist.«

Er stieß ein kleines Lachen aus, und das rief ihr in Erinnerung, wie ernst und grimmig er normalerweise dreinschaute. Er hatte eine hohe, von tiefen Falten durchfurchte Stirn und einen durchdringenden Ich-drück-dich-gegen-die-Wand-Blick, wie grünes Krypton. Und eine Polizistenstimme, kalt wie Granit und ebenso hart. Doch wenn er lächelte oder lachte, leuchtete sein Gesicht auf wie das eines Kindes am Weihnachtsmorgen. Sie wünschte, sie würde ihm irgendwo gegenübersitzen. Es war so viel einfacher, zu bekommen, was man wollte, wenn man einander gegenübersaß.

»Da hast du allerdings recht«, räumte er ein.

Rain ging zum obersten Treppenabsatz. Sie konnte Lilys pummelige Beinchen sehen, die perfekten rosa Zehen strampelten. Ticktack. Ticktack. Rain hatte Lilys Stoffbuch in Reichweite gelegt, in der Hoffnung, dass ihr das ein wenig Zeit verschaffen würde, wenn die Kleine aufwachte. Sie konnte es rascheln hören, als Lily danach griff und glücklich krähte. Treffer. Sie hatte gerade ungefähr vier Minuten gewonnen.

»Komm schon«, sagte sie. »Du musst doch irgendwas haben.«

Er seufzte ins Telefon. Er diskutierte einfach gern um des Diskutierens willen. Sie hatte durchaus etwas dafür übrig. Ein gutes Wortgefecht gehörte zu den befriedigendsten Begegnungen, die eine Frau mit einem Mann haben konnte, besonders, wenn sie gewann. Und Polizisten redeten gern, obwohl sie immer das Gegenteil behaupteten – es war direkt schmerzhaft für sie, nicht loswerden zu können, was sie wussten.

»Es war keine Tat im Affekt, wie man es vielleicht erwarten würde. Es war organisiert, sauber. Jemand hat das geplant. Das ist alles, was ich sagen kann.«

Das wusste sie bereits. »Das hast du schon Gillian erzählt.«

»Ja«, sagte er. »Und das FBI ist heute Morgen angerückt und hat die Ermittlungen übernommen.«

Beide Informationen besaß sie bereits. Er hielt etwas zurück.

»Was noch?«, drängte sie.

An anderem Ende der Leitung hörte man Türenknallen und Schritte. Es waren Stimmen zu hören, ein Telefon klingelte. Lily begann zu quengeln, suchte nach Rain.

»Okay, hör zu«, sagte er endlich. »Das ist alles, was ich weiß. Sie denken, dass es mit einem anderen Fall zusammenhängt, in dem sie ermitteln. Einem älteren Fall.«

»Welchem?«

Wieder eine längere Pause. Diesmal dachte sie schon, er hätte aufgelegt, das tat er ziemlich oft. Doch dann kam: »Google den Boston-Boogeyman. Das war's. Mehr kann ich dir nicht sagen.«

Ein Ruck ging durch sie hindurch. Sie kannte den Namen. Kannte ihn gut.

Sie merkte, dass sie das Telefon so fest umklammert hielt, dass ihre Hand schmerzte. Lösen. Atmen. Regel Nummer eins beim Nachrichtenjournalismus: einfach weiter Fragen stellen.

»Wie wurde Markham umgebracht?«, fragte sie.

»Nix.«

»Komm schon.«

»Es wird bald genug bekanntwerden«, sagte er. »Du wirst dir die Nachrichten anhören müssen wie alle anderen Zivilisten auch.«

Autsch. Das tat weh.

»Wurde er erschossen?«

»Hey«, sagte er, und seine Stimme klang weicher. »Wenn ich etwas höre, gehört es dir. Ich ruf dich an, versprochen.«

Das versprach er immer, und eingelöst hatte er das Versprechen noch kein einziges Mal. Es war nur seine Art, das Telefonat zu beenden.

»Also, du weißt es nicht?« Er wusste es. Natürlich wusste er es. Warum wollte er es ihr nicht verraten?

»Bis dann, Winter.«

»Warum rufst du sie nicht an?« Bloß ein Trick, um ihn noch ein wenig länger am Telefon zu halten. Gillian und Christopher waren nicht gut füreinander, und alle wussten es.

»Gilly?« Niemand sonst auf der Welt nannte sie so. »Ich weiß nicht genau, ob ich der Mann bin, den sie verdient.«

Es klang trauriger, als Rain erwartet hätte.

»Vielleicht solltest du sie das entscheiden lassen.«

»Viel Glück mit deinem *Podcast*«, sagte er.

Rain beendete den Anruf, und nur Sekunden später begann Lily zu schreien. Sie setzte sich kurz auf die oberste Treppenstufe, total frustriert.

Dann stand sie auf und ging hinunter zu ihrer Tochter, holte sie aus dem Buggy und brachte sie nach oben ins Kinderzimmer.

Es war eine andere Welt. Sterne an der Decke, ein weißblaues Ozean-Wandbild. Das Nachtlicht warf buttrig-gelbe Meeresschildkröten an die Wand, die träge um den Raum kreisten. Die hauchdünnen Gardinen waren immer zugezogen, sodass im Zimmer ein friedlich-milchiges, dämmriges Licht herrschte. Lily lag warm und weich in ihren Armen. Sie duftete nach dem Lavendelshampoo, mit dem Rain ihr jeden Abend die Haare wusch. Die Babyaugen leuchteten, ihr Lächeln war breit und glucksend.

»Hallo, Sonnenschein«, sagte Rain und schaute ihrer Tochter in das rosige Gesichtchen.

Sie setzte sich in den Freischwinger, schaukelte und stillte Lily. Es war hypnotisch, die Stille im Raum, die Wärme ihres Kindes, der Strom von Oxytocin, das leise Meeresrauschen aus der Klangmaschine. Das Frustgefühl ließ nach, das Feuer im Bauch kühlte ab.

Das hier war doch genug, oder nicht?

Vielleicht. Wenn dieses schöne, sichere Zimmer die ganze Welt wäre.

Aber das war es nicht.

Laney Markham hätte das auch gehabt. Aber ihr Mann, ein Soziopath, hatte ihrem Leben brutal ein Ende bereitet und dem Leben ihres gemeinsamen Kindes gleich mit. Dann war er ungeschoren davongekommen, hatte als freier Mann gehen können, während Laneys untröstlicher Vater tobte und wütete. Und ihre Mutter stoisch dasaß, bleich und starr, als hätte das Blut aufgehört, durch ihre Adern zu fließen. Die Trauer hatte sie in Stein verwandelt, was schrecklicher mit anzusehen war als die wilde Wut des Vaters.

Das war es. Es war dieser Fall, der sie fertigmachte. Diese Hässlichkeit. Es machte sie ganz krank, wie eine Grippe, die man nicht loswurde. Gillians Worte waren ihr wochenlang, monatelang im Kopf herumgegangen.

Die Bösen gewinnen. Sie gewinnen ständig.

Als Greg sie ein paar Wochen nach dem niederschmetternden Freispruch gefragt hatte, ob sie sich vorstellen könne, eine Weile mit dem Baby zu Hause zu bleiben, hatte sie zugestimmt, zu seiner Überraschung – und ihrer eigenen. Das Geld würde ein bisschen knapp werden, aber egal. Sie arbeitete im Nachrichtenwesen, da drohten ständig Entlassungen. Das Geld war immer knapp.

Sie hatte sie aufgegeben – ihre Arbeit, über die sie sich definiert hatte.

Und jetzt war Markham tot. Sie verspürte einen Anflug von Erleichterung. Eine Art Gerechtigkeit war geschehen, etwas, das mit ihrem »Das Gute triumphiert immer über das Böse«-Glaubenssystem in Einklang stand. Mord? Selbstmord? Ein Einbruch, der eskaliert war? Ein Unfall?

Eine laufende Ermittlung der Bundespolizei. Ein möglicher Zusammenhang mit dem Boston-Boogeyman. Benannt nach dem Butzemann, dem Kinderschreck.

Lass es los. Es ist nicht mehr deine Story.

Lily blickte zu ihr auf und strampelte glücklich mit den Beinchen.

Oder doch?

4

Der Regen trommelt auf das Blechdach, ein Geräusch, das mich immer an dich erinnert. Nicht wegen des Namens, den du dir selbst gegeben hast. Ich habe dich nie Rain genannt.

Es erinnert mich an dein Elternhaus. Wie ich dieses alte Haus geliebt habe, tief im Wald versteckt. Dämmrige Räume, Windspiele auf der Veranda. Dein Vater lebt immer noch dort, nicht wahr?

Deine Mutter schien immer irgendwelche Mahlzeiten zuzubereiten, während irgendein Schwarz-Weiß-Film lief; auf der Arbeitsplatte stand ein kleiner tragbarer Fernseher. Das Arbeitszimmer deines Vaters roch nach Leder und Zigarettenrauch.

Ich staunte über die vielen Regale voller staubiger Bücher, die Schreibmaschine auf dem wackeligen Holztisch am Fenster. Natürlich besaß er einen Computer. Aber schreiben tat er auf diesem alten Dings und gab die Seiten deiner Mutter, damit sie alles in die »Kiste« eingab, wie er den Rechner gern nannte. Das Geklapper seiner Schreibmaschine hallte durchs Haus, verstärkt durch die Holzdielen im Flur. Ich liebte seine hochgewachsene, hagere Gestalt, die Art, wie die Jacketts von seinen breiten Schultern hingen. Er war Schriftsteller, ein echter Schriftsteller. Du warst oft wütend auf ihn, weil ihm das

Schreiben mehr bedeutete als du, so schien es jedenfalls. Ich glaube, da hast du dich getäuscht. Du hast nicht gemerkt, wie er dich angesehen hat. Als wärst du eine Prinzessin und ein Einhorn und ein Regenbogen, sein vollkommenes kleines Mädchen.

Unser Haus war anders, weitläufig und unterkühlt, lichtdurchflutet, von einem Innenarchitekten in Grau und Weiß eingerichtet, wie ein Museum. Dazu teure Stücke moderner Kunst, die meine Mutter ausgewählt hatte, nicht weil sie sie liebte oder irgendeine Ahnung gehabt hätte, was wirklich schön war, sondern weil es »zum Raum passte«. Mein Vater interessierte sich nur für Zahlen. Meine Mutter? Ich weiß nicht genau, wofür sie sich interessierte – vorher. Danach hatte sie eine Art Erweckungserlebnis und wurde ein anderer Mensch. Aber damals arbeiteten beide die ganze Woche, und am Wochenende lagen sie am Pool. Sie sahen nachts im Bett fern, ohne Licht. Manchmal, wenn ich irgendwann aufwachte, lief der Fernseher noch, das bläuliche Flackern drang durch den Spalt der leicht offenstehenden Tür. Außer in meinem Zimmer gab es in unserem Haus keine Bücher. Meine Eltern lasen nicht. Ihnen fehle die Zeit dafür, sagten sie.

Deine Eltern haben immer Karten mit uns gespielt. Deine Mutter hatte ein Atelier in der Garage. Wir schleuderten die Farbe mit großen Pinseln auf die Leinwände, wobei eine Menge auf dem Fußboden, unseren Sachen, den Wänden und uns selbst landete, es war wirklich eine Schweinerei. Aber sie lachte nur und meinte, was für Werke auch immer dabei entstehen würden, sie wären in jedem Fall schön. Dein Vater gab uns eine Leseliste für den Sommer. Manchmal sahen wir ihn in den

Nachrichten, stießen in Zeitschriften auf Artikel über ihn. Du schienst nicht beeindruckt; du warst gewöhnt an seine Art von Ruhm. Aber ich war voller Ehrfurcht. Hey – erinnerst du dich noch an diese furchtbare Kritik, die ein früherer Freund von ihm geschrieben hatte? Er war tagelang eingeschnappt, grummelte vor sich hin und knallte die Türen. Deine Mutter sagte uns, wir sollten in dieser Woche lieber draußen spielen und nicht im Haus herumhängen. Aber dann begann die Schreibmaschine wieder zu klappern. Denn das ist es, was man tut, wenn man Schriftsteller ist, vermute ich. Man schreibt einfach weiter, egal, was sie über dich sagen.

Ich schweife ab.

Passiert dir das auch manchmal? Verlierst du dich in Erinnerungen daran, wer wir vorher waren?

Heute zerren die schwarzen Finger der Verzweiflung an mir. Das tun sie immer in den Tagen nach meinen – Exkursionen. Eine schwere Düsterkeit senkt sich auf mich herab. Ein Gefühl des Verlusts.

Während der Planung gibt es so viel Energie und Anspannung, pure, lebendige Intensität. Und dann, wenn es getan ist, gerät irgendein Motor in mir ins Stottern und geht aus, die Gänge kommen knirschend zum Stillstand. In der Stille kehre ich zu diesem Moment zurück – direkt nachdem ich Mrs Newman einen Gruß zugerufen hatte und unmittelbar bevor ich die Laute hörte, die mich erstarren ließen. Ich bin wieder auf dem unbefestigten Weg, der in den Wald führt. Und ich wünsche und wünsche mir, irgendetwas hätte mich dazu gebracht, umzukehren und wieder nach Hause zu fahren.

Aber, wie du mir mehr als einmal gesagt hast, wir können nichts ungeschehen machen. Jeder weiß das.

Es regnet heftig, was für diese Jahreszeit ungewöhnlich ist. Wenn es etwas kälter wäre, würde der Regen vielleicht zu Schnee werden. Die Regentropfen laufen an der Fensterscheibe herunter, während ich im großen Zimmer ein Feuer im Kamin anzünde. Es ist eigentlich zu warm dafür. Aber ich mache auch nicht wegen der Wärme Feuer.

Nacheinander verbrenne ich alle Kleidungsstücke, die ich gestern Nacht getragen habe, die Handschuhe, die Sturmhaube. Bald ist alles verschwunden, was ich mit mir in Markhams Haus gebracht habe. Das Auto ist versteckt. Ich habe keine Spuren hinterlassen.

Wer bin ich? Das frage ich mich oft am Tag danach. Manchmal verspüre ich sogar Reue. Was habe ich getan? Zu was macht mich das? Während der Planung, der Jagd, der Durchführung empfinde ich nichts dergleichen. Aber danach habe ich an einer Schwere zu tragen. Du hast mir mal gesagt, dass es falsch sei, die Gedanken, die ich hege, dass ich nicht loslassen könne. Aus dem Wunsch nach Rache sei noch nie irgendetwas Gutes entstanden. Aber was weißt du schon über Richtig und Falsch?

Als die Kleidung verbrannt ist, brühe ich mir einen Kaffee auf. Ich gieße kochendes Wasser über das Pulver, und der Kaffee rinnt durch den braunen Filter in die Kanne. Die Chemex-Kanne ist schlicht und elegant. So hat dein Vater immer den Kaffee zubereitet. Früher habe ich ihn bewundert. Das tue ich wohl immer noch, trotz allem.

Wenn die Helden, die man hat, sich als bloß menschlich erweisen, enthüllt das auch die eigenen Schwächen. Naivität vor allem, die Bereitschaft, an jemanden oder etwas zu glauben. Erinnerst du dich an seine Signierstunde in diesem winzigen Buchladen abseits der Hauptstraße? Wir waren damals noch Kinder, doch deine Mutter hat uns mitgeschleift. Seine großen Tage als Bestsellerautor hatte er da bereits hinter sich. Aber seine Fans erschienen in Scharen und sagten ihm Zeilen aus seinen Büchern auf, die er selbst längst vergessen hatte. Kritiker bezeichneten ihn als Vater der dystopischen Literatur. Weißt du noch, wie sich die Leute in diesem kleinen Buchladen drängten, wie heiß es war, wie die Schlange sich bis weit auf die Straße hinaus erstreckte? Seine weißen Haare, diese runden Brillengläser. Ich hielt ihn für den coolsten Menschen auf Erden.

Ich trinke meinen Kaffee und verfolge, wie das Feuer herunterbrennt, wie alles zu Asche wird. Ich betrachte die Reihen seiner Bücher in meinen Regalen. Alle signiert, alles Erstausgaben. Sie sind eine ganze Menge wert, glaube ich. Nicht, dass ich mich je von ihnen trennen würde. Niemals würde ich mich von irgendeinem Teil von dir trennen oder von irgendetwas, das eine Verbindung zu der Zeit darstellt, als wir zusammen Kinder waren. Dem letzten sicheren Ort.

Oben in meinem Arbeitszimmer gehe ich ins Internet und fange an, die Überschriften der Nachrichten zu überfliegen. Es fehlt mir, jeden Tag deinen Namen gedruckt zu sehen, Rain Winter. Alle deine Sachen, selbst als du später vor allem redigiert und produziert hast, besaßen eine gewisse Energie. Eine ruhige Autorität. Du lässt die Fakten die Geschichte erzählen, bei dir gibt es nichts Reißerisches, du willst niemanden bekehren, nicht einmal auf subtile Art, wie manche Journalisten es tun. Ich liebte die längeren Artikel und Beiträge, in denen du dein Thema ausführlich beleuchtet hast, die Personen porträtiert, die im Mittelpunkt standen. Es war persönlich, das konnte ich merken.

Du versuchst immer noch, es zu verstehen, nicht wahr, auf deine Weise? Das tue ich auch.

Ich scrolle durch deine Posts in den sozialen Medien. Ein Foto von deinem Baby. Ehrlich? Greg und du, ein Selfie im Park. Ich bitte dich. Deine beruflichen Seiten sind eine Wüstenei von Retweets und geteilten Facebook-Posts. Auf Instagram ein kunstvolles Foto von einem dieser rauchenden Martinis, irgendeine Party, Mamas Ausgehabend. Himmel! Wie lange kannst du noch so weitermachen? Ich hätte es allerdings vorhersagen können, deinen Rückzug in den Kokon der Häuslichkeit.

Dieser Ausdruck auf deinem Gesicht, als Markham davonkam. Es war nicht Verzweiflung, nicht direkt. Eher eine bittere Resignation, vergleichbar mit dem Blick eines Kindes, das erfahren muss, dass es keinen Weihnachtsmann gibt. Ein Teil von dir hatte es die ganze Zeit gewusst. Du hast leicht den Kopf geschüttelt und den Mund aufgesperrt, nur ein ganz klein wenig. Dich in dich selbst zurückgezogen. Dein Vertrauen in die Justiz war erschüttert.

Du warst wieder dort im Wald, zusammen mit mir. Du hast dich erinnert.

Doch wie ich dich kenne, wirst du Feuer gefangen haben. Das war nicht der Grund, aus dem ich es getan habe. Aber ich würde lügen, wenn ich behaupte, dass es keine Rolle gespielt hat. Es bestand keine Eile – ich hätte es irgendwann in den nächsten Monaten tun können. Aber deine Posts in den sozialen Medien sind schlichtweg deprimierend.

Kehr ins Leben zurück, Lara.

Mein Handy brummt, der Ton durchfährt mich wie ein Stromschlag. Das Eisentor.

Ich tippe auf die App, um die Kamera zu aktivieren, und sehe einen schwarzen Mittelklassewagen mit einer jungen Frau am Steuer. Es sitzt jemand neben ihr, aber das Gesicht kann ich nicht erkennen, nur die breiten Oberschenkel eines großen Mannes und eine Hand, er trägt einen Ehering. Interessant. Ich bekomme hier draußen nicht oft Besuch.

»Kann ich Ihnen helfen?«, frage ich.

Sie sagt meinen Namen. Ihre Stimme ist heiser, die Augen sind hinter einer verspiegelten Sonnenbrille verborgen. Sie hält ihren Ausweis in die Kamera.

»Wir hätten ein paar Fragen zu einem Fall, in dem wir ermitteln«, sagt sie. »Vielleicht können Sie uns helfen.«

Ich könnte sie auffordern, den Namen ihres Begleiters zu nennen. Aber trotz des Regens und des körnigen Kamerabildes kann ich erkennen, dass ihr Ausweis echt ist. Im Laufe der Jahre hat es schon andere Besuche von Leuten wie ihr gegeben.

Ich drücke auf den Öffner und höre, wie das Tor quietschend aufgeht.

5

Das mit Kräutern eingeriebene Putenfilet mit Süßkartoffeln kühlte im Bräter ab, der bereits angemachte Grünkohlsalat in seiner roten Schüssel stand abgedeckt im Kühlschrank. Der Tisch war für drei gedeckt. Lily spielte auf dem Wohnzimmerteppich mit ihren Bauklötzen – eine offene Küche musste man einfach lieben.

Rain saß am Küchentisch vor ihrem aufgeklappten Laptop und scrollte durch ihre Kontakte. Sie hielt inne, als sie zu dem Namen kam, den sie im Hinterkopf gehabt hatte.

Sie holte tief Luft und wählte.

»Also, also«, meldete er sich. »Ich bin überrascht und doch wieder nicht.«

»Hallo, Henry.« Sie bereute ihre Entscheidung bereits.

»Wie läuft's denn so, Rain Winter?«

»Ich kann nicht klagen.« Rain warf einen Blick auf Lily, die zufrieden in ihrem schönen Wohnzimmer spielte. Nein, sie konnte wirklich nicht klagen. Sie war glücklich, größtenteils. Glücklicher als die meisten vielleicht. Bloß ein wenig rastlos. Immer noch dieses Feuer im Bauch.

»Ich habe dieses ent... zückende Foto von deiner Prinzessin gesehen, das du gestern auf Facebook gepostet hast. Völlig mit Süßkartoffelbrei bekleckert. Wie süß.«

Ein leichtes Gefühl von Unbehagen. »Sind wir auf Facebook befreundet, Henry?«

»Äh, nein«, sagte er. »Sind wir nicht.«

Er lachte leise, als tiefes Schweigen folgte. »Oh, *warte!* Du hast geglaubt, es wäre *privat?* Dein kleines persönliches Profil unter deinem Ehenamen? Komm schon, Rain. Das weißt du doch besser, oder nicht?«

Sie hätte am liebsten gar nicht gefragt. »Wieso hast du Zugriff darauf?«

Er schnalzte mit der Zunge.

»Das kann ich dir nicht verraten, Rain, bedaure. Oder sollte ich sagen Laraine? Laraine Mitchell, dein Vorortmama-Avatar.«

Er war wirklich unausstehlich, aber trotzdem musste sie lächeln. Natürlich wusste sie, dass ihr Facebook-Account, eigentlich alles, was sie im Internet tat, nicht sicher war. Es gab Firesheep, Spyware, Software, die alles klonen konnte. Ein Keylogger konnte alle Anschläge protokollieren und weitergeben, die man auf der Tastatur machte, um damit an Passwörter und PINs zu gelangen. Henry, der Maulwurf des Darknets, kannte vermutlich hundert Schleichwege in die Seiten der sozialen Plattformen. Sie loggte sich rasch ein und scrollte ihre Freundesliste durch. Da war er, mit breitem Gesicht und Brille, ein Grinsekatzenlächeln auf dem daumennagelgroßen Foto. Sie konnte sich nicht erinnern, ihn zu ihrer Freundesliste hinzugefügt zu haben. Aber vielleicht hatte sie das getan. Wahrscheinlich spielte er nur mit ihr.

Die meisten Leute konnten Henry nicht ausstehen. Aber sie mochte ihn irgendwie. Er war extrem, ungewöhnlich. Gewieft. Er sagte, was er meinte, ob es nun richtig war oder falsch. Er hatte Informationen, Zugriff, Kontakte.

»Inzwischen«, fuhr er fort, »gibt's praktisch nichts mehr auf dem Twitter-Feed von Rain Winter, frühere Redakteurin des National News Radio, frühere Gerichts- und Kriminalreporterin der Sonderklasse, Tochter des einst hochgelobten und mittlerweile in Verruf geratenen Pulitzerpreisträgers Bruce Winter, abgesehen von einem gelegentlichen lahmen Retweet. Einmal die Woche. Normalerweise am Freitagnachmittag. Sehr wenig auf Insta, aber das war ja noch nie dein Ding. Zu süß für dich, richtig? Nach deinen digitalen Fußabdrücken zu urteilen, oder vielmehr dem Mangel daran, würde ich sagen, du bist ganz und gar raus.«

»Bin ich vielleicht«, sagte sie.

»Das ist also ein rein freundschaftlicher Anruf? Du willst vorschlagen, dass wir zusammen einen Kürbis-Gewürz-Latte trinken und Erziehungstipps austauschen?«

Sie war hundertprozentig sicher, dass Henry weder verheiratet war noch Kinder hatte. Sie klickte sein Profil an, das außer dem ID-Foto völlig leer war. »Dieses Profil ist nicht öffentlich sichtbar«, stand auf dem grau unterlegten Feld.

»Warte, lass mich raten«, sagte er. »Markham?«

»Weißt du irgendwas?«

Sie rief Henrys Website auf und begann sie durchzuscrollen. Er war ein berufsmäßiger Nachrichten-Troll, ein Informant, dessen Angaben mal zutrafen und mal nicht, sowie Besitzer, Autor und Lektor eines auf Verbrechen und Verschwörungstheorien spezialisierten Blogs und eines Newsletters, der Hunderttausende erreichte. Mehr als einer, den sie kannte, wandte sich an ihn, wenn alle anderen Spuren ins Leere führten. Rain sah ihn als eine Art Maulwurf, mit rundem Körper und Knopfaugen, der durch ein Netzwerk finsterer Tunnel Verbindung mit anderen Kreaturen des Darknets hatte. Seine Tipps hatten sie schon in Labyrinthe geführt, die nirgendwo hinführten, aber manchmal lag er auch goldrichtig.

»Wer will das wissen?«

»Ich.«

»Ich meine – warum? Für welche Organisation?«

Typen wie Henry waren der Grund dafür, dass echte Journalisten nie in Erwägung ziehen würden, unabhängige Blogs oder Podcasts zu machen. Weil es bei Nachrichten, den echten Nachrichten, um die Fakten ging und um sonst nichts. Nicht um Theorien und Vermutungen. Es ging nicht darum, eine Story zu veröffentlichen, weil man der Erste sein wollte, der die Geschichte erzählte, um dann später die Fakten zu überprüfen. Es ging nicht darum, eine Meinung zu haben und nach Leuten zu suchen, die damit übereinstimmten. Man schrieb und druckte nicht seine Ansichten. Als Nachrichtenjournalist hatte man gar keine fest gefügte Meinung zu haben. Man berichtete über die Tatsachen und ließ die Fakten die Geschichte erzählen. So einfach war das. Im Informationszeitalter von Fake News und sozialen Medien war dieser Grundsatz ein Stück weit verloren gegangen. Dennoch, manchmal brauchte man einen Piraten, insbesondere, wenn die offiziellen Quellen einem verschlossen waren. Oder wenn man draußen war und hineinspähte, wie sie gerade. »Ich will es wissen«, sagte sie. »Nur ich.«

»Es ist persönlich?«

»Ja.«

»Ich weiß nicht genau, ob ich dir das glauben soll«, sagte er. »Ich habe nie erwartet, dass die ganze Hausfrau-und-Mutter-Sache bei dir klappen würde. Dafür schleppst du zu viel Gepäck mit dir rum.«

Ein kleines Aufwallen von Verärgerung ließ sie impulsiv reagieren. »Weißt du was, Henry? Vergiss es einfach.«

Sie beendete den Anruf mit frustriert pochendem Herzen. Er rief sofort zurück. Sie ließ es klingeln, bis die Mailbox sich einschaltete. Doch als er eine Minute später wieder anrief, ging sie ran.

»Bekomm keinen Wutanfall«, sagte er. Sein Ton hatte etwas von seiner Selbstgefälligkeit verloren.

»Was weißt du darüber, Henry?«

»Vielleicht hätte ich eine Insider-Information.«

Henrys Netzwerk war unsichtbar, eine Armee, die aus den Leuten bestand, die niemand bemerkte. Er würde nicht den Gerichtsmediziner kennen, beispielsweise, aber vielleicht den Assistenten der Gerichtsmedizinerin oder auch nur den Hausmeister. Vielleicht kannte er nicht den Detective, der den Fall bearbeitete, aber er kannte den Computerspezialisten des Reviers.

»Wen?«

»Sagen wir einfach, er ist bei der Tatortreinigung.«

»Okay.«

»Nur dass es nicht viel zu reinigen gab.«

»Soll heißen?«

»Wer immer Markham erledigt hat, hat Abdeckplanen ausgelegt, fast als wollte er keine Schweinerei veranstalten. Er war sehr gründlich. Es gibt kaum verwertbare Spuren am Tatort, lediglich ein paar Blutspritzer vom Opfer. Natürlich warten sie noch auf die Ergebnisse der Analyse. Aber sie haben wenig Hoffnung, dass viel dabei rauskommen wird.«

Sie merkte plötzlich, dass sie den Atem angehalten hatte, atmete aus und lockerte ihren Griff um das Telefon.

»Wie ist er gestorben?«

Sie stellte die Frage, hatte aber das Gefühl, sie kenne die Antwort bereits.

»Er ist so gestorben, wie Laney Markham gestorben ist.« Henrys Stimme war leise und ernst. »Gefesselt, geknebelt und erstochen. Mehr als zwanzig Stiche mit einem gezackten Jagdmesser.«

Sie starrte aus dem Fenster auf die Straße hinaus. Ein blauer Minivan fuhr vorbei und bog in die Nachbarauffahrt ein. Die Zweige der Eiche schwankten im Wind, Regentropfen klopften ans Fenster, und Lily stapelte konzentriert Bauklötze auf.

Ein toxisches Gemisch aus Ekel, Wut und Erleichterung brodelte in ihr. Und, ja, diese dunkle Erregung – ein Gefühl, das sie irgendwie beschämte. Und gab es nicht auch einen gar nicht so kleinen Teil von ihr, der froh war, dass Markham bekommen hatte, was er verdiente?

»Wie beim Boston-Boogeyman«, sagte sie. »Er wurde so getötet, wie er getötet hat.«

Eine kurze Pause, Geklapper auf einer Tastatur.

»Du hast deine Hausaufgaben gemacht.«

»Tue ich das nicht immer?«

»Doch. Das machst du immer«, bestätigte er. »Und genau wie noch jemand, den wir kennen.«

Rain schwieg und wappnete sich. Gleich würde sie den Namen hören.

»Eugene Kreskey«, sagte Henry, als von ihr nichts kam.

Es durchfuhr sie wie ein Messer, wenn sie diesen Namen hörte, jedes Mal.

Es gab nicht viele Menschen, die sich an diese hässliche Geschichte erinnerten. Irgendwann mal hatte es Schlagzeilen gemacht, aber da seitdem unzählige andere grauenhafte Verbrechen geschehen waren, war die Erinnerung längst verblasst. Greg wusste es und natürlich ihr Vater. Gillian. Und Henry hatte vor Jahren irgendwie die schreckliche Sache ausgegraben, die ihr als Kind widerfahren war. Obwohl es nicht direkt ihr widerfahren war. Es hätte ihr passieren sollen, war es aber nicht.

»Gibt es einen Zusammenhang zwischen den Taten?«, fragte sie, um einen gleichmütigen Tonfall bemüht.

»Das FBI geht davon aus. Sagt jedenfalls mein Gewährsmann.«

»Zwischen allen drei Fällen?«

»Es könnte noch mehr geben. Zwei weitere, um genau zu sein. Die Fälle ähneln sich: Jemand tut etwas Grässliches und kommt ungestraft davon. Und dann nicht mehr.«

»Ein selbst ernannter Vollstrecker.«

»Ja.« Henrys Stimme war weich vor Bewunderung. »Genau.«

»Hast du die Fallakten?«, fragte sie.

Wieder eine Pause, wieder dieses Geklapper.

»Woran arbeitest du gerade, Rain Winter?«

Es hatte keinen Sinn, Leuten wie Henry etwas vorzumachen. Sie erkannten die Wahrheit, wenn sie sie hörten.

Lügen hatten eine bestimmte Vibration, sie summten in der Luft wie Elektrizität. Es gab Menschen – Rain glaubte, dass sie selbst dazugehörte –, die das spüren konnten. Deshalb mochte sie Henry. Er war vielleicht ein bisschen verrückt und lag manchmal falsch, aber er war kein Lügner. Und er kannte sich mit den zweifelhaften Kanälen aus, die man manchmal nutzen musste, um die Wahrheit zu finden.

»Ich weiß es noch nicht«, gab sie zu.

Pause, weiteres Klackern. »Ich schick dir, was ich habe.«

Lilys Turm aus Bauklötzen stürzte ein, und sie stieß einen kleinen Frustschrei aus, das Gesicht zu einer komischen Grimasse verzogen.

»Das war doch nicht etwa ein Babyfon-Monitor, oder?«, fragte Henry. »Bitte sag mir, dass du keins von diesen Dingern benutzt. Du weißt doch, dass sich jeder da reinhacken kann, oder? In den Audio- *und* den Video-Feed? Und dann diese Sicherheitskameras, die jetzt jeder im Haus hat. Oh mein Gott. Ich schick dir meinen Blog.«

»Danke, Henry«, sagte sie. »Ich bin gespannt auf die Fallakten.«

»Sie beobachten dich«, verkündete er unheilvoll. »Vergiss das nie.«

Nachdem sie den Anruf beendet hatte, saß sie noch eine Weile da, und Henrys Worte spukten ihr im Kopf herum. Eine Nachricht von Greg brachte sie in die Gegenwart zurück.

Tut mir leid, Schatz, es kann später werden. Warte nicht mit dem Essen auf mich.

Die Worte pulsierten auf dem Display vor ihr. Natürlich war sie nicht überrascht. Doch sie verspürte eine leichte Enttäuschung, und das Haus kam ihr unheimlich still vor.

Rain und Lily aßen zusammen. Lilys Portion der Mahlzeit war in kleine Stückchen geschnitten und auf ihrem Tablett ausgebreitet. Sie hatte eine kleine Plastikgabel und einen kleinen Plastiklöffel, obwohl sie das Besteck ausschließlich dazu benutzte, es auf den Tisch oder den Fußboden zu werfen oder, ganz faszinierend, sich damit das Haar zu kämmen.

»Vielleicht machen wir morgen einen kleinen Ausflug mit dem Auto«, sagte Rain zu ihr und wischte ihr den Mund ab.

Lily hämmerte mit dem Löffel auf den Tisch, sodass ein paar Bröckchen durch die Luft flogen. »Audo! Audo!«

Rain wertete das als ein Ja.

Nach dem Essen war von Greg immer noch nichts zu sehen. Also badete sie Lily, und das, was Henry ihr erzählt hatte, wirbelte ihr im Kopf herum. Die Story nahm bereits Gestalt an, wie Storys das eben taten, sie formte sich zu einer anschaulichen Erzählung. Wo sollte Rain zuerst hinfahren? Mit wem sollte sie sprechen?

Als sie die Windeln wechselte und Lily bettfertig machte, spürte sie das Kameraauge des Babyfon-Monitors auf sich und warf einen Blick auf das rote Lämpchen. Sie drehte das Gerät zur Wand.

Nachdem sie Lily ins Bett gebracht hatte, schrieb sie Gillian eine Nachricht. Sie zögerte, ihre Finger schwebten über der kleinen Tastatur. Dann schrieb sie: *Wie wär's mit einem kleinen Ausflug?*

Wie sie Gillian kannte, strampelte ihre Freundin vor dem Fernseher auf dem Heimtrainer.

Hmm. Woran hattest du denn gedacht?

Woran hatte sie gedacht? Diese Story würde mit dem Ende beginnen müssen. Mit Steve Markhams Ende.

Rain tippte: *Erweisen wir ihm die letzte Ehre.*

Sie brauchte nicht lange zu warten.

Ha. Ich wusste es. Sie ist wieder da!!!

6

Die Flammen im Kamin züngelten und tanzten, das Feuer knisterte. Rain hatte es nicht wegen der Wärme angezündet, sondern nur, um es anzusehen. Während sie auf Greg wartete, starrte sie in die Flammen und nippte an dem Glas Weißwein, das sie sich eingeschenkt hatte.

Lichtrechtecke glitten über die Wand. Jemand bog in die Auffahrt ein. Sie stand auf, trat ans Fenster und sah ihren Mann aus dem SUV steigen.

Er bewegte sich langsam, mit hängenden Schultern, und blieb kurz stehen, um sich die Schläfen zu reiben, bevor er seine Taschen vom Rücksitz nahm – er wirkte so müde, so erledigt von der Arbeit und den neuen Aufgaben als Vater. Aus der Entfernung kam er ihr einen Moment fremd vor, als sähe sie ihn zum ersten Mal. Am liebsten wäre sie zu ihm hingelaufen. Stattdessen öffnete sie die Haustür und stellte sich auf die Veranda.

Er blieb auf der untersten Stufe stehen und blickte zu ihr hoch. Am Tag war es frisch gewesen, doch jetzt war es richtiggehend kalt geworden, und ein leichter Wind zerzauste sein Haar.

»Tut mir leid«, sagte er. »Ich hab versucht, früher nach Hause zu kommen.«

Das war in letzter Zeit seine Standard-Begrüßung. Rain wurde von Mitgefühl überflutet. Er arbeitete den ganzen Tag, und sie war mit dem Baby hier in ihrem sicheren, glücklichen Zuhause. Ja, es war hektisch, anstrengend und ein bisschen undankbar. Aber es konnte auch friedlich, herzergreifend, ruhig sein – nur sie und ihr Kind. Vielleicht genoss er eine Freiheit, die sie nicht länger besaß: die Freiheit, nach Belieben zu kommen und zu gehen. Aber er stand vor anderen Herausforderungen – Zeitdruck, der endlose Druck, ja nichts falsch zu machen, der Erste zu sein, dazu ein Arschloch von Chef, Bummelanten in seinem Team.

Alles Dinge, von denen sie geglaubt hatte, sie hinter sich lassen zu wollen.

Sie ging die Treppe hinunter, schlang die Arme um seinen Hals und küsste ihn auf den Mund. Lange. Er ließ seine Tasche fallen und umarmte sie, hob sie ein wenig vom Boden hoch.

»Wie war dein Tag?«, fragte Rain und löste sich leicht von ihm.

Er küsste sie wieder, sanft, voller Süße, und die vertraute Hitze stieg zwischen ihnen auf.

»Jetzt besser.«

Der Tag, die Dinge, die sie in Erfahrung gebracht und getan hatte, schwirrten ihr im Kopf herum. Sie führte ihn ins Haus. Es war schon spät, nach neun, und sie hatte sein Essen im Ofen warm gestellt. Sie hatte geduscht, sich umgezogen und Make-up aufgelegt. Normalerweise, wenn er nach Hause kam, trug sie gemütliche Hauskleidung, hatte die Haare zusammengebunden, die Kontaktlinsen rausgenommen und die Brille aufgesetzt.

In der Küche fragte er: »Habe ich unseren Paarabend vergessen?« und packte sie von hinten, als sie das Essen aus dem Ofen nahm. »Wie schön du bist.«

»Ich dachte mir bloß, du hast es verdient. Sonst vergisst du noch ganz, wie ich aussehe, wenn ich nicht im Schlafanzug bin«, erklärte sie und füllte sein Essen auf einen Teller.

»Du bist auch im Schlafanzug schön.«

Er setzte sich an die Küchentheke, und sie schenkte ihm ein Glas Wein ein.

»Wie war dein Tag?«, fragte er. »Was macht unser Mädchen?«

Sie erzählte vom Laufen im Park, den alltäglichen Pflichten, was sie unternommen hatten, Lilys erste Sprechversuche. Er berichtete von seinem Tag – ein Zusammenstoß mit der Moderatorin, technische Probleme und immer noch nichts wegen der Beförderung, die er sicher zu haben glaubte.

Sie hatten ausgemacht, dass einer von ihnen zu Hause blieb und sich um das Kind kümmerte. Haus und Kind mussten jemandes Hauptberuf sein, und es *war* ein Beruf. Sie hatten sich dafür entschieden und eigentlich sollten sich beide nicht beklagen. (Natürlich beklagten sich beide, ständig.) Aber sie hatten vereinbart, es am Ende des ersten Jahres noch einmal zu überprüfen. Wie ging es allen damit? Wie sah es mit dem Geld aus? War jeder glücklich? Dieses Gespräch war überfällig. Sie stellte seinen Teller vor ihn hin.

»Gibt's irgendwas Neues über Markham?«, fragte sie, ein Versuch, sich dem Thema schrittweise zu nähern. Sie war nervös – warum, hätte sie nicht sagen können.

»Wie ich gehört habe, hat das FBI den Fall übernommen – was ich etwas merkwürdig fand«, antwortete er und warf ihr einen prüfenden Blick zu. »Wir haben heute Nachmittag ein Kamerateam hingeschickt, aber niemand will reden. Wir konnten nur einen ganz kleinen Beitrag senden. Hast du was gehört?«

»Ich habe ein paar Anrufe getätigt und ein bisschen recherchiert.«

»Was hast du herausgefunden?«

Sie erzählte ihm, was sie von Christopher erfahren hatte, berichtete von ihrem Gespräch mit Henry, von der Pressekonferenz morgen. Er nickte und rieb sich das stoppelige Kinn. Natürlich wusste er das alles. Er spielte es herunter. Er hatte den Markham-Fall mit ihr durchlebt. Er wusste, dass diese Sache aus allen möglichen Gründen ihre Klauen in sie geschlagen hatte.

»Was?«, sagte er, als sie fertig war. Er tippte sich an die Stirn. »Was geht da drin vor?«

»Ich hab nur nachgedacht.«

Ein neugieriges Stirnrunzeln. »Den Ton kenne ich.«

»Ich möchte diesem neuen Ansatz nachgehen.«

»Nachgehen?« Er aß einen Bissen Truthahn. »Hmm. Lecker.«

»Ein paar Zusatzrecherchen machen.«

»Freiberuflich?«, fragte er mit vollem Mund.

»So in der Richtung. Irgendwas Längeres, Ausleuchten der Hintergründe. Vielleicht einen Podcast.«

Das Wort kam ihr peinlich vor, sogar albern, nachdem sie es ausgesprochen hatte. Und Gregs Miene – irgendwas zwischen Verwirrung und Ungläubigkeit – war da auch nicht gerade hilfreich.

Diese Dinge – Podcasts, Blogs, Selfpublishing von Büchern – hatten einen schlechten Ruf in der Branche. Das Internet hatte die traditionellen Nachrichten praktisch erledigt und sämtliche Standards fürs Berichten, Schreiben und Redigieren gesenkt. Das setzte die ausgebildeten Journalistenveteranen, denen etwas an Dingen wie Ethik und den Qualitäts- und Sorgfaltskriterien des Pressekodex lag, unter Druck. Die Leute bezogen ihre »Nachrichten« umsonst aus den sozialen Medien, und an Richtigkeit oder korrekter Grammatik waren sie nicht unbedingt interessiert. Das war ein Problem, ganz bestimmt. *Aber andererseits*, dachte ein abtrünniger Teil von ihr, *muss das Establishment nicht dann und wann gestürzt werden?* Vielleicht war die Stimme des Volkes nicht unbedingt formvollendet oder gründlich recherchiert, aber verdiente sie nicht trotzdem, gehört zu werden?

»Es gibt Leute, die so was gut machen, qualitativ hochwertigen Journalismus«, sagte sie. »Ich habe die Erfahrung und die Kontakte. Ich könnte nach Werbekunden suchen und vielleicht jemanden engagieren, der mir bei der Postproduktion und beim Schneiden hilft.«

Er blickte auf seinen Teller und schob die Süßkartoffeln darauf herum.

»Hast du mal einen Blick auf unseren Kontostand geworfen?«

Ein Auto fuhr zu schnell am Haus vorbei, der Fahrer ließ den Motor ohne Not aufheulen. Es war der jugendliche Sohn von Nachbarn, die ein Stück die Straße hinunter wohnten. Rain hatte schon länger vor, mal mit den Eltern über sein Fahrverhalten zu sprechen.

»Oder ich gehe damit zum National News Radio«, sagte sie. »Nicht wieder Vollzeit. Nur dieses eine Projekt. Lediglich diese Story als Feature. Andrew hat gesagt, ich soll mich melden, wenn ich eine Idee für eine Story habe.«

Sie atmete tief ein und aus, um die Anspannung in den Schultern zu lockern. Greg schwieg eine Weile. Er streifte sein Jackett ab. Wann war er so grau an den Schläfen geworden?

»Was liegt dir an dieser Story?« Er sagte das, als kenne er die Antwort bereits, und vielleicht tat er das auch. »Kannst du es nicht einfach auf sich beruhen lassen?«

Nein. Sie konnte es nicht auf sich beruhen lassen. Es war achtzehn Monate her, seit Markham freigesprochen worden war, und seit etwas über einem Jahr war sie mit Lily zu Hause. Es war diese Geschichte, die sie gebrochen hatte, die sie dazu gebracht hatte, den Glauben zu verlieren.

Sie hatte den ganzen Tag darüber nachgedacht, seit dem frühen Morgen. Sie hatte nicht einfach entschieden, mit dem Kind zu Hause zu bleiben. Sie hatte sich entschieden, eine Arbeit aufzugeben, die sie nicht länger als sinnvoll empfand. Und das war okay für sie gewesen. Bis heute. Bis jemand Steve Markham umgebracht hatte.

»Es gibt da keine Story«, sagte er. »Das ist dir doch klar, oder? Es war der Bruder oder der Vater. Zum Teufel, vielleicht sogar die Mutter. Stille Wasser sind tief und so. Der Fall wird ziemlich schnell aufgeklärt werden. Und Markham ist *tot*. Genauso, als hätte jemand ihn im Gefängnis umgebracht. Ein paar kleinere Beiträge sind drin, vielleicht ein längeres Feature über den ganzen Fall. Vielleicht sogar ein True-Crime-Buch. Aber ehrlich, der Tod ist das abrupte Ende der Geschichte. Es gibt da kein *Geheimnis*.«

Schweigend aß er weiter.

»Erinnerst du dich an den Boston-Boogeyman?«, sagte sie endlich.

»Natürlich.« Er rümpfte angewidert die Nase. »Der Mann,

der in Massachusetts innerhalb von fünf Jahren drei Jungen entführt und ermordet hat.«

»Und freikam.«

Gregs Gabel verharrte zwischen Teller und Mund. Ein Muskel zuckte in seinem Kiefer. Er sah sie nachdenklich an, rief es sich ins Gedächtnis zurück. »Und dann ermordet in seinem Haus aufgefunden wurde, etwa ein Jahr später. Genau wie Markham. Genau wie …«

Er beendete den Satz nicht. Beide sprachen sie den Namen nicht gerne aus, als wäre er ein Zauberspruch, ein Heraufbeschwören. Greg runzelte die Stirn, und sie sah zu, wie die Rädchen ineinandergriffen, Verbindungen hergestellt wurden, wie er die Möglichkeiten erkannte, die Größe und das Ausmaß der Story. Ein Nachrichtenmann durch und durch. Seine Schultern strafften sich leicht.

Er schob etwas Grünkohl auf seine Gabel. »Du glaubst, es gibt einen Zusammenhang zwischen den Taten?«

»Ich glaube, das FBI glaubt, dass es da einen Bezug gibt.«

Er hatte große braune Augen mit mädchenhaft langen Wimpern. Sein Blick konnte sanft sein und liebevoll, er konnte einen aber auch durch seine Intensität an die Wand nageln.

»Also ist Markham gar nicht die Story.«

»Er ist Teil einer viel größeren Geschichte. Wie du eben sagtest, diese Geschichte ist vorbei.«

»Also was willst du mir damit sagen?« Er kaute langsam. »Dass du wieder arbeiten willst?«

Sie blickte in ihr Weinglas. Wollte sie das? War es das, was sie wollte?

Gerade als sie antworten und ihn um seine Hilfe bitten wollte, hörte man durch das Babyfon, dass Lily zu schreien angefangen hatte. Beide fuhren auf. Dankbar für die Unterbrechung des Gesprächs ging Rain zur Treppe und setzte den Fuß auf die unterste Stufe.

»Rain.« Er folgte ihr. »Bloß eine Frage. Geht es dir um eine Story? Oder geht es … um das, was passiert ist?«

Es war ein Schock, diese Frage zu hören. Die Hitze stieg ihr in die Wangen, und sie blieb wie erstarrt stehen.

»Du musst nicht darauf antworten«, sagte er, senkte den Kopf und legte eine Hand auf das Treppengeländer. Sein Ton war sanft. »Aber denk drüber nach.«

Sie ging zum Kinderzimmer.

7

Im schummrigen Licht des Kinderzimmers wiegte Rain ihr Baby, das wieder fest schlief, in den Armen. Eigentlich hätte sie schon längst wieder hinuntergehen können, aber sie brauchte es, Lilys warmen kleinen Körper in der Nähe ihres Herzens zu spüren. Sie wollte in der schönen, ruhigen Umgebung des Raumes bleiben, nur für ein Weilchen.

Sie rieb die tiefe Narbe an ihrer rechten Wade, die seit dem Joggen heute Morgen schmerzte. Aber vielleicht war es gar nicht die körperliche Bewegung, die die Narbe pochen ließ.

Was passiert ist.

Es war so tief in ihr begraben, dass sie mittlerweile nicht einmal mehr daran dachte. Oder kaum. Manchmal, wenn sie besonders gestresst oder übermüdet war, kam es in ihren Träumen wieder hoch. Dann und wann war es plötzlich wieder da, vielleicht durch einen Song aus dieser Zeit oder den Geruch feuchten Herbstlaubs oder wenn ein Kind auf diese besondere Weise kreischte, die Entzücken oder Entsetzen ausdrücken kann. Dann kam alles zurück. Ihre Kehle krampfte sich zusammen, in ihrer Mitte klaffte ein Loch. Es war hundert Jahre her, eine Ewigkeit. Aber nein. Es war erst gestern gewesen.

Sie hatten gespielt damals, draußen auf der Straße. Sie war mit ihren Freunden mit dem Fahrrad durch die Gegend gefahren. Sie war durch die Waldgebiete zwischen den Grundstücken spaziert, dichtes Grün oben, Sonnenkringel und Laub auf dem Boden, und watete im kühlen Wasser sauberer Bäche. Zusammen mit ihren besten Freunden, Tess und Hank, fuhr sie in der Sommerhitze zum Eckladen, um sich ein Eis zu holen, die Zikaden zirpten, und die Hitze stieg in Wellen vom schwarzen Asphalt auf. Ruhige Nachmittage gingen in den Abend über, und das Licht nahm diese orangegoldene Tönung an, die es nur im Sommer gibt. Schmutzig und hungrig kam sie wieder nach Hause, mit blauen Flecken und Kratzern, müde nur deshalb, weil sie den ganzen Tag in Bewegung gewesen waren. Sie waren gerannt und hingefallen, hatten gerangelt, waren geritten und geklettert. Ihr Körper schmerzte und kribbelte vor Müdigkeit, wenn sie ins Bett fiel. Und lag nicht eine Art Glückseligkeit in körperlicher Erschöpfung?

Sie aß am Tisch zusammen mit ihrer Mutter, manchmal, selten, auch mit ihrem Vater, wenn er mal rechtzeitig mit der Arbeit fertigwurde. Im Sommer gab es Burger oder Steak oder gegrillte Hähnchen, dazu frische Maiskolben, grüne Salate, buttrige gebackene Kartoffeln. Tess und Hank blieben oft zum Abendessen. Hanks Eltern hatten beide einen wichtigen Posten in der City, sie waren nie da. Der Vater von Tess war verschwunden, als sie noch ganz klein war, und ihre Mutter arbeitete als Krankenschwester in der Notaufnahme des großen Krankenhauses in der Stadt. Tagsüber war sie häufig zu Hause, aber an den Abenden oder wenn sie Nachtschicht hatte, war Tess oft allein. Manchmal übernachtete Tess bei Rain. Nur Rains Mutter war zu Hause, kochte, putzte, chauffierte sie herum.

Nach dem Essen gingen sie ab und zu noch mal raus, um mit den anderen Kindern aus der Nachbarschaft zu spielen. Fangen spielen mit Taschenlampen. Glühwürmchen in Gläsern. Gejohle hallte durch die Nacht, sie kreischten vor Lachen. Irgendwann begann immer irgendjemand zu weinen. Dann traten die Mütter auf die Veranden, die Hände in die Hüften gestemmt. Zeit reinzugehen. Spielt morgen weiter.

So war Rain aufgewachsen. Die meisten Menschen schienen anzunehmen, dass die Kinder heutzutage etwas verloren hätten, die Freiheit umherzustreifen, unbeobachtet draußen zu spielen. Aber Rain wusste es besser. Die Kinder hatten ihre Freiheit aus gutem Grund verloren. Weil es nicht sicher war, draußen frei herumzustreunen.

Aber damals hatten sie das nicht gewusst. Sie wussten gar nichts.

»Meine Mutter will nicht mehr, dass ich die Abkürzung durch den Wald nehme«, sagte Rain an jenem Tag, sie war damals zwölf. »Sie will, dass wir den langen Weg über die Straße nehmen, wenn wir zu Hank wollen.«

Sie stand am Straßenrand. An dieser Stelle bog ein Fußweg ab, der zwischen zwei Vierteln der Stadt verlief. Der Weg führte über eine Steinbrücke, durch eine Baumgruppe hindurch und kam bei einem Feld heraus. Von dort waren es nur noch fünf Minuten bis zu Hank.

»Die Straße ist aber gefährlicher, oder?«, meinte Tess achselzuckend. »In letzter Zeit ist ziemlich viel Verkehr.«

Das stimmte. Es gab eine Haarnadelkurve mit einem dieser Spiegel, hoch oben an einem Baum angebracht, damit man den Gegenverkehr sehen konnte. Doch oftmals saßen Jugendliche am Steuer. Sie fuhren zu schnell, sahen auf das

Radio oder sahen einander an, überallhin, nur nicht auf die Straße. Im Sommer zuvor war ein Junge angefahren worden, der mit dem Rad unterwegs gewesen war. Es ging ihm wieder gut, er hatte allerdings ein paar Wochen mit einem Gipsbein herumhumpeln müssen. Sie hatten alle ihren Namen draufgeschrieben.

So wie Rain es sah, war es auch keine verbindliche Regel. Ihre Mutter hatte es lediglich beim Frühstück erwähnt.

»Geh nicht in den Wald, ja?«

»Wieso?«

Ihre Mutter schwieg, wie sie es tat, wenn sie eine Frage nicht beantworten wollte, und warf einen Blick auf Rains Vater, der sich hinter seiner Zeitung versteckte.

»Hör einfach auf deine Mutter, Schatz.« Ihr Vater stellte selten Regeln auf oder bekräftigte die ihrer Mutter. Er ermutigte sie eher, die Regeln anzuzweifeln, alles zu hinterfragen, die Grenzen zu verschieben. »Glaub nur die Hälfte von dem, was du siehst«, lautete einer seiner berühmten Sprüche. »Und nichts von dem, was du hörst.«

»Außerdem«, sagte Tess, »würde es ewig dauern.«

Das stimmte. Der Weg außen herum war lang, sie mussten zwei Hügelkuppen erklimmen – eine Viertelstunde extra, wenn nicht mehr. Und es war heiß. Es war erst kurz vor zehn, aber schon brütend heiß. Sie hatten ihre Fahrräder nicht dabei. Tess' Rad hatte einen Platten, und ihre Mutter hatte versprochen, es am Wochenende zu reparieren. Also waren sie zu Fuß. Die Sonne schien hell, und der Bach rauschte. Sie sah die Flügel eines Rotkardinals aufblitzen, hörte seinen Alarmruf. Es war ein Märchenwald, und sie kannten ihn so gut wie die Gärten hinter ihren Häusern.

»Na gut«, sagte Rain und folgte ihrer Freundin auf den Waldweg.

Keine Handys. Das war etwas, worüber Rain heutzutage viel nachdachte. Wenn sie ein Telefon bei sich gehabt hätten, wäre dieser Tag anders verlaufen? Hätte sie ihre Mutter angerufen? Hätten ihre Mütter sie orten lassen, wie man das heute so machte? Vielleicht hätte ihr Handy in dem Moment geklingelt: *Ich hab dir doch gesagt, du sollst nicht in den Wald gehen! Komm sofort nach Hause!*

Aber es gab keine Mobiltelefone, die hätten klingeln können. Bloß zwei zwölfjährige Mädchen, die bald dreizehn werden würden. Keine von beiden war besonders cool. Intelligent, gute Schülerinnen, aber naiv und behütet. Tess hatte Zahnspangen und dicke Brillengläser, das unscheinbare blonde Haar trug sie zu Zöpfen geflochten. Rain hatte ebenfalls Zahnspangen, ihr schwarzes Haar war wild, unzähmbar. Sie hätte im Sportunterricht nicht mal am Seil hochklettern können, wenn ihr Leben davon abgehangen hätte. Sie wusste bereits, dass sie schreiben wollte, so wie ihr Vater. Tess, eine gute Reiterin, auf dem Pferd ebenso sicher im Sattel wie auf dem Fahrrad, war sicher, dass sie Tierärztin werden wollte. Und Hank, zu dem sie unterwegs waren, weil seine Eltern einen Swimmingpool hatten, Hank war ein Außenseiter, der Comics las und Videospiele spielte. Wenn er erwachsen war, wollte er ein Superheld sein. Sie warteten bloß darauf, dass er von einer Spinne gebissen würde oder in ein Fass mit giftigem Schlamm fiel und mit Superheldenkräften wieder auftauchte.

»Was soll denn los sein mit dem Wald?«, fragte Tess. Sie war mager, ungelenk wie ein Fohlen und neigte dazu, öfters hinzufallen. »Seit wann dürfen wir nicht mehr da durch gehen?«

Rain musterte ihre eingerissenen Nagelhäutchen. Sie war sich nicht klar über die Beweggründe ihrer Mutter. »Meine Mom hat's eben gesagt.«

Sie hätten ihn fast nicht gesehen, den großen Mann, der still wie ein Felsblock unten am Bachlauf saß. Vielleicht wären sie über die Brücke gegangen und hätten ihn passiert, ohne ihn zu bemerken – wenn der Hund nicht gewesen wäre.

»Rain?«

Sie fuhr erschreckt hoch, Adrenalin schoss durch ihre Adern. Lily wimmerte und bewegte sich im Schlaf, erbost über die plötzliche Bewegung. Greg stand vor ihr, eine Hand auf ihre Schulter gelegt.

»Bist du eingeschlafen?«, flüsterte er. Er nahm ihr das Kind ab, küsste es sanft auf den Scheitel und legte es in sein Bettchen. Er blieb stehen und schaute Lily an, ihr kleines Wunder.

Rain stellte sich neben ihn, und er drehte sich zu ihr um.

»Es tut mir leid«, sagte er. »Das hätte ich nicht sagen dürfen. Das war ein Tiefschlag.«

Er legte die Arme um sie, und sie standen da und wiegten sich leicht, während die Schildkröten des Nachtlichts über die Wände tanzten.

Da hast recht, hätte sie am liebsten gesagt, tat es aber nicht. *Es geht um das, was passiert ist.* Alles, was sie seit jenem Tag getan hatte, hatte mit dem zu tun, was geschehen war. Wie könnte es nicht?

Sie ließ sich überschwemmen von der Geborgenheit des Zimmers, der Arme ihres Mannes und des gegenwärtigen Moments. Jenen Tag und alles, was seitdem passiert war, drängte sie zurück in den Kasten, wo sie es aufbewahrte, und verschloss ihn fest. Sie stellte sich vor, wie sie den Schlüssel in einen tiefen Brunnen warf.

»Lass dich davon nicht bremsen, Kind«, hatte ihr Vater damals direkt danach gesagt und es seitdem immer wieder in kritischen Momenten wiederholt. »Wenn du zulässt, dass es seine Klauen in dich schlägt, ist es aus. Vergiss das nicht.«

Sie war weggelaufen. So schnell sie konnte. Warum fand sie sich trotzdem immer wieder dort wieder?

»Was immer du vorhast, was immer du brauchst«, flüsterte Greg. »Ich unterstütze dich.«

»Danke«, sagte sie und umarmte ihn fest.

Aber war da nicht ein Teil von ihr, der sich gewünscht hätte, dass er sie aufhielt? Dass er sagte, nein, auf keinen Fall, Lily kommt an erster Stelle, und wir haben schließlich vereinbart, dass einer zu Hause bleibt. Wünschte sie sich nicht irgendwie, er würde sie davon abhalten, den Weg in den Wald einzuschlagen? Schon wieder.

Sie blieben eine Weile stehen, hielten einander umschlungen und betrachteten Lily, beobachtet von dem großen, freundlichen Mond, der von der Decke herabhing. Als Rain aus dem Fenster schaute, entdeckte sie einen Mittelklassewagen, der mit aufgeblendeten Scheinwerfern auf der anderen Straßenseite stand. Der Motor war im Leerlauf, dann fuhr das Auto langsam an. Ihr Herz hämmerte.

Es ist nichts. Da ist niemand, redete sie sich ein. Obwohl ein Teil von ihr wusste, dass das eine Lüge war.

8

Siehst du mich? Weißt du, dass ich es bin?

Er liebt dich, das ist offensichtlich. Ich beobachte, wie du ihn umschlungen hältst, dich im Dämmerlicht des Kinderzimmers hin- und herwiegst. Ich setze mich anders hin und starre auf den Monitor in meiner Hand, dessen bläuliches Licht auf das Armaturenbrett fällt, auf die Fahrertür. Ich freue mich für dich, ob du es nun glaubst oder nicht. Ich hätte nicht gedacht, dass ihr zwei tatsächlich heiraten würdet, und noch weniger, dass ihr zusammenbleiben würdet. Natürlich ist es noch zu früh, um viel sagen zu können. Dennoch, ihr scheint einander zu verstehen. Es ist nicht perfekt – ich habe gehört, wie ihr euch streitet, miteinander vögelt, euch versöhnt und wieder streitet. Aber das ist gesund. Es ist echt. Wenn er dich küsst, schalte ich den Monitor aus.

Ich lasse den Motor an und fahre los.

Weißt du, was mir von jenem Tag noch im Gedächtnis geblieben ist, Lara? Alles. Jede Einzelheit.

Ich erwachte zitternd, weil meine Eltern das Haus so kalt hielten wie einen verdammten Kühlschrank. Sie machten sich nicht mal die Mühe, die Klimaanlage ein bisschen höher zu stellen, wenn sie zur Arbeit gingen. Wie üblich waren beide schon weg, als ich aufstand.

Erinnerst du dich an dieses Gefühl? Dieses Sommer-Gefühl. Du schlägst die Augen auf und hast absolut nichts Wichtiges zu tun. Der Tag erstreckt sich vor dir, voller Muße und schön. Keine Schule, keine Verpflichtungen, in meinem Fall auch keine Aufgaben im Haushalt – hey, dafür war doch der Putzservice da –, nur die glückselige Freiheit eines unbeaufsichtigten Heranwachsenden.

Ihr beide wolltet zu mir kommen, wir wollten im Pool schwimmen. Es würde Pizza geben und Videospiele, und wir würden uns irgendeinen dämlichen Film ansehen. Später würden wir vermutlich mit dem Rad zu dir fahren. Deine Mutter kochte immer ein warmes Essen, und meine Eltern würden wahrscheinlich erst gegen acht nach Hause kommen und Fast-Food-Burger oder Brathähnchen in fettigen weißen Tüten mitbringen – sie liebten eben ihr Junkfood. Wir bekamen auch was davon ab, weißt du noch? Wir aßen erst bei euch und später noch mal bei mir. Dein Vater holte dich ab, damit du nicht im Dunkeln allein mit dem Fahrrad nach Hause fahren musstest. Manchmal hast du auch einfach das Rad stehenlassen und es am nächsten Tag abgeholt.

Ich hatte einen Stapel neuer Comics, die mein Vater am Abend zuvor aus seinem Lieblingsladen in der Stadt mitgebracht hatte. Ich las einen Comic – Batman –, während ich eine Riesenschüssel Schokopops vertilgte und dann die übrig gebliebene Schokomilch austrank. So aßen wir damals. Weißt du noch, wie wir zum Gemischtwarenladen gefahren sind und uns tütenweise ungesundes Zeug – Kaugummi und Schokoriegel, diese Erdnussbutterkekse, Käsebällchen und Kartoffelchips in Pappdosen – gekauft haben? Wir haben uns einfach auf den Bürgersteig gesetzt und alles verputzt. Wenn ich mir die Fotos von damals anschaue, staune ich darüber, wie dünn wir alle waren. Ich nehme an, das ist die Magie der Kindheit. Man kann essen, was man will. Ohne Konsequenzen. Zumindest bekommt man die erst sehr viel später zu spüren.

Ich erinnere mich, wie die Sonne auf dem Pool glitzerte. Im Garten sangen die Vögel. Von der anderen Straßenseite kam das Brummen eines Rasenmähers. Auf dem Tisch lag eine Nachricht von meiner Mutter: *Geh heute mal raus und unternimm etwas. Häng nicht den ganzen Tag vor dem Fernseher rum. Hab dich lieb!*

Später gab sie sich die Schuld. Sie hätte zu Hause sein sollen. Wenn sie zu Hause geblieben wäre – so, wie ich es sehe, gibt es eine Menge Schuld zu verteilen.

Als ich dir letztes Mal geschrieben habe, hast du mir geantwortet, dass du dich an kaum etwas erinnern kannst. Dass du dich nicht erinnern *willst*. Du hast mich aufgefordert, mich von dir fernzuhalten, aus deinem Leben zu verschwinden. Wenn du die Vergangenheit ungeschehen machen könntest, alles anders machen könntest, würdest du es tun, hast du beteuert. Aber das sei unmöglich, also hättest du keine Wahl, als nach vorn zu schauen. Du hast höflich vorgeschlagen, dass ich das auch tue. Damit abschließe und nach vorn schaue.

Für dich ist es so einfach.

Für mich natürlich weniger.

Was, wenn ich nicht losgefahren wäre, um nach Tess und dir Ausschau zu halten? Wenn ich stattdessen deine Mutter angerufen und nach dir gefragt hätte? Dann hätte sie gewusst, dass ihr nicht dort wart, wo ihr sein solltet. Sie hätte nach euch gesucht. Es ist so, wie du glaubst – man kann sich verrückt machen, wenn man ständig alle denkbaren Szenarien durchgeht, sich überlegt, wie alles anders hätte verlaufen können.

Man kann sich in den Wahnsinn treiben damit.

Es duftete nach gemähtem Gras, und der Kies auf der Einfahrt knirschte unter meinen Turnschuhen, als ich das Haus verließ. Mein Mountainbike lag auf dem Rasen, wo ich es am Abend zuvor hatte fallen lassen. »Irgendwann wird noch jemand das Ding klauen«, hatte mein Vater sich beschwert. »Und glaub ja nicht, dass ich dir dann ein neues kaufe.« Doch wie alle verwöhnten Kinder wusste ich, falls das Rad tatsächlich gestohlen werden sollte – was nicht passieren würde –, würde er schimpfen, aber irgendwann würde ich ein neues bekommen. Und nichts wurde je geklaut, nicht in dieser Gegend. Dort hatten alle alles, was sie wollten, und noch mehr. Niemand musste etwas stehlen. Wir haben nicht mal immer die Türen abgeschlossen, und manchmal haben wir auch vergessen, das Garagentor zuzumachen. Wir fühlten uns sicher. Weißt du noch, wie das ist? Weißt du noch, wie es war, sich so sicher zu fühlen, dass man sich nicht einmal vorstellen konnte, sich anders zu fühlen?

Ich hob das Rad aus dem feuchten Gras auf und machte mir nicht mal die Mühe, es abzuwischen. Ich stieg einfach auf und fuhr in Richtung Waldweg. Deine Mutter hatte dir zwar gesagt, dass du nicht mehr die Abkürzung nehmen solltest. Aber ich dachte mir, ihr beide, insbesondere Tess, würdet sicher zu faul sein, um den langen Weg zu nehmen. Die Luft auf meinem Gesicht war heiß und feucht. Dann plötzliche Kühle im Schatten der Bäume, als ich auf dem unbefestigten Weg anlangte. Ein Eichhörnchen huschte vor mir über den Weg. Ich machte einen Schlenker, um es nicht zu überfahren. Mrs Newman stand an ihrem Küchenfenster hinter der Spüle und winkte mir zu. »Hallo, Mrs Newman!«, rief ich.

Da hörte ich etwas, etwas Hohes, Schrilles, was nicht dorthin gehörte, bremste unvermittelt und lauschte. Vogelgesang und der Wind in den Bäumen.

Da hinten.

Ich bin wieder an diesem Ort.

Ich redete mir zwar ein, dass da nichts wäre, und fuhr weiter, aber ich erinnere mich, wie die Härchen auf meinen Armen sich aufstellten. Ich erinnere mich an die plötzliche Stille in mir, den Drang, zu erstarren und zu lauschen. Das ist Instinkt. Das Gehirn nimmt etwas wahr, einen Ton außerhalb der Symphonie des normalen Lebens. Der Weg vor mir war dunkel. Ich glaube, ich blickte sogar zurück auf den Weg hinter mir, die sonnenbeschienene Straße nach Hause.

Wenn ich umgekehrt wäre, was dann? Was wäre dann geschehen?

Daran, wie du dich ausgedrückt hast, merkte ich, dass du viele Stunden Therapie hinter dir hast. Hab ich auch, glaub mir. Jahrelang in Therapie, ein Psychiater nach dem anderen, bis weit ins Erwachsenenalter. Wenn etwas deine Psyche auseinanderreißt, versuchen sie, dich wieder zusammenzuflicken. Die körperlichen Wunden sind verheilt. Sogar die Narben sind verblasst.

Doch was auch damals innerlich zerbrochen ist, es ist immer noch nicht wieder geflickt. Empfindest du das auch so? Ich vermute ja. Ich sehe ihn auch bei dir, Lara. Diesen Blick, den Blick, den ich aus dem Spiegel kenne. Eine Art Leere hinter den Augen, eine seltsame Stumpfheit. Du hast Dinge gesehen, die alles andere, was Leute so tun, bedeutungslos erscheinen lassen.

Hast du auch das Gefühl, es gäbe dich doppelt? Einmal

die, die ihr Leben lebt – arbeitet, Beziehungen hat, zum Supermarkt fährt, kocht, liest. Den Menschen, der du gewesen wärst, wenn es nie passiert wäre. Und dann gibt es noch ein anderes Ich. Die Person, die überlebt hat, aber irgendwie immer noch in dem Albtraum gefangen ist.

Ich weiß nicht. Vielleicht geht es nur mir so.

Ich war noch ein Kind, hast du geschrieben. *Ich hatte entsetzliche Angst und war traumatisiert, und deshalb habe ich so gehandelt, wie ich gehandelt habe. So sehr ich mir auch wünschte, dass alles anders gekommen wäre, ich gebe nicht mir die Schuld daran. Ich schaue nach vorn und versuche, ein gutes, glückliches Leben zu führen. Denn das hätte sie für uns gewollt, meinst du nicht auch?*

Ich verstehe das. Ich höre es. Sie geben einem die Sprache des Überlebens an die Hand. Die Sätze, die man sich selbst vorbeten soll, Worte wie eine Brücke über den bodenlosen Abgrund der Verzweiflung. Ich kenne diese Worte. In meiner Arbeit mit Trauma-Opfern, hauptsächlich Kindern und Jugendlichen, sage ich sie heute zu anderen. Das ist die Arbeit, die der heile, gesunde Teil von mir macht. Ich helfe Kindern, die gelitten haben, sich ein normales Leben zurückzuerobern oder sich ein neues, normales Leben aufzubauen. Es ist eine gute Arbeit. Befriedigend und heilsam.

Also, ich verstehe, was du sagen willst. Und teilweise stimme ich dir sogar zu – unser Leben zu leben, das Leben, das uns gegeben wurde, ist eine Möglichkeit, Tess zu ehren.

Aber nein, ich glaube nicht, dass sie *das für uns gewollt* hätte. Ich meine, überleg doch mal. Ich bin mir ziemlich sicher, wenn sie vor die Wahl gestellt worden wäre, hätte sie *gewollt*, dass einer von uns ihren Platz einnimmt. Ich glaube, sie hätte es vorgezogen, wie wohl jeder es tun würde, die Bruchstücke von diesem Sommervormittag aufzusammeln und zu versuchen, nach einem furchtbaren Ereignis, das sie *überlebt* hat, ein gutes, glückliches Leben zu führen.

Ich glaube, es wäre ihr lieber gewesen, wenn stattdessen einer von uns durch die Hand eines Monsters gestorben wäre. Ich persönlich – und ich weiß, du wirst das verletzend finden – glaube, du hättest es sein sollen.

Er hatte es auf dich abgesehen, Lara. Nicht auf sie. Und wenn ich nicht gewesen wäre, hätte er dich auch gekriegt.

Mach dir nicht die Mühe, mir zu danken. Dafür ist es viel zu spät.

Am Tor gebe ich den Code ein und fahre die lange Zufahrt hinauf. Mein Haus ist leer. Niemand wartet auf mich, niemand hält mich fest, wenn die Geister zu Besuch kommen. Ich bleibe noch eine Weile im Auto sitzen. Ich kann immer noch hören, wie du deiner Tochter etwas vorsummst – war dir überhaupt bewusst, dass du summst? Ich lasse den Klang deiner Stimme meinen Kopf ausfüllen.

9

Rain sah zuerst den Hund, einen Deutschen Schäferhund, der still und steif wie ein Wächter neben dem massigen Mann saß. Es war ein großer Hund, hauptsächlich schwarz, nur an den Beinen, am Bauch und um die Augen herum war sein Fell gelbbraun. Sie hatte den Mann schon einmal gesehen. Irgendwo. Wo bloß? Sie spürte ein unbehagliches Flattern im Bauch.

»Guten Morgen«, sagte er.

Er machte einen durchaus netten Eindruck, ein angedeutetes Lächeln spielte um seine Lippen. Er schob seine dicke schwarze Brille hoch und blieb, wo er war, unten am Bach. Er trug eine schwarze Jacke, zu warm für einen Sommertag. Die langen Haare hatte er locker zum Pferdeschwanz gebunden, sein Bart war lang und dicht. Er war grobschlächtig, stark übergewichtig.

»Guten Morgen«, erwiderte Tess freundlich.

Rain packte Tess bei der Hand und wollte sie weiterziehen. »Wir sind spät dran«, sagte sie.

»Hat deine Mom dir nicht beigebracht, nett zu sein?«, fragte der Mann.

Nein, ihre Mutter hatte ihr nicht beigebracht, nett zu sein, und ihr Vater ebenso wenig.

»Meine *Mom*«, fuhr sie ihn gereizt an, »hat mir beigebracht, nicht im Wald mit fremden Männern zu reden.«

Manchmal bekam sie in der Schule Probleme, weil sie ihre Meinung kundtat, Widerworte gab. »Das hast du von deinem Vater«, sagte ihre Mutter dann, war aber nicht verärgert. Zu Hause bekam sie wegen so was keine Schwierigkeiten. Sie konnte zu ihren Eltern sagen, was sie wollte, freiheraus reden, aussprechen, was sie dachte. Sie durfte wütend werden, sogar herumschreien. Sie durfte traurig oder enttäuscht sein, sie durfte weinen. Ihre Mutter war eine große Verfechterin des Grundsatzes, alles rauszulassen und durchzusprechen. Rains Mutter hatte ihr beigebracht, dass sie nicht immer lieb und nett, still und beherrscht zu sein brauchte, auch wenn die Welt es gern sah, wenn Mädchen so waren. *Steh zu deinen Gefühlen. Sag deine Meinung. Kenne deine Grenzen. Schütze sie.*

Der große Mann starrte sie an. Es hatte ihm missfallen, obwohl sie nicht hätte sagen können, woher sie das wusste, denn seine Miene veränderte sich nicht. Dann stieß er einen leisen Pfiff aus und der große Hund trottete vor, bis er den Weg zu Hank blockierte. Rain zog Tess dichter an sich heran.

Die Bestie stand hechelnd vor ihnen, Beine auseinander, den Kopf gesenkt. Er war nicht groß – er war riesig. Seine Augen waren schwarz, die gelbbraune Brust breit und muskelbepackt.

»Keine Sorge«, sagte der Mann, ohne sich zu rühren. »Er ist freundlich.«

Der Hund zog seine Lefzen zurück und begann zu knurren.

Es war ein heller, goldener Morgen, Sonnenstrahlen fielen durch die duftigen Gardinen, malten das Zimmer aus. Durch das Babyfon konnte man Lily fröhlich krähen hören. Die Fäden des Albtraums hafteten an ihr, zogen sie zurück ins Dunkle.

Rain holte ein paarmal tief Luft, um sich zu beruhigen. Dieser Ort. Dieser Hund. Warum war sie schon wieder dort? Egal, gestrichen. Sie wusste, warum.

Das Bett neben ihr war kalt und leer. Greg hatte ihr einen Zettel hingelegt: *Ich dachte, es ist besser, wenn ihr zwei ausschlaft. Harte Nacht.*

Es war fast neun; nach derzeitigen Maßstäben hatte sie unglaublich lange geschlafen. Und es war wirklich eine harte Nacht gewesen. Lily war zwei Mal aufgewacht und hatte plötzlich und unerklärlicherweise dieses durchdringende Geheul ausgestoßen, das von Babys überall auf der Welt perfektioniert wird, um jede Nervenendung im erschöpften Körper ihrer Mutter zu frittieren. Beim ersten Mal hatte Rain sie in den Schlaf gestillt. Beim zweiten Mal hatte sie Lily gefühlt stundenlang auf dem Flur herumgetragen. Zahnte sie? Vielleicht. Spät in der Nacht (oder war es früh am Morgen) hatten sie und Greg sich geliebt – oder war das nur ein Traum gewesen? Träumten Frauen davon, mit ihren Ehemännern zu schlafen? Vielleicht nicht. Ihr Kopf hämmerte.

»Maamaa«, sang Lily. »Ahhh. Ohhh.«

Sie brauchte eine Stunde, um sich fertigzumachen, ungefähr sechsundfünfzig Minuten länger als normalerweise. Sie duschte, mit Lily in der Babywippe, fand eine Jeans, in die sie sich hineinzwängen konnte, ein Button-down-Hemd, das nicht über den Brüsten aufklaffte, zog sich an und suchte die Kuriertasche heraus, die sie früher überall mit sich herumgetragen hatte. Sie packte die Kamera und das tragbare digitale

Aufnahmegerät ein, ein neues Moleskine-Notizbuch und eine Packung Pilot Tintenroller V5. Fertig. Dann Lily – satt, fertig angezogen, Wickeltasche aufgestockt, Snacks, Spielzeug, in den Kindersitz setzen und festschnallen. Okay.

Als sie auf dem Fahrersitz saß und Lily anschaute, deren rotes Haar im Morgenlicht golden aufleuchtete, fragte sie sich kurz, ob es wirklich klug war, ein Baby mit an einen Tatort zu nehmen. Einen Tatort, den sie und Gillian mithilfe von Henry zu betreten beabsichtigten, ein klarer Hinweis auf ihre Bereitschaft, gegen Regeln zu verstoßen und manchmal auch Gesetze zu brechen.

Aber was sollte sie sonst tun? Sie hatte Lily noch keiner Betreuung anvertraut, obwohl Mitzi es ständig anbot. Sie würde jetzt nicht aus einer Laune heraus damit beginnen. Denn es war eine Laune, oder etwa nicht? Mit einer Story anzufangen, obwohl sie keinen Abnehmer dafür hatte? Sie würde einfach versuchen müssen, alles hinzukriegen. »Wenn der Weg nicht klar vor dir liegt«, hatte ihre Mutter immer gesagt, »bahn dir deinen eigenen.«

Obwohl sie so etwas wohl eher nicht im Sinn gehabt hatte, zugegeben.

Es war ein klarer Tag, wenig Verkehr, sie kam gut voran. Rain kannte die Route. Sie war schon in der Straße gewesen, zu der sie unterwegs war, viel zu oft.

Sie und Gillian hatten zu den Scharen von Reportern gehört, die sich vor dem Haus der Markhams versammelten, nach Laneys Verschwinden und später, nachdem sie gefunden worden war. Brütend heiße Nachmittage und lange Nächte, die Gefühle waren hochgekocht. Sie konnte sich so klar daran erinnern – an das Grauen, die Erschöpfung, die Intensität jedes neuen Informationsbrockens, das allmähliche Entfalten der tragischen Geschichte. Sie hatten es gelebt, waren kaum zu Hause gewesen, hatten im Übertragungswagen gegessen und manchmal auch geschlafen. Ihr eigenes Leben, insbesondere auch Greg, hatte sie sträflich vernachlässigt.

Heute herrschte kein Gedränge, als sie am Haus ankam. Es wirkte verlassen, und die Straße war ruhig. Der überwucherte und vernachlässigte Vorgarten war mit schwarz-gelbem Band abgesperrt. In der Einfahrt stand ein leerer Streifenwagen, und ein dunkler Mittelklassewagen blockierte den Zugang von der Straße aus. Die Botschaft war klar: Wegbleiben!

In der Nachbarschaft wimmelte es von Halloween-Dekorationen – in einem ganz anderen Stil als in Rains Straße. Hier waren die Rasenflächen in Friedhöfe verwandelt, Skelette hingen von den Bäumen. Als Rain die Straße entlangfuhr, sah sie einen grimmigen Gevatter Tod Wache bei einem schiefen Briefkasten halten, und eine aufblasbare Riesenspinne füllte den kleinen Vorgarten des Hauses daneben aus.

Als Rain ein Stück weiter parkte, spürte sie ein Kribbeln im Magen. Ein seltsames Déjà-vu, als hätte sich die Szene schon einmal abgespielt, ein eigenartiges Gefühl von Unbehagen. Sie ging um das Auto herum, holte Lily aus dem Kindersitz und band sie ins Tragetuch.

Die Wickeltasche über eine Schulter gehängt, die Arbeitstasche über die andere, ging sie zu dem vertrauten weißen Kleinbus. Gillian und der langjährige Fahrer der beiden, Josh, saßen im Führerhaus, über etwas gebeugt, das Rain nicht sehen konnte. Gillian redete, Josh nickte. Sie blickten auf, als Rain näher kam, beide winkten.

Gillian stieg aus, gertenschlank und elegant in einem weißen Bleistiftrock und blauer Seidenbluse, High Heels. Sie warf ihre honigblonde Mähne zurück, betrachtete sich im Seitenspiegel und beugte sich vor, um ihre Haut zu inspizieren. Gillian vor dem Mikrofon, Rain hinter den Kulissen. So war es immer gewesen, und beiden gefiel es so.

»Oh, wow«, bemerkte Gillian, als ihr Blick auf Lily fiel. »Du hast sie mitgebracht.«

Rain zuckte mit den Schultern und sah Lily an, die zu den wirbelnden, herabfallenden Blättern hochblickte und darauf deutete. »Ich habe keine Kinderbetreuung.«

»Klar«, meinte Gillian und bedachte sie mit einem ernsten, nachdenklichen Stirnrunzeln. »Sicher.«

Wie um alles in der Welt sollte das gehen? Sie hatte es wirklich nicht richtig durchdacht.

Doch Gillian stieß bereits gurrende Laute aus und hob Lily, die erwartungsvoll mit den Beinchen strampelte, aus dem Tragetuch. Und Rain begrüßte Josh, einen hochgewachsenen Mann mit vorzeitig weiß gewordenem Vollbart und blitzenden blauen Augen. Verblichene Jeans, Flanellhemd – raubeinig wie eh und je.

»Ich hatte schon so ein Gefühl, dass deine Babypause nicht so lange dauern würde.«

Warum sagten das bloß alle ständig? Er zog sie ungestüm in die Arme, und dankbar erwiderte sie die Umarmung. Das gehörte zu den Dingen, die ihr am meisten fehlten, seit sie nicht mehr berufstätig war – ihre Freunde.

»Ich bin nicht wieder dabei«, erklärte sie. »Ich bin nur so mitgekommen.«

»Oh, klar.«

»Also, wie wollen wir vorgehen?«, fragte Gillian, die Lily

auf ihrer schlanken Hüfte trug. Sie und Rain sahen sich an – beiden war der gleiche Gedanke gekommen –, dann schauten sie zu Josh.

Er hob die Augenbrauen. Ende vierzig, dreifacher Vater, ein Mann, an den man sich in jeder Krise wenden würde, stets hellwach, immer am Steuer und vor allen anderen abfahrbereit.

»Spielzeug, Bücher, Snacks?«, fragte er mit einem Blick auf das Baby. Rain übergab ihm die Wickeltasche, und er hängte sie sich lässig über die Schulter.

»Na schön, Miss Lily«, sagte er. »Dann wollen wir mal.«

Und Lily, als das freundliche kleine Wesen, das sie war, ließ sich natürlich bereitwillig zu ihrem neuen Freund hinüberreichen und griff ihm in den Bart. Fest.

»Das machen sie immer«, bemerkte Josh, verzog schmerzlich das Gesicht und trug sie ins Auto.

Gil duckte sich unter dem Absperrband hindurch, Rain folgte ihr. Sie gingen rasch und zielstrebig, als gehörten sie hierher. Das war entscheidend, immer den Eindruck zu erwecken, als kenne man sich aus – selbst, wenn man im Grunde einen Einbruch beging. Brave Mädchen bekommen keine Antworten.

Gillian klopfte an die Tür, um sicherzustellen, dass niemand mehr im Haus war. Und so war es, genau wie Henry versprochen hatte.

»Die Spurensicherung ist durch«, hatte er gesagt. »Laut meiner Quelle ist das FBI seit heute Morgen weg. Sie werden heute Abend einen Streifenwagen dort stehen haben, nur um eventuelle Gaffer fernzuhalten. Mein Kontakt kann die Seitentür für euch offen lassen.«

»Danke, Henry.«

»Lasst euch nicht erwischen«, warnte er. »Und wenn's doch passiert, lass mich aus dem Spiel.«

»Schon klar.«

»Wonach suchst du denn? Weißt du das überhaupt?«

»Ich werde es wissen, wenn ich es sehe.«

Gillian und Rain gingen ums Haus herum. Rain in ihren Jeans und Turnschuhen war schneller als Gillian auf ihren hohen Absätzen. Gillian war immer angezogen, als müsse sie gleich vor die Kamera treten. Rain hingegen wäre überall im Schlafanzug hingegangen, wenn das gesellschaftlich akzeptabel gewesen wäre.

»Hier in diesem Haus beginnt der zweite Teil unserer Geschichte.« Rain sprach in das tragbare digitale Aufnahmegerät. Sie standen vor einer farbbespritzten Tür mit wackeligem Knauf, in die eine kleine, schmutzige Glasscheibe eingelassen war.

»In den frühen Morgenstunden des 2. Oktober brach ein unbekannter Täter in das Haus Pine Drive 238 ein und tötete Steve Markham.«

Rain spürte ihr Herz rasen und fragte sich, ob der Täter wohl auf diesem Weg ins Haus gelangt war. Sie öffneten die Tür und fanden sich in einer muffigen Garage wieder, in der ein silberfarbener Mercedes Benz stand. Sie schoben sich an aufgestapelten Kartons und einer summenden Heizungsanlage vorbei.

»Nachdem er von der Anklage freigesprochen worden war, seine Frau ermordet zu haben, hielten wir die Geschichte für abgeschlossen«, sagte Gillian. So arbeiteten sie immer: Sie recherchierten gemeinsam, nahmen Fotos auf, machten sich Notizen, sprachen kurze Sätze ins Aufnahmegerät. Später würde Rain den Beitrag schreiben und die einzelnen Elemente zu einem Haupttext zusammenfügen, und Gillian würde die Moderation übernehmen.

»Ich denke, jemand wollte das Ende der Geschichte umschreiben«, sagte Rain.

Die Tür, die das Wohnhaus mit der Garage verband, war unverschlossen. Sie stießen sie auf und traten in eine kleine Waschküche. Ein starker Geruch hing in der Luft – Schimmel, Müll und noch etwas anderes, chemisches, das Rains Nase reizte.

Sie hatte bereits die Kamera hervorgeholt, steckte das Aufnahmegerät in die Tasche und begann, Fotos zu machen.

Es war ein kleines Haus, geschmackvoll eingerichtet mit preisgünstigen Möbeln von Target – in dieser hübschen Shabby-Chic-Optik, die gerade so angesagt war. Laney Markham war ein nettes Mädchen gewesen, und ihr Haus spiegelte das wider – ein alter Teddybär auf dem Sofa, Fotos von ihrer Familie, auf dem Esstisch eine hübsche Sammlung von Muscheln und Kerzen, schönes, aufgereihtes Geschirr. Sie waren immer bestrebt, Laney in ihrer Berichterstattung an vorderste Stelle zu setzen, denn sie wollten nicht, dass ihr Leben von der Art ihres Todes oder dem Mann, der sie ermordet hatte, überschattet wurde.

Gillian nahm Rain die Kamera ab. Rain kritzelte etwas in ihr Notizbuch. Ihre Zusammenarbeit lief reibungslos und ohne viele Worte. Für den Beitrag – wenn er denn ausgestrahlt werden sollte – würden sie keine Bilder brauchen, aber es half Rain beim Schreiben.

»Hier.« Rain ging ins Wohnzimmer. »Henry sagt, dass er hier drin getötet wurde.«

Sollte die Luft nicht eigentlich elektrisch aufgeladen sein? Es sollte irgendeine Energie zu spüren sein, die ihre Haut zum Kribbeln brachte. Aber es war nur ein ruhiges Wohnzimmer; offensichtlich waren einige Möbel entfernt worden. Der einzige Hinweis darauf, dass hier jemand gestorben war, waren Blutspritzer auf dem Teppich. Sie waren mit schwarzem Tape umrandet worden, ein klobiger geometrischer Umriss um organische Flecken, wie eine makabre Kunstinstallation.

»Was tun wir eigentlich hier?«, fragte Gillian. Sie war plötzlich blass geworden. Es sah ihr gar nicht ähnlich, zimperlich zu werden. Dafür hatten sie beide zu viel gesehen. Die Gräueltaten, die Menschen verüben. Sie kannten sich zu gut damit aus.

»Wir dokumentieren«, sagte Rain. »Wie wir es immer machen.«

»Und wofür?«

»Für den Rest der Story.«

»Steigst du wieder ein?«, fragte Gillian. Sie hatte sich die Kamera an dem Riemen um den Hals gehängt. »Andrew hätte gern, dass du zurückkommst, das weißt du.«

Andrew Thompson, Leiter des Morgenmagazins des National News Radios, ein bebrillter, grau melierter heißer Typ, ebenso ehrgeizig wie brillant. Rain hatte wahnsinnig gern mit ihm zusammengearbeitet, obwohl er eine echte Nervensäge war – ein anspruchsvoller Redakteur, gnadenloser Faktenprüfer, stahlharter Perfektionist.

Er hatte versucht, ihr die Kündigung auszureden, und fragte gelegentlich per E-Mail nach, wie ihr das Leben als Hausfrau und Mutter denn so gefalle. Sie konnte ihren Job jederzeit zurückbekommen, das wusste sie.

»Ich hätte auch gern, dass du zurückkommst«, fügte Gillian hinzu.

Bevor Rain etwas entgegnen konnte, piepste Gillians Handy. Sie warf einen Blick auf das Display, sah Rain an und runzelte die Stirn.

»Es kommt jemand. Wir müssen gehen.«

Rain sah aus dem Fenster. Hinter dem Nachrichten-Van bremste gerade ein schwarzer Mittelklassewagen ab. Gillian eilte zur Tür, doch Rain griff sich die Kamera und schaute sich noch einmal um – ein rascher Rundgang durch die Schlafzimmer, die Küche. Sie machte weitere Schnappschüsse.

Wonach suchte sie eigentlich?

Sie würden das Feature hier beginnen lassen, in diesem Haus, am Tag danach. Danach ein Rückgriff auf frühere Ereignisse. Sie hatte es bereits im Kopf – das Tempo, die Ausläufer, die in die Vergangenheit zurückreichten, die großen Fragen im Zentrum. Sie machte ein Foto von den Blutspritzern.

Gerade wollte sie Gillian folgen, als sie es entdeckte, aus dem Augenwinkel heraus. Ein rotes Glitzern beim Fenster, unter dem Vorhang.

»Gehen wir«, rief Gillian aus der Waschküche. »Sonst werden wir noch festgenommen – schon wieder.«

Sie durften auf keinen Fall verhaftet werden, nicht, wenn sie Lily dabeihatte. Greg würde sie umbringen.

Sie zog den Vorhang zurück. Dort, verfangen in der Teppichunterlage, lag ein leuchtend rotes Kristallherz, ungefähr so groß wie ein Vierteldollar. Das Blut rauschte ihr in den Ohren, das Zimmer schwankte leicht. Nein. Das war nicht möglich.

»Rain!«

Sie griff nach dem Herz und steckte es in die Tasche, dann lief sie zu Gillian.

»Was hast du dir da angesehen?«, fragte Gillian, als sie in den Garten traten. »Du bist ja kreidebleich. Was ist los?«

»Nichts. Ich dachte bloß ... nichts.«

»Hey.« Gillian blieb stehen, und ihre leuchtend blauen Augen richteten sich auf Rain wie der Lichtstrahl einer Schreibtischlampe beim Verhör eines Beschuldigten. »Was ist los?«, wiederholte sie.

»Ich ... ich weiß es nicht genau.«

Die zarten Fältchen um Gillians Augen herum vertieften sich, und sie runzelte besorgt die Stirn.

»Rain, was verschweigst du mir?«

Aber dann piepste ihr Handy erneut, und sie zog Rain auf die Straße. Der schwarze Wagen, der langsam die Straße entlanggefahren war, beschleunigte und bog um die Ecke.

»Sorry«, sagte Josh, als sie zu ihm traten. »War wohl falscher Alarm.«

»Schon gut«, meinte Gillian. »War sowieso nicht viel zu sehen.«

Es gab Dinge, die niemand von ihr wusste. Gillian nicht, Greg nicht. Nicht einmal ihr Vater. Tatsächlich gab es nur einen Menschen, der sie ganz und gar kannte. Dieses geheime Ich, diese Fremde in ihr, verbarg das Kristallherz in der geschlossenen Faust und umklammerte es so fest, dass es wehtat.

10

Hat deine Mom dir nicht beigebracht, nett zu sein?«

»Meine *Mom* hat mir beigebracht, nicht im Wald mit fremden Männern zu reden«, sagte sie.

Sie hatte keine Angst, noch nicht. Aber Tess schon, sie griff nach Rains Arm. Die damals noch Lara hieß, Laraine Winter. Laraine war ein Name, den ihr Vater sich ausgedacht hatte, zusammengesetzt aus Lawrence und Lorraine, seinen Eltern. Er bestand immer darauf, dass es LAH-raine ausgesprochen wurde, nicht LOR-raine, und es war ein ständiges Ärgernis für ihn, dass die Leute sich nicht daran hielten. Er war erbost, als sie anfing, sich Lara zu nennen.

»Das ist gewöhnlich«, hatte er naserümpfend gesagt.

»Das ist genau der Punkt«, konterte sie. »Ich will so sein wie alle anderen.«

Der Name war nicht exotisch oder cool, wie er sich das vorstellte. Es war nur – peinlich. Sie hasste diesen Namen. Aber ihr Vater ließ sich nicht gern reinreden.

Ihre Mutter hatte ein Machtwort gesprochen. »Lass sie sich nennen, wie sie will«, sagte sie. »Es geht nicht immer bloß um dich.«

»Lara«, flüsterte Tess und drängte sich an sie.

Der Hund versperrte ihnen den Weg, sodass sie die Brücke

nicht überqueren konnten. Er hechelte, ein dünner Speichelfaden tropfte ihm von den Lefzen. Rain verspürte den ersten Anflug von Angst, einen tiefen, primitiven Drang, nach Hause zu rennen.

»Rufen Sie Ihren Hund zurück«, sagte sie.

Tess gab einen schwachen Laut von sich. Die drei Freunde witzelten immer, dass Tess Ferkel war und Lara Tigger. Und Hank war natürlich I-Aah, manchmal auch Winnie Puh. Bei einer anderen Gelegenheit hätte sie über das Geräusch gelacht, das Tess machte. Nur dass es überhaupt nicht komisch war.

»Er tut euch nichts«, sagte der Mann.

Er war widerlich. Massig und ungepflegt, ganz in Schwarz, mit einem buschigen, ungekämmten Bart und dicker Hornbrille. Mit Mühe hievte er sich aus der Hocke hoch. Er war riesig, bestimmt über eins achtzig.

»Rufen Sie ihn zurück«, wiederholte sie, und diesmal machte sie ihre Stimme tiefer und lauter, so wie ihre Mutter es ihr beigebracht hatte. »Sag nein so, wie du es auch meinst«, hatte ihre Mutter gesagt. »Es gibt einen Typ Mann, der versteht keinen anderen Ton. Ein Nein sollte nicht um Erlaubnis bitten, überhaupt auf der Welt zu sein. Es steht kein Fragezeichen dahinter.«

Aber der Mann lachte nur. Es war fast ein Kichern, fast kindisch. Sie und Tess hatten sich eingehakt und gingen ganz langsam rückwärts, den Blick auf den Hund gerichtet. Als sie sich entfernten, fletschte er die Zähne, und ein tiefes Grollen drang aus seiner Brust. Tess fing an zu weinen.

»Tess, lauf auf keinen Fall weg«, flüsterte Rain. »Was immer du auch tust, lauf nicht weg.«

»Oh«, sagte Tess, ein einziger Ton, der pure Angst verriet. »Oh.«

»Ihr bleibt besser stehen«, sagte der Mann.

Mühsam kraxelte er die Böschung hoch. Er wäre nie in der Lage gewesen, eine von ihnen zu fangen, so viel war klar. Deshalb hatte er den Hund. Tess drängte sich an Rain, und Rain hielt sie ganz fest. Ihr Herz flatterte wie ein Vogel im Käfig ihrer Brust, ihr Hals war trocken wie Sandpapier. Schmerzlich wurde ihr bewusst, wie klein sie war, wie isoliert sie waren. Sie hielt nach Hilfe Ausschau. Aber sie waren allein.

Der schwarze Hund kam näher. Rain spürte, wie Tess ihren Griff löste, ihren Arm wegzog. Sie versuchte, die Freundin festzuhalten, aber Tess war von blankem Entsetzen erfüllt. Flucht. Das war es, was Rain in ihrem Gesicht sah, die Panik von jemandem, der gleich fliehen wird.

»Los, Wolf.« Ein strenger Kommandoton.

Als der Hund sich in Bewegung setzte, riss Tess sich los und rannte weg. Rain versuchte vergebens, sie zu packen. Der Hund flog an Rain vorbei, ein schwarzer Schatten. Der Mann blieb am Rand der Brücke stehen, unbewegt und mit ausdrucksloser Miene. Er atmete keuchend, ein grässliches Pfeifen.

Was dann geschah, war in Rains Erinnerung nur eine Abfolge von hässlichen Geräuschen und Bildern. Tess' Schreie, als der Hund sich in ihrer Wade verbiss und sie zu Boden riss. Rain rannte zu ihr hin. Fell und Fleisch unter ihren Händen, als sie versuchte, den Hund von Tess herunterzuziehen, sie schlug auf das weiche Fell ein, spürte die Muskeln unter ihren Fäusten. Ein Aufjaulen, ein Laut, der fast ein Brüllen war, dann Zähne, die sich in ihrem Arm verbissen, in ihrem Bein, ein schreckliches Zerreißen der Haut.

Tess krabbelte weg, eine Blutspur hinter sich. Ihre eigenen Schreie. Dann ein Griff an ihrer Schulter, Fingerspitzen so hart wie Stein. Rain wurde zu Boden geschlagen und blickte hoch in dieses Gesicht, käseweiß über dem Bart, Augen glitzernd vor Entzücken. Als er den Arm hob, sah es fast so aus, als wollte er sich an der Schulter kratzen. Aber die Faust, die auf sie zuschoss, traf ihren Kiefer mit solcher Wucht, dass er zerschmetterte und sie bewusstlos wurde.

Rain holte tief Luft und kehrte in die Gegenwart zurück – ihr Schlafzimmer, Gregs tiefe Atemzüge. Sie schmiegte sich an ihren Mann, und er umarmte sie, ohne aufzuwachen. Sie hielt ihn fest, glich ihren Atem dem seinen an.

Ich bin nicht dieses Mädchen. Ich bin nicht an diesem Ort. Es liegt hinter mir, ist Teil meiner Vergangenheit. Ich habe es überlebt.

Drei Uhr morgens: die Stunde der Alchemie. Nicht mitten in der Nacht, wo der Schlaf sie vielleicht wieder einhüllen würde wie ein Mantel, wo Licht und Energie des Morgens noch fern waren, zu weit weg, um einen in den nächsten Tag zu ziehen. Um diese Zeit, um drei Uhr nachts, vermischten sich ihre besten Ideen und ihre schlimmsten Ängste, Sorgen und Zweifel, eine giftige Prise Sandmännchen-Traumstaub und Gewisper und schlimme Fantasien. Henrys Worte – *wie noch jemand, den wir kennen* – krochen ihr wie ein Ohrwurm durchs Gehirn.

Eugene Kreskey war nie weit entfernt, obwohl er tot war, obwohl sie ihn tief begraben hatte. Er war immer da.

Sie griff zum Babyfon, schaltete den Bildschirm ein und schaute Lily an, die friedlich schlummerte, sicher und so unendlich geliebt. Ihr Herzschlag verlangsamte sich. So viel Therapie, so viel Gerede. Es war ihr Vater gewesen, der vorschlug, dass sie diesen Tag in einem Kasten verschloss, den Schlüssel umdrehte und nie, niemals den Deckel öffnete.

»Mein Vater, den du nie kennengelernt hast, war ein Trinker«, hatte er eines Abends zu ihr gesagt. Es war Monate später. Ihre Noten waren schlechter geworden, und sie wachte jede Nacht voller Entsetzen auf. Jeden Tag bekam sie Wutausbrüche wegen nichts. Es war nicht nur der Tag im Wald, dieser entsetzliche Tag im Wald. Es waren nicht nur ihre Verletzungen – ihr Kiefer knackte, selbst nachdem er verheilt war, von den Hundebissen waren Narben an ihrem Bein zurückgeblieben. Was sie quälte, war der Verlust von allem – Tess, Hank, dem Mädchen, das sie selbst gewesen war. Sie wusste nicht, wie sie sich wieder in die Welt einfügen sollte.

»Wenn er getrunken hatte, war er ein anderer Mensch«, fuhr ihr Vater fort. »Er hat mir Verletzungen beigebracht ... ziemlich schlimme.«

Er machte etwas, das er immer tat: Er umfasste den Unterarm mit den langen Fingern der anderen Hand und rieb ihn. An jenem Abend war ihr eine Narbe aufgefallen, eine tiefe Narbe am Handgelenk.

Die Vorstellung, dass jemand ihrem Vater etwas antun könnte, erschien Rain unbegreiflich. Wie konnte man dem Mond oben im Himmel wehtun? Dass er einmal ein kleiner Junge gewesen war, verletzlich, schien ihr eine Lüge zu sein, so wie die Geschichten, die er sich für sie ausdachte, Geschichten über Jungs und Mädchen, die Raketenrucksäcke bauten, mit denen sie zum Saturn flogen, in den Wäldern Drachen jagten oder auf Delfinen in eine geheime Welt unter dem Meer ritten.

»Ich könnte an diese Zeiten denken, daran, wer er war und

was er getan hat, und zulassen, dass mich das ausmacht«, sagte er. »Aber das tue ich nicht. Ich verschließe diese Erinnerungen tief in mir, wo sie mir nicht wehtun können.«

»Wie denn?«

»Wenn die Erinnerungen kommen, stell dir vor, dass sie auf Papier geschrieben sind. Dann faltest du dieses Papier und schließt es in einem Kasten ein. Dreh den Schlüssel um und wirf ihn in einen tiefen Brunnen.«

Sie versuchte, das in ihrer Vorstellung zu tun. Fühlte sie sich besser? Vielleicht ein wenig.

Sie hatte die Eltern ihres Vaters nie kennengelernt, beide waren vor ihrer Geburt gestorben. Es gab ein paar körnige Schwarz-Weiß-Bilder, ein Hochzeitsfoto. Sie wirkten dünnlippig und streng.

»Hasst du ihn?«

Nach diesem Tag im Wald hatte Rain so unglaublich viel Hass im Herzen. Der Hass war ein Ungeheuer, das sie nur mit Müh und Not in ihrem Kopf einsperren konnte, es tobte und warf mit Dingen um sich. Sie wusste nicht, wie sie leben sollte mit so viel Wut in sich. Es war, als würde ein schwarzer Nebel über ihrem Leben hängen. Alles, was früher schön oder lustig gewesen war oder Spaß gemacht hatte, war nur noch Asche. Was wäre wohl aus ihr geworden, wenn ihre Eltern ihr nicht die Hilfe besorgt hätten, die sie brauchte? Sie wusste es nicht, sie wollte es nicht wissen.

Ihr Vater nahm die Brille ab, diese ewigen runden Gläser. »Ich habe ihn gehasst – damals. Aber jetzt begreife ich, wie es ist, Dämonen zu haben. Zuzulassen, dass sie einen beherrschen. Ich habe ihm vergeben.«

Er schaute sie etwas unsicher an, als fürchtete er, zu viel gesagt zu haben. Es war schon spät. Sie war aus einem Albtraum erwacht, und er war ebenfalls wach geworden und hatte ihr eine heiße Milch gemacht. Jetzt saßen sie zusammen auf der Veranda und blickten in den Sternenhimmel.

»Ich kann ihm nicht vergeben«, sagte sie. »Das werde ich nicht.«

»Nein«, sagte er ernst. »Das ist etwas anderes. Ich werde Eugene Kreskey auch nie vergeben. Wie könnten wir?«

Er nahm ihre Hand und umschloss sie mit seiner großen, starken Hand.

»Hör mal«, sagte er. »Sehen wir's mal ganz praktisch. Wenn die Erinnerungen kommen, sag dir Folgendes: ›Ich bin nicht dieses Mädchen. Ich bin nicht an diesem Ort. Es liegt hinter mir, ist Teil meiner Vergangenheit. Ich habe es überlebt, weil ich stark bin.‹«

Aber das stimmte nicht. Sie hatte überlebt, weil sie schwach gewesen war. Sie hatte versucht, ihrer Therapeutin und ihren Eltern das zu erklären. Niemand schien es zu begreifen. *Du warst ein Kind, Lara. Was hättest du schon tun können?* Sie konnte sich mindestens tausend Szenarien vorstellen, in denen alles anders gekommen wäre. Trotzdem, das Mantra funktionierte. Immer schaffte sie es damit, sich einen Ruck zu geben, sich aus dem Sumpf ihrer Erinnerungen zu ziehen. Vermutlich war der alte Mann doch kein totaler Versager als Vater. Vielleicht ging sie zu hart mit ihm ins Gericht.

Rain gab den Versuch auf, wieder einzuschlafen. Wer brauchte schon Schlaf, wenn es Kaffee gab?

Sie löste sich aus der Wärme der Arme ihres Mannes und stand auf. Sie sah nach Lily, dann ging sie in das Zimmer, das sie und Greg als Arbeitszimmer benutzten, setzte sich an ihren Schreibtisch und checkte ihre Mails. Nichts von Henry. Sie schickte ihm eine Mail, da sie wusste, dass er unter chronischer Schlaflosigkeit litt und sich eindeutig nicht über Nachrichten um drei Uhr morgens beschweren würde. Nur die Betreffzeile: *Hast du mich vergessen?*

Sie zögerte, bevor sie sich ins Kaninchenloch der sozialen Medien stürzte. Wollte sie wirklich den Browser öffnen und sich in den Strudel des Lebens der anderen ziehen lassen – all die schönen Lügen, Halbwahrheiten, organisierte Momente, Draufgängertum, Geprahle unter dem Deckmantel falscher Bescheidenheit? War sie je mit intaktem Selbstwertgefühl aus einem Streifzug durch die sozialen Medien zurückgekehrt? Nein.

Aber sie tat es trotzdem, watete durch das Leben alter Schulfreunde, von denen sie, gäbe es die sozialen Medien nicht, nie wieder etwas gehört hätte. Sichtete die Posts von Kolleginnen und Kollegen, die offenbar beruflich mehr erreicht hatten als sie (viel, viel mehr), von früheren Redakteuren, die sie nie wirklich gemocht hatte, entfernten Cousinen, die sie seit mehr als zehn Jahren nicht gesehen hatte. Ein Zug gefilterter Bilder – eine Reise nach Venedig, Rezepte für den Dienstagabend, hübsche, auf dem Herd köchelnde Töpfe, perfekt eingerichtete Räume, Fotos von Kindern, die allen möglichen Unfug angerichtet hatten.

Ihr eigenes Foto einer ganz mit Süßkartoffelbrei bekleckerten Lily hatte ihr 250 erhobene Daumen, Herzen und lachende Emojis eingebracht. Es war geradezu erbärmlich, wie sehr sie sich darüber freute. Sie scrollte die Kommentarspalte hinunter. Ein Kurzkommentar einer alten Freundin, der Journalistin Sarah Wright: *Was für ein süßer Fratz! Muttersein ist der wichtigste Beruf der Welt!* Dazu das herzäugige Emoji. Rain ging auf Sarahs Profilseite.

> *Fühle mich geehrt und bin überwältigt, dass meine Reportage »Opioide: Sucht auf Rezept« für den Pulitzerpreis für Journalismus nominiert wurde. Träume ich?*

Rain wusste selbstverständlich bereits von der Nominierung. Es war überall zu lesen. Und Sarah hatte es verdient. Sie hatte seit Jahrzehnten hart dafür gearbeitet. Wie war es möglich, sich für jemanden zu freuen – denn Sarah war ein großartiger Mensch und eine herausragende Journalistin, und ihre Reportage-Reihe war schlicht brillant – und gleichzeitig klaftertief in Verzweiflung zu versinken? Sarahs Kinder waren mehr oder weniger von Kinderfrauen und Sarahs Mutter großgezogen worden. Sarah selbst hatte mit tiefem Bedauern darüber gesprochen, und sie hatte nie darüber geschrieben. Laut Gillian, die alles über jeden wusste, war Sarahs Tochter gerade aus Princeton rausgeflogen und wohnte in Sarahs Keller. Und ihr Sohn sprach nicht mehr mit ihr.

»Frauen entscheiden sich«, sagte die alleinstehende, kinderlose Gillian, »und das freiwillig. Das müssen wir. Willst du den Pulitzerpreis? Oder willst du, dass deine Kinder glücklich sind? Männer brauchen solche Entscheidungen nicht zu treffen. Es ruhen nicht so viele kritische Blicke auf ihnen.«

Rain musste beschämt zugeben, dass sie beides wollte. Warum konnte sie nicht beides haben? Gab man sich vielleicht einfach nur geschlagen, wenn man dachte, man könne nicht alles tun oder haben?

Doch sie war nicht ins Internet gegangen, um ihre tägliche – oder nächtliche – existenzielle Krise heraufzubeschwören.

Sie klickte auf Gillians Twitter-Feed.

Warum gibt es nicht mehr Informationen über den Mord an Steve Markham?, hatte sie getwittert. *Das FBI schweigt. Was ist da los?*

Das hatte ihr fast tausend Likes und noch mehr Retweets eingebracht.

In der Tat, dachte Rain. *Was ist da los?*

Sie ging auf die Suche, überflog alte Zeitungsartikel über Markham, die sie schon tausendmal gelesen hatte. Alte Nachrichten über die Ermittlungen, den Prozess, seinen Freispruch, seinen Buchvertrag, Medienauftritte. Geplauder im Internet – Frauen, die in ihn verliebt waren, Feministinnen, die die Ungerechtigkeit seines Freispruchs beklagten, Porträts in den Crime-Blogs und auf diesen Seiten, die Mord und Mördern gewidmet waren. Dann die wenig aussagekräftigen Berichte über die Entdeckung der Leiche. Nichts Neues, keine Fäden, die man aufgreifen konnte. Wie Greg gesagt hatte, das traurige Ende einer ungerechten Geschichte. Es sei denn ...

Ihre Finger schwebten über der Tastatur, dann gab sie einen Namen in die Suchmaske ein. Sie klickte den ersten Treffer an.

Der Boston-Boogeyman, Wayne Garret Smith, Jugendberater, in seiner Gemeinde geliebt, weil er sich für unterprivilegierte Jungen einsetzte. Fast zwanzig Jahre lang leitete er im örtlichen Freizeitzentrum ein außerschulisches Sportangebot. Smith erhielt Preise und Fördermittel und wurde in der Lokalpresse für seine unermüdliche Arbeit mit Jugendlichen gelobt, die so waren wie er damals. Mit zehn Jahren verwaist, wuchs er in der Obhut des Jugendamts auf, wurde nie adoptiert und mit achtzehn aus dem System entlassen. Er ging zur Armee, besuchte das College, heiratete, bekam zwei Töchter. Es war eine amerikanische Erfolgsgeschichte: ein Mann, der es trotz schwieriger Anfänge und Misshandlungen in der Kindheit geschafft hatte und jungen Menschen half.

Rain scrollte Zeitungsartikel durch, Bilder vom Prozess, Fotos der drei Jungen, die innerhalb von fünf Jahren im Bereich Boston verschwanden. (Es wurde vermutet, dass es weit mehr waren, doch ihre Leichen wurden nie gefunden. Smith hatte Zugang zu Jungen – in seinem Zentrum konnten Jugendliche, die von zu Hause weggelaufen waren, Unterkunft für eine Nacht, eine warme Mahlzeit, Kleidung oder eine Dusche bekommen.)

Als die Polizei Smith verhaftete, lagen schwerwiegende Verdachtsgründe gegen ihn vor. Der Fall schien klar: Es gab Beweismittel in Form von Trophäen – eine Spiderman-Armbanduhr, ein abgegriffener alter Teddybär –, ganz zu schweigen von den drastischen Fotos, die Smith selbst gemacht hatte. Aber Smith brachte vor, seine Bürgerrechte seien verletzt worden – alle Geständnisse, die er gemacht habe, seien erzwungen worden, er sei ein Opfer von Polizeigewalt, der Beamte, der ihn festgenommen habe, habe es versäumt, ihn über seine Rechte zu belehren. Die Beweise seien ihm untergeschoben worden.

Er nahm sich einen hochkarätigen Anwalt, dem es in einem sich lange hinziehenden Prozess gelang, genügend Zweifel an seiner Schuld zu wecken, um einen Freispruch zu erwirken. Damit wurde die Gerechtigkeit dermaßen mit Füßen getreten, dass der Fall Polizisten, Gerichtsreporter und Anklagevertreter gleichermaßen verfolgte.

Ein Jahr später wurde Smiths Leiche in einer verlassenen Scheune tief im Wald in den Außenbezirken von Boston gefunden. Es hatte einen anonymen Hinweis gegeben. Er war ebenso gestorben wie seine jungen Opfer – gefesselt, in Todesangst, gefoltert, missbraucht und gedemütigt. Es gab keine verwertbaren Spuren, keine Zeugen, keine Verdächtigen, keinerlei Hinweise. Der Täter wurde nie gefasst.

Eine kleine rote 1 erschien über Rains Mail-Icon. Sie klickte es an. Eine Mail von Henry. Betreff: *Nur für deine Augen bestimmt.*

Adrenalin schoss durch ihre Adern. Sie klickte die Mail an und sah eine Flut von Anhängen: Polizeiberichte über die Morde an Smith und Markham, Tatortfotos, Aufnahmen von Anwohner-Überwachungskameras.

Es gibt nicht gerade viel, schrieb er. *Aber das ist alles, was ich zum Boogeyman und über den Mord an Markham habe, zusammengetragen von Insider-Kontakten und anderen Maulwürfen wie mir – wir, den Unsichtbaren, die aus dem Schatten beobachten.*

Rain, selbst Autorin, wusste sein Talent für dramatische Schreibe zu würdigen.

Das Material aus den heimischen Überwachungskameras ist zum Teil recht interessant, hieß es weiter. *Du weißt ja, jeder hat mittlerweile diese Türsprechanlagen mit Kamera, die alles im Blick haben.*

Ja, die kannte sie gut.

Es gibt ein Foto, schrieb Henry. *Nutzlos für eine Identifikation, aber trotzdem spannend.*

Und zum Schluss: *Nichts über Kreskey, klar. Die Akten sind zu alt, sie wurden nie digitalisiert. Wenn du Details wissen willst, wirst du dich an Detective Harper wenden müssen.*

Detective Harper. Noch ein Name, der sie durchfuhr wie ein Fieberschauer.

Was hast du heute herausgefunden?

Nicht viel, log sie.

Das rote Kristallherz hatte sie ganz hinten in der Schublade mit ihrer Unterwäsche versteckt, in ein Stück Seide gewickelt. Es war ihr ein Rätsel. Die Polizei hätte es bei der Durchsuchung des Hauses auf jeden Fall finden müssen. Es konnte ihnen unmöglich entgangen sein. Was bedeutete, jemand hatte es dort hingelegt, nachdem die Spurensicherung weg war. Kurz spielte sie mit der Idee, dass Henry seine Spielchen mit ihr treiben könnte. Doch dann verwarf sie den Gedanken. Niemand wusste davon – so gut wie niemand. Sie brachte es kaum über sich, darüber nachzudenken, was es bedeuten könnte, wer das Herz dort hingelegt haben könnte. Es kam eigentlich nur einer infrage. Wie hatte er wissen können, dass sie dort sein würde, dass sie das Herz finden würde? Sie sperrte es in den Kasten, zusammen mit den anderen Erinnerungen, über die sie nicht nachdenken wollte.

Können wir einen Deal machen?, schrieb Henry. *Ich gebe dir, was ich finde, und dafür hältst du mich auf dem Laufenden? Ich bekomme ein Exklusivinterview mit Rain Winter vor ihrer Rückkehr in die Welt des investigativen Journalismus.*

Abgemacht, schrieb sie zurück. Obwohl es ein Versprechen war, das sie vielleicht halten würde, vielleicht auch nicht.

Ich glaube dir. Fast.

Rain klickte einen der Anhänge an und sah die körnige Aufnahme einer gebeugten Gestalt mit einem Rucksack auf dem Rücken und einer Kapuze. Sie musste sich zu einer der Außenleuchten umgedreht haben. Das Foto zeigte eine Maske – Federn, ein Schnabel. Ein Falke.

Sie starrte lange Zeit darauf, und in ihrem Kopf regte sich

eine weitere dunkle Erinnerung, ihre Schultern spannten sich an. Sie klickte sich durch die übrigen Aufnahmen, aber man sah lediglich Schemen, die Gestalt war nichts als ein formloser Klecks.

Sie öffnete einige Dateien mit anderen Aufnahmen. Sie kannte die Fotos, die gemacht worden waren, nachdem man Laney Markhams Leiche entdeckt hatte. Sie war in Leichenschauhäusern gewesen und hatte gesehen, wie Leichen in Säcken abtransportiert wurden. Menschliche Körper, zu Müll reduziert, Leben, die brutal beendet worden waren. Sie reagierte darauf nicht überempfindlich wie manche Leute, es überwältigte sie nicht. Nicht mehr. Sie hatte gelernt, Abstand zwischen sich und die furchtbaren Dinge zu legen, die sie im Leben gesehen hatte. Es war ihr gar nichts anderes übrig geblieben.

Sie öffnete eine Datei nach der anderen, las, schaute hin, erinnerte sich. Es war ein Kaninchenloch. Sie verschwand darin.

»Was machst du?«

Sie hatte Greg nicht hereinkommen sehen, und die leise, schlaftrunkene Frage ließ sie erschreckt zusammenfahren. Er ließ sich auf den Stuhl auf der anderen Seite des Schreibtischs sinken und fuhr sich durch das zerzauste Haar. In dem Dämmerlicht sah sie nur seine Umrisse. Er hatte Lily auf dem Arm, die das Köpfchen gegen seine Brust gelegt hatte.

»Recherchieren«, erklärte sie. Auf dem Bildschirm war eine Ansammlung schrecklicher Bilder zu sehen – das leere, reuelose Gesicht von Wayne Garret Smith, das unschuldige Lächeln kleiner Jungen, die Tatortfotos der Morde an Markham und Smith. Und auf der anderen Seite des Bildschirms war ihre kleine Tochter. Sie schämte sich plötzlich, weil sie sich mit so etwas beschäftigte.

»Hat Lily geschrien?«

»Hast du es nicht gehört?«

Sie hatte das Babyfon im Schlafzimmer gelassen, es nicht mit ins Arbeitszimmer genommen. Aber so weit weg war das Kinderzimmer nun auch wieder nicht. Sie hätte es hören müssen. Sie hätte es hören sollen. Rain hatte jedoch eine Art Laserstrahl-Konzentration – wenn sie in etwas vertieft war, verschwand die Welt um sie. Ihre Mutter hatte sich wegen genau dieser Eigenschaft häufig mit Rains Vater gestritten. »Wenn du gerade schreibst, könnte das Haus abbrennen, ohne dass es dir auffällt«, hatte sie ihm vorgeworfen. »Wir könnten alle tot sein, bevor du was merkst. Vielleicht nicht mal dann.«

Dieses Abtauchen hatte auch in ihrer Beziehung zu Greg zu Streitereien geführt, vor und nach der Heirat. Rain neigte dazu, Verabredungen mit ihm zu vergessen, vergaß anzurufen, ließ ihn in Restaurants und auf Partys hängen. *Warum lässt er sich das bieten*, hatte sie sich gefragt und war sicher gewesen, dass er sich irgendwann von ihr trennen würde. Aber er trennte sich nicht. Er blieb bei ihr, verstand sie und machte ihr schließlich einen Antrag. »Vielleicht erinnert dich der große Diamant an deinem Finger ja daran, anzurufen, wenn du dich verspätest.«

»Ich glaube, sie hat Hunger«, sagte Greg und wiegte das Kind in seinen Armen.

Sie klappte den Laptop zu, stand auf, nahm ihm Lily ab und ging ins Kinderzimmer.

»Ich hätte sie ja gefüttert, aber offenbar hast du keine Milch abgepumpt«, sagte er vom Flur aus.

Sie setzte sich in den Freischwinger. »Alles gut«, sagte sie. »Versuch, noch ein wenig Schlaf zu bekommen.«

Greg blieb noch einen Augenblick und legte ihr die Hand auf die Schulter, dann verließ er den Raum.

»Hast du Hunger, mein Häschen?«, fragte sie.

Lily gluckste zufrieden und blickte Rain in die Augen. Ihr lächelnder Blick war tief und hellwach. Rain hatte das Gefühl, alle Schichten des kleinen Mädchens, der Frau sehen zu können, zu der ihre Tochter heranwachsen würde. Intelligent, freundlich, tapfer, voller Unfug und Fragen.

Der erste matte Schimmer des anbrechenden Tages erhellte den Horizont. Wie lange hatte sie im Arbeitszimmer gesessen und sich Fotos von Mord und Tod, Elend und Verlust angesehen? Es mussten fast drei Stunden gewesen sein. Lily krähte, dann schloss sich ihr Mund um die Nahrungsquelle. Rain schaukelte vor und zurück, vor und zurück und dachte an den Mann mit der Falkenmaske.

11

Sie sind weg. Ich habe ihre Fragen beantwortet, so gut ich konnte. Sie haben ihre Notizen gekritzelt und zu meinen Erkenntnissen genickt, begierig nach allem, was ich ihnen geben konnte, da es sonst keinerlei Hinweise gibt.

Ich gebe zu, dass ich mich ein wenig mies fühle, als ich Tee aufbrühe. (Als wir uns zum letzten Mal getroffen haben, hast du Pfefferminztee bestellt, Pfefferminz mit Honig. Er war zu heiß, und du hast ihn mit bedächtigen kleinen Schlucken getrunken, während du versuchtest, den Mut aufzubringen, mir zu sagen, dass du mich nicht mehr in deinem Leben haben wolltest. Überhaupt nicht. Nicht als Liebhaber. Nicht als Freund. Aber auf Facebook hast du mich nicht entfreundet. Bedeutet das, es gibt noch Hoffnung, Rain Winter? War nur Spaß.)

Die rotblonde FBI-Agentin ist so ernsthaft und jugendfrisch, sie besitzt noch Hoffnung, diese aufrechte Selbstgerechtigkeit, die nur junge Menschen im Polizeidienst aufzubringen vermögen. Sie kämpfen mit Waffe und Schild, Intelligenz und Hartnäckigkeit für das Recht. Aber die Älteren fangen an, sich ein bisschen gehenzulassen, nicht wahr? Vor Erschöpfung bekommen sie dunkle Ringe unter den Augen, die auch nach jeder Menge Schlaf nicht mehr verschwinden. Lange Nächte, beengte Räumlichkeiten und schlechtes Essen, die Ungerechtigkeit, die ihnen bei jeder Gelegenheit ihre Faust in die Kehle rammt, lassen sie grau im Gesicht werden.

Ihr Partner war ein bisschen so. Großer Kerl, schweigsam, bereits silbrig an den Schläfen. Er hatte einen kleinen Bauchansatz. Es gefiel mir nicht sonderlich, wie er sich in meinem Wohnzimmer umschaute, meine Bücher musterte, in den Kamin spähte. Es war klar, dass der Kamin erst kürzlich benutzt worden war, er war voller Asche und verbrannter Scheite. Fragte er sich, warum ich Feuer gemacht hatte? Eigentlich gefiel mir auch die Art nicht, wie er mich musterte. Zynisches Stirnrunzeln, eine wachsame Ruhe.

Aber ich mochte ihre Courage. Wie sexistisch, würdest du vermutlich sagen. Was heißt schließlich Courage? Wenn eine Frau selbstbewusst auftritt, nicht schüchtern, hartnäckig nachfragt, anstatt duldsam und ergeben zu sein, wenn sie hart ist, obwohl sie weich sein sollte? Ja, couragiert ist ein wenig – wie würdest du es formulieren – herablassend. Aber schließlich bin ich ein Mann, und insgeheim, im tiefsten Herzen, sind wir alle frauenfeindlich. Wir fürchten euch wegen der Macht, die ihr über uns habt, obwohl ihr das nicht wisst. Deine Worte, nicht meine. Ich habe nichts als Respekt vor Frauen, ehrlich. Ich ziehe ihre Gesellschaft der von Männern bei Weitem vor.

Dennoch, ich war nicht immer der Mann, den du verdient hast. Ich bereue unsere letzte gemeinsame Nacht, Lara. Ich gehe sie im Kopf immer wieder durch und denke an alles, was ich hätte anders machen können.

Doch es hat keinen Sinn, die Zeit zurückdrehen zu wollen, nicht wahr? War es nicht das, was du gesagt hast? Wir können nichts an den Entscheidungen ändern, die wir getroffen haben, und auch nichts an den Folgen, die unsere Handlungen hatten. Also warum verblassen die Erinnerungen nie?

Ich erinnere mich immer noch lebhaft an diesen Vorort-im-Grünen-Geruch nach gemähtem Gras und nassem Laub. Es war schon heiß, aber im Schatten der Bäume war es noch kühl. Die Zikaden zirpten bereits. Je heißer es würde, desto lauter würden sie werden.

Ich hörte eure Stimmen, als ich tiefer in den Wald kam. Mein Herz hüpfte, wie es das immer tat, wenn ich deine Stimme hörte.

Ich hatte recht, dachte ich. Ich hatte gewusst, welchen Weg ihr zwei nehmen würdet. Wir kannten einander so gut damals, nicht wahr? Wir drei nahmen einander, so wie wir waren, so unbedingt, wie es das nur bei Kinderfreundschaften gibt. Später ändern sich die Freundschaften. Mädchen und Jungs, da gibt es plötzlich noch eine andere Ebene. Bei Erwachsenen verlagern sich die Prioritäten auf Beruf und Familie. Freundschaft wird weniger wichtig. Doch wenn wir Kinder sind, definieren uns diese Beziehungen. Unsere Liebe zueinander ist so stark. Meine Liebe zu dir ging natürlich noch tiefer.

Erst dachte ich, ihr zwei würdet lachen. Aber dann nahm ich diesen Misston wahr. Es war fast, als würde irgendwas Ursprüngliches in mir berührt, noch bevor mein Verstand begriff, dass es Schreie waren.

Was tat ich? Wenn wir auf eine Bedrohung stoßen, kämpfen wir, wir fliehen, oder – weit häufiger – wir erstarren. Wir haben nicht sonderlich viel Kontrolle darüber, was es sein wird, das limbische System im Gehirn bestimmt unsere Reaktionen. Es geht über Persönlichkeit oder bewusste Entscheidung hinaus. Es ist rein biologisch, so sind wir eben gepolt.

Ich erstarrte, lauschte.

Dann stieg ich in die Pedale und fuhr auf die Schreie zu, so schnell ich konnte. So bin ich eben gepolt – ich stürze mich ins Getümmel. Obwohl ich der magerste Junge in unserer Klasse war, in der Grundschule und in der Mittelstufe regelmäßig Angriffen und Pöbeleien ausgesetzt war und als schwul verhöhnt wurde, als jemand, der mit Mädchen abhing. Mit dir und Tess, genauer gesagt.

Als ich mich der Brücke näherte, fiel es meinem Gehirn schwer zu verarbeiten, was ich sah. Ein Riesenkerl von einem Mann, ganz in Schwarz, begleitet von dem größten Hund, den ich je gesehen hatte. Es war der Stoff, aus dem Albträume sind, und für eine Sekunde dachte ich: *Aufwachen, aufwachen.* Das kann nicht sein. Da war Blut. Tess schrie. Du lagst still und stumm auf dem Boden, zusammengerollt auf der Seite. Und dann schlug er Tess und warf sie sich über die Schulter, als würde sie gar nichts wiegen, was auch stimmte. Sie wog praktisch überhaupt nichts – eine Libelle, ein Blütenblatt von einem Mädchen. Dich packte er am Handgelenk und begann, deinen bewusstlosen Körper über den Boden zu schleifen. Du warst ganz schlaff, eine Lumpenpuppe, und Blut rann dir aus dem Mundwinkel.

Im Rückblick ist klar, was ich hätte tun sollen: weglaufen. Ich hätte Hilfe holen sollen. Das nächste Haus war mit dem Fahrrad nur Minuten entfernt. Die gute alte Mrs Newman. Sie hätte mich schreien hören, als ich angeradelt kam, sie hätte das Telefon schon in der Hand gehabt, bevor ich auf ihrer Veranda stand. Wir hätten alle überleben können, wenn ich das getan hätte. Kreskey hatte sein Auto eine gute Meile entfernt abgestellt, wie wir später erfuhren. Die Polizei hätte ihn geschnappt, bevor er mit dir dort ankam. Du wärst aufgewacht und hättest dich vielleicht erneut gewehrt.

Aber das tat ich nicht. Ich stieg vom Rad und schnappte mir die Fahrradpumpe, die an der Stange angebracht war. Übrigens – eine Fahrradpumpe ist keine effektive Waffe. Ich sollte das zu spät erfahren.

»Hey!«, schrie ich. Meine Stimme klang hoch und schwach. »Lassen Sie sie los!«

Und ich rannte, wildes Kriegsgeheul ausstoßend, auf den Mann zu, der versuchte, meinen Freundinnen wehzutun.

Später stellte einer meiner vielen, vielen Therapeuten die These auf, dass es meine Begeisterung für Superhelden, die Videospielsucht und meine Vorliebe für die Helden von Spionagefilmen und -romanen (*Mission Impossible*, Bourne, Bond) war, was mich annehmen ließ, ich könnte es mit einem Mann wie Eugene Kreskey aufnehmen und ihn schlagen. Er wog mehr als hundertzwanzig Kilo, ich bloß fünfundvierzig. Er maß über eins achtzig und war allen Berichten zufolge außergewöhnlich stark. Meine Arme sahen aus wie Pfeifenreiniger zum Basteln. Ihr wart beide größer als ich, du und Tess.

Kreskey war ein gewalttätiger Soziopath, frisch aus einer psychiatrischen Anstalt entlassen. Er lebte allein in einem Haus, das er von seinen verstorbenen Eltern geerbt hatte. Und natürlich war da noch der Hund, ein bösartiger, misshandelter Deutscher Schäferhund, dem er das Jagen beigebracht hatte. Wolf. Ich würde ihn noch gut kennenlernen.

Ich stimme diesem Therapeuten zu. Was wusste ich damals schon über echte Gewalt, über das wahre Böse? Mein Kopf war mit Fantasien angefüllt – über mich selbst, über die Welt. Ich war vollständig indoktriniert und glaubte die Lüge, nach der das Gute stets über das Böse triumphiert, selbst wenn das Gute eine Ameise ist und das Böse ein Berg. Unter *gar keinen Umständen* würde der Held je verlieren. Und in meinem halbwüchsigen Schädel war ich in diesem Szenario der Held. Ich würde dich retten.

Natürlich hatte ich keine Chance, das weiß ich mittlerweile. Kreskey brauchte mir nur einmal ins Gesicht zu schlagen, mit seinem bevorzugten Rückhandschlag. Die ganze Kraft dieser Riesenschulter wurde in die Knöchel übertragen. Mein Kiefer wurde zerschmettert, ich war sofort überwältigt und unterworfen.

Wahnsinn. Der Schmerz. Wie er mit Wucht den Nacken hinunter und hoch in den Schädel schießt. Er raubt einem den Atem, die Stimme. Du verstehst das, das weiß ich. Du weißt, wie es ist, wenn man zum ersten Mal geschlagen wird.

Ich hatte den kleinen Vorteil, dass ich bereits in ein, zwei Schulhof-Raufereien geraten war, also war mir der Schock vertraut, das Fluten mit Adrenalin, die wilde Wut, die *Angst*. Aber diese Schulhof-Kloppereien hatten mich in keinster Weise auf echte Gewalt vorbereitet, die bewusste Tat eines bösen Mannes, der irreparablen Schaden anrichten will. Der ganze Körper wird in Mitleidenschaft gezogen, die Körperchemie spielt verrückt. Ich blutete heftig, weinte vor Schmerz, vollkommen hilflos. Er ließ dich fallen, um sich um mich zu kümmern, denn er konnte uns nicht alle mitschleppen. Dann war ich derjenige, der fortgeschleift wurde. Tess hatte er sich immer noch über die Schulter geworfen. Ich hielt es für möglich, dass sie tot war. Ihr Kopf war verdreht. Sie war kalkweiß im Gesicht.

Ihre Hände baumelten hin und her. Sie hatte ihre Brille nicht mehr auf.

Er grunzte wütend, sein Mondgesicht war rot angelaufen.

»Finde es«, brüllte er den Hund an. »Bring es mir.«

Es. Er meinte dich.

Denn als ich mich umschaute, warst du verschwunden, Lara. Laraine. LAH-raine, wie dein Vater gern alle erinnerte, die es gewagt hatten, den Namen falsch auszusprechen – denn es ging ja um ihn, nicht wahr, bei deinem Namen? Der Hund lief los, und Kreskey ging weiter, das heißt, er trampelte schwerfällig vorwärts. Dabei murmelte er etwas in sich hinein. Blödekleinekuhblödekleinekuhblödekleinekuh. Er war langsam, plump, verrückt wie eine Scheißhausratte. Sein pfeifender Atem kam keuchend. Er dachte, du wärst weggelaufen, um Hilfe zu holen.

Er hielt mein Handgelenk in einem stählernen Griff umklammert, wie eine Schraubzwinge. Meine Anstrengungen, mich loszureißen, waren vergebens. Du weißt, wie es ist, vollkommen machtlos zu sein, krank vor Entsetzen, das weiß ich. Ich konnte meinen Mund nicht bewegen, die erstickten Laute, die ich ausstieß, waren Tierlaute. Der Geschmack meines eigenen Blutes brachte mich zum Würgen, ich wäre fast erstickt.

Der Hund kehrte ohne dich zurück. Kreskey, dieser fette Arsch, beschleunigte sein Tempo, so gut er konnte. Ich war froh, wirklich, und doch hasste ich dich. Lara, wollte ich schreien. Lara, hilf uns!

Denn ich habe dich gesehen, als er mich wegschleifte, ein zitternder schwarzer Schatten in einem ausgehöhlten Baumstamm unten am Bach. Dein kalkweißes Gesicht, es war leer, ausdruckslos, deine Augen sahen nichts, du hast gezittert.

Jetzt, Jahre später, weiß ich als Mediziner, der sich ausführlich mit dem Trauma und seinen Auswirkungen auf Gehirn und Psyche beschäftigt hat, dass du im Schockzustand warst, dich in einen anderen Ort in deinem Kopf zurückgezogen hattest.

So würdest du die nächsten zwölf Stunden dort sitzen, bis man dich fand, während Kreskey sich weiter und weiter entfernte.

Du bist weggelaufen, Lara.

Du bist weggelaufen und hast dich versteckt.

Und Eugene Kreskey brachte uns fort.

12

Warum tat sie das? Sie hatte ihren Vater seit Monaten nicht mehr gesehen.

Die Landstraße schlängelte sich kurvenreich dahin. Das Blätterdach der Bäume über ihr war so dicht, dass die Scheinwerfer sich automatisch einschalteten. Lily schlief auf dem Rücksitz. Rain warf einen Blick in den Rückspiegel, der auf ihr Töchterchen eingestellt war und nicht auf die Straße hinter ihr. Greg würde das sofort auffallen, wenn er den Wagen zur Inspektion brachte. »Das ist kein Baby-Spiegel«, hatte er sie beim letzten Mal ermahnt. »Du sollst auf die Straße hinter dir achten, nicht das Kind im Auge behalten.«

Je näher sie dem Ort kam, an dem sie aufgewachsen war, desto angespannter wurde sie, und ihr Atem wurde immer flacher. Aber war das nicht die Richtung, in die sie mit ihrer Story wollte? Der Weg hierher war eine Reise in die Vergangenheit. Vielleicht deshalb der Besuch bei ihrem Vater. Oder vielleicht zog einfach irgendwas sie nach Hause, zu ihrem Vater, wenn sie Fragen hatte, die sie nicht beantworten konnte. Gibt es nicht immer einen Teil von uns, der zurückwill in die Zeit, als wir noch dachten, unsere Eltern wüssten alles?

Das Kristallherz steckte in der Tasche ihrer Jeans.

Sie bog in die lange Zufahrt ein. Vorsichtig, um Lily nicht

aufzuwecken, fuhr sie den steinigen, mit Schlaglöchern übersäten Weg entlang. Das Haus, das langsam in Sicht kam, war grau und baufällig, der Garten eine überwucherte Wildnis, dominiert von einer großen, verdrehten Metallskulptur. Ihr Vater hatte das Stück für eine lächerlich hohe Summe in Auftrag gegeben und jetzt stand es seit mehr als zwanzig Jahren da, den Elementen ausgesetzt, und rostete vor sich hin.

Die Skulptur war von Anfang an scheußlich gewesen, scharfkantig und bedrohlich. Mittlerweile wirkte sie nur noch wie ein Stück ausrangierten Schrotts, etwa wie eine alte Rostlaube oder ein ramponierter Rasenmäher.

Es war genau die Art Kauf, die Rains Mutter in den Wahnsinn getrieben hatte, und es hatte zum Scheitern der Ehe ihrer Eltern beigetragen. Verschwenderische, sinnlose Ausgaben, die die Ersparnisse aufzehrten. Das Geld von seinen Romanen kam in großen Batzen. Es gab Monate des Überflusses, extravagante Reisen, großzügige Geschenke, und dann wieder lange Dürreperioden. Ihre Mutter arbeitete als Lehrerin und versuchte, Rain Stabilität zu geben, finanziell und auch sonst. Sie war berufstätig und kümmerte sich zudem um den Haushalt und um Rain, während Rains Vater in seiner Dachkammer schrieb, auf Lesereise ging oder sich monatelang in irgendwelchen Schriftstellerzentren aufhielt.

Beim Anblick dieser Skulptur verspürte sie einen unangenehmen Druck im Herzen, denn sie musste daran denken, wie hart ihre Mutter bis zu ihrem Tod geschuftet hatte. Sie hatte bei der unschönen Scheidung von Rains Vater fast nichts bekommen, und trotzdem war es ihr gelungen, Geld für Rains Studium zurückzulegen. Es war sogar genug übrig geblieben, um es Rain zu ermöglichen, ihr Erwachsenenleben mit einem

»Ihr könnt mich mal«-Fonds zu beginnen, das Wichtigste, was eine Frau haben kann – eigenes Geld, das es ihr ermöglicht, eine beschissene Beziehung, ein ausbeuterisches Arbeitsverhältnis oder sonst irgendeine schwierige Lebenssituation, in der sie sich hilflos und gefangen fühlt, zu beenden.

Rain stieg aus dem Auto und lauschte. Eine Meise stieß einen süßen, leisen Pfiff aus, auf der Veranda klingelten die Windspiele, die Blätter rauschten im Wind. Sie hörte das Klopfen eines Spechts. Sie war mit sechzehn von hier weggegangen, als ihre Eltern sich endlich hatten scheiden lassen, aber trotzdem hatte sie nie aufgehört, es als ihr Zuhause zu betrachten.

Ihr Vater, groß und hager, ein Hurrikan aus schlohweißem Haar, in schwarzem Hemd und schwarzer Hose, kam aus dem Haus und trat auf die Veranda. Er hob die Hand und machte keinen überraschten Eindruck, obwohl sie sich nicht angekündigt hatte und ihr letzter Besuch bei ihm fast ein halbes Jahr zurücklag.

»Ich dachte mir schon, dass du kommen würdest«, sagte er, als er bei ihr angelangt war. Er nahm ihr Gesicht in beide Hände und drückte ihr sanft einen Kuss auf den Scheitel. Dann ging er um sie herum und spähte ins Auto, wo Lily schlief, leise schnarchend, das Köpfchen zur Seite gesackt.

»Sie ist genau wie du«, sagte er nach einer Weile.

»Ist sie das?«

Lily schien ihr immer bloß sie selbst zu sein, ein magisches Geschenk vom Universum, weder ganz die Mutter noch ganz der Vater. Manchmal entdeckte sie etwas von Greg in Lily: ihr Lächeln, die Art, wie sie die Stirn runzelte, die Farbe ihrer Augen. Aber sich selbst fand Rain nicht in Lilys Gesicht.

»Siehst du es nicht?«

»Vielleicht in der Mundpartie?« Es lohnte sich nicht, mit ihrem Vater zu streiten. Er hatte immer recht.

Er schaute sie hinter seinen Brillengläsern hervor an. »In ihrem *Geist*.«

Etwas daran brachte sie zum Lächeln.

»Wir können uns auf die Veranda setzen«, sagte er. »Bis sie aufwacht.«

Sie setzte sich in den alten Schaukelstuhl und behielt das Auto im Blick, während ihr Vater hineinging, um ihnen etwas zu trinken zu holen. Der Geist ihrer Mutter war überall: Sie kniete im überwucherten Garten, starrte ungläubig auf die Monstrosität in ihrem Vorgarten, stand auf der Veranda und hielt nach Rain Ausschau, die mit dem Rad aus der Schule kam. Sie versuchte, nicht an die letzten Tage ihrer Mutter im Hospiz zu denken, das dämmrige Zimmer, das Geräusch ihres Atems, die Welt, die so still und langsam geworden war. Alles, was vorher so wichtig gewesen war – die Schule, ihre Noten, Praktika, ihr Trauma, der Skandal um ihren Vater –, verschwand wie hinter einem Vorhang von Trauer. Ihr Vater war für sie beide da, auch wenn er das sonst nie gewesen war. Er war im Krankenzimmer, am Bett ihrer Mutter, legte ihr die Hand auf die Schulter, sprach leise mit ihr. Als ihre Mutter im Sterben lag, war er der Ehemann und Vater, der er nie gewesen war, als es ihr noch gut ging.

»Ich bereue so vieles«, hatte er nach der Beerdigung zu Rain gesagt.

»Sei ihm nicht böse«, hatte ihre Mutter einmal gesagt. »Er ist eben so, er weiß es nicht besser.«

»Es spielt keine Rolle, Dad«, hatte sie erwidert. Sie hatte ein wehes Gefühl in der Brust seinetwegen, wegen beiden. »Du hast dein Bestes gegeben, und das hat sie gewusst.«

»Das habe ich.« Er senkte den Kopf und nahm die Brille ab. »Eine ziemlich schwache Vorstellung, aber ja, leider das Beste, was ich zu geben hatte.«

Jetzt reichte er ihr ein kaltes Glas selbst gemachter Limonade. Sie konnte kaum glauben, dass er so etwas im Haus hatte. Die Limonade war gut, sie schmeckte frisch und süß, prickelte. Er hatte eine Putzhilfe, die zweimal die Woche kam, um den Haushalt zu machen und für ihn einzukaufen. Das hatte er bei ihrem letzten Telefonat erwähnt.

»Und wie ist das Leben als Mutter so?«, fragte er.

»Überwältigend«, sagte sie. »Wunderbar, erschöpfend, höllisch frustrierend und total schön.«

Ihr Vater verlangte absolute Ehrlichkeit. Er konnte Lügen und Halbwahrheiten heraushören und bohrte nach, bis er im Besitz der ganzen Geschichte mit all ihren schrecklichen, schimmernden, langweiligen und schönen Facetten war. Es würde ihr nicht einmal im Traum einfallen, ihn mit einer vorfabrizierten Antwort abzuspeisen.

»Sollte das eine kleine Spitze sein?«, fragte sie. »Dieser verdammte Jogging-Buggy.«

»Keine Spitze«, sagte er und schüttelte langsam den Kopf. »Eine Ermutigung. Eine Erinnerung.«

»Hmm.«

Er lachte leise und blickte in sein Glas. Die Windspiele klimperten.

»Weißt du, deine Mutter konnte besser schreiben als ich – sie war wirklich in jeder Hinsicht besser. Mein kleines Talent wurde von ihrer Begabung weit in den Schatten gestellt.«

Lilian Rae Winter schrieb über Liebe, Mutterschaft, Versagen, Reue. Ihre Charaktere waren vielschichtig – weise, fehlerhaft, menschlich. Sie verletzten einander, begingen Unrecht, machten es wieder gut. Sie hatte einige Bücher veröffentlicht, kleine literarische Werke, die gut besprochen wurden und sich nur in verschwindend geringer Stückzahl verkauften. Rain hatte ihre Bücher in einem Regal im Arbeitszimmer stehen und schlug sie auf, wann immer sie sich ihrer Mutter nahe fühlen wollte, ihrer Liebe, ihrer Weisheit.

»Aber verglichen mit dir sind wir beide mittelmäßige Schreiberlinge«, fuhr er fort.

»Hör schon auf.«

Er hob die Hand. »Sei nicht so bescheiden.«

Rain, die etwas zusammengesunken dagesessen hatte, richtete sich auf. Der Gedanke gefiel ihr nicht, dass Lilian etwas aufgegeben haben könnte, weil sie Mutter geworden war und einen egoistischen Mann hatte. Dass ihr Leben nicht so gewesen war, wie sie es sich erhofft hatte.

»Dein Leben hätte sie nicht gewollt«, sagte Rain. »Nie da, von Fans verfolgt, von der Kritik erst in den Himmel gehoben und dann runtergemacht, dazu deine Probleme, mit Geld umzugehen.«

Sie lauschte dem Wind in den Bäumen und darauf, ob Lily sich bemerkbar machte.

»Aber das *Schreiben* hat ihr gefehlt«, sagte ihr Vater. »Sie hätte es nicht aufgeben müssen, aber sie hat es getan. Zeit zum Schreiben kann man sich nehmen, wenn man schreiben will. Die Geschichten wollen erzählt werden, sie schaffen sich selbst einen Raum dafür.«

Typisch Mann, zu glauben, die Welt sei so einfach, dachte Rain.

Als ob Geschichten für sich selbst einen Raum schaffen würden. Als ob man nicht jonglieren und schachern musste um jeden Augenblick geistigen Freiraums, um genug Energie zum Schreiben.

»Vielleicht wäre es gegangen, wenn du öfter da gewesen wärst«, sagte sie, unfähig, sich den kleinen Seitenhieb zu verkneifen.

Er atmete tief ein und stieß die Luft wieder aus.

»Vielleicht«, räumte er mit einem Nicken ein.

»Also war es doch eine Spitze.«

»Wie gesagt.« Er drehte sich zu ihr um. Die Falten um Mund und Augen waren tiefer geworden, seine Haut war zerknittert wie Krepppapier. Aber er sah noch immer gut aus, und noch immer bogen sich seine Mundwinkel zu einem Lächeln nach oben, wie um den kosmischen Witz von etwas zu würdigen. »Es war nur eine Erinnerung. Du hast eine Gabe. Eine Berufung.«

Sie musste ein wenig lachen. Das hatte er schon immer zu ihr gesagt – ihre Gabe, ihr Talent, ihre Berufung. Es schien ihr, dass diese Vorstellung, ebenso wie viele andere Vorstellungen, die er über seine einzige Tochter hegte, mehr mit »*dem* Bruce Winter« zu tun hatte als mit ihr. Was würde es für den großen Autor bedeuten, wenn sein Kind einfach nur normal wäre, ohne einen besonderen Platz in der Welt? So gern sie auch geglaubt hätte, dass mehr in ihr steckte, als sich bislang gezeigt hatte – sie war sich ziemlich sicher, dass es nicht so war.

Sie wechselte das Thema. »Hast du die Nachrichten gesehen?«, fragte sie.

»Ja, hab ich.« Er sah sie scharf an. »Was denkst du?«

Sie berichtete, was sie bislang in Erfahrung gebracht hatte, erzählte von den Gesprächen mit Chris und Henry, den Akten, die Henry ihr geschickt hatte, von ihrem Besuch in Markhams Haus. Das Kristallherz verschwieg sie, das ging nur sie etwas an. Er hörte aufmerksam zu und rieb sich das Kinn.

»Hast du schon mit Greg darüber gesprochen?«

»Er weiß, dass ich der Story nachgehen will.«

»Weiß er, dass du Lily mitgenommen hast, als du in Markhams Haus warst?«

Sie schüttelte den Kopf. Unterlassungssünden. Die hatte sie schon häufiger begangen, und es hatte sie als Paar fast auseinandergebracht – mehr als einmal. Und jetzt machte sie es schon wieder.

»Warum ausgerechnet eine Story zu diesem Thema?«, fragte er. »Und warum jetzt?«

Irgendetwas am Rauschen des Windes in den Bäumen versetzte sie wieder an jenen Ort.

Die Wahrheit war, sie erinnerte sich nicht mehr an viel. Nach dem ersten Schlag gab es nur noch eine Abfolge von Bildern und Geräuschen, lebhaft, aber zusammenhanglos. An der Stelle, wo der Hund sie gebissen hatte, sah sie ihr eigenes zerrissenes Fleisch, das Rot des Blutes, sogar das unbegreifliche Weiß von Knochen, aber der Schmerz war noch nicht bei ihr angekommen. Sie hörte Hank sein Kriegsgeschrei ausstoßen, das abrupt endete, brutal zum Schweigen gebracht. Sie wusste nicht einmal genau, woher er plötzlich gekommen war. Tess, die über der Schulter des Riesen hing wie eine Lumpenpuppe. Hank, schlaff und bleich, am Handgelenk vorwärtsgeschleift. Der keuchende Atem des massigen Mannes. Der Geruch von Moder und Verfall. Ihre Sachen wurden langsam feucht. Die Sonne sank. Vögel sangen. Es wurde dunkel. Dann wurde ihr Name gerufen, Leute riefen nach ihr, nach Hank und nach Tess. Ihr war klar, dass sie die Einzige war, die antworten konnte, aber ihr fehlte die Stimme.

Die Welt war fern und verblasste rasch. Durch die Hundebisse hatte sie viel Blut verloren. Die Wunde am Bein würde mit mehr als fünfzig Stichen genäht werden. Ein plastischer Chirurg wurde hinzugezogen, aber die Narbe von diesem Hundebiss sollte ihr Bein für immer verunstalten. Ihr Kiefer war gebrochen, beide Augen waren blaugeschlagen und zugeschwollen, zwei Rippen waren gebrochen. Dabei war sie diejenige, die Glück gehabt hatte.

Sie war jahrelang in Therapie gewesen und hatte einen Beruf gewählt, der es ihr ermöglichte, sich eingehend mit Verbrechen zu beschäftigen, weil sie verstehen wollte, warum Menschen einander antaten, was sie einander antaten. Und doch, und doch, in vielerlei Hinsicht war sie psychisch immer noch dort, an der Stelle im Wald, wo man sie gefunden hatte, zwölf Stunden, nachdem Kreskey ihre Freunde verschleppt hatte.

»Ich glaube, es gibt da einen Zusammenhang«, beantwortete sie die Frage ihres Vaters. »Zwischen Markham und dem Boston-Boogeyman.«

»Und Kreskey.«

Sie nickte und spürte, wie ihre Brust eng wurde. »Ja. Möglicherweise.«

»Drei Männer, die schreckliche Verbrechen begangen haben und von der Justiz dafür nicht zur Rechenschaft gezogen wurden.«

»Aber am Ende doch.«

»Eine gute Story«, meinte er. »Hast du schon einen Abnehmer dafür?«

»Noch nicht.«

Sie erinnerte sich an dieses Gefühl, das Gefühl, mit irgendwas zu ihrem Vater zu kommen und auf seine Reaktion zu warten. Ihre Mutter fand alles wunderbar, was Rain sagte oder tat, selbst mittelmäßige Leistungen lösten Begeisterungsstürme aus. Und so lernte Rain, keine Angst zu haben, sie lernte, dass es okay war, etwas zu versuchen, zu scheitern und einen neuen Versuch zu wagen. Eine schöne Lektion, die ihr stets gute Dienste geleistet hatte. Doch ihr Vater erkannte eine gute Arbeit, wenn er sie sah. Ein besonderer Blick von ihm zeigte es, ein gewisser Tonfall. Und sogar jetzt noch, als erwachsene Frau, die beruflich schon viel erreicht hatte und selbst Mutter war, sehnte sie sich nach seiner Anerkennung.

»Ich frage mich …«, begann er nachdenklich.

Sie wartete. Er schwieg eine Weile und trank einen Schluck Limonade. Sie nahm ebenfalls einen Schluck – die Limonade war kühl, frisch und säuerlich und erinnerte sie an längst vergangene Tage, als sie mit ihrer Mutter auf der Veranda gesessen und Karten gespielt hatte. Sie hatten nie einen Fernseher besessen. Bei Tess und bei Hank guckte sie andauernd fern, aber zu Hause gab es nur Bücher und Kunst, Karten- und Brettspiele. Sie saßen auf der Veranda, lauschten auf Eulenrufe, beobachteten die Sterne, redeten über dieses und jenes oder schwiegen. Manchmal saßen sie einfach nur da. Taten Leute das heutzutage überhaupt noch?

»Ich frage mich, ob das wirklich die Geschichte ist, die du erzählen möchtest.«

Sie empfand diesen Anflug von Verärgerung, von Enttäuschung, den sie so gut kannte. Sie wollte so gern, dass ihr Vater sagte, was ihre Mutter gesagt hätte: »Fang erst mal an mit Schreiben. Wenn da eine Geschichte ist, wirst du sie entdecken.«

»Was meinst du damit?«

Er sah sie an, wartete. Sie starrte zurück, bis er den Blick senkte, die Brille abnahm und sich die Nase rieb. Er trug immer noch seinen Ehering. Ihre Mutter hatte ihren Ehering auch nie abgenommen.

»Du hast mir geraten, es fest in mir zu verschließen«, sagte sie. Die Worte schmeckten wie Kiesel in ihrem Mund, sandig, schmutzig. »Das habe ich getan.«

»Das habe ich dir geraten, das stimmt. Aber seitdem habe ich meine Ansicht darüber geändert. Ich habe jetzt viel Zeit zum Nachdenken.«

Auf dem Tischchen neben dem Schaukelstuhl lag ein Stapel Bücher. *Die Spur des Schneeleoparden*, *Der Prophet*, ein Buch über die Vögel Nordamerikas, *Die Weisheit der Sufis*, *ZEN und das Gehirn*.

»Viele Fehler, die ich in meinem Leben gemacht habe, sind darauf zurückzuführen, dass ich mich nicht mit dem Vergangenen auseinandersetzen wollte. Es liegt Macht darin, die Geschichte zu erzählen. Das weißt du, oder?«

»Die Geschichte ist bereits erzählt worden.«

»Nicht von dir.«

»Ich bin nicht diejenige, die das tun sollte.«

»Es gibt niemanden, der es besser könnte«, erwiderte er. »Die Story, mit der du zu mir gekommen bist – das ist diese Geschichte. Das kannst du sicher erkennen. Denn wenn es einen Zusammenhang zwischen den Taten gibt, hat es da seinen Anfang genommen.«

Lily begann zu schreien. Aus der Entfernung klang es dünn und fern wie Vogelgezwitscher, aber Rain spürte es in ihrem Körper. Sie stand rasch auf und wollte das Gespräch beenden. Aber ihr Vater legte ihr die Hand auf den Arm.

»Ich hol sie«, erklärte er und sprang auf. Er wirkte so glücklich, dass sie nicht das Herz hatte, ihn davon abzuhalten. Vermutlich würde Lily losschreien, wenn irgendein merkwürdiger Mann, den sie kaum kannte, sie aus dem Kindersitz hob. Doch als er zurückkam, mit Lily auf dem Arm, war sie gut gelaunt und lächelte. Offensichtlich würde sie zu jedem gehen. Sollten Babys nicht eigentlich nur ihre Mütter wollen? Die Wickeltasche hatte er sich über die andere Schulter gehängt. Es sah vollkommen natürlich aus.

»Sie kennt ihren Grandpa, was?«, meinte er.

»Ba! Ba!«, schwärmte Lily begeistert.

»Baba! Ja! Der perfekte Name für mich«, erklärte ihr Vater, sichtlich erfreut.

Rains Herz holperte immer noch vor Ärger, vermischt mit einer seltsamen Angst. Als sie ihrem Vater ins Haus folgte, schwirrten seine Worte ihr wild im Kopf herum. Sie war gezwungen, sich die schlimmste Frage zu stellen, die sie sich vorstellen konnte: Hatte er recht?

Musste sie sich ihrer eigenen Vergangenheit stellen, um die Geschichte erzählen zu können, die sie erzählen wollte? War sie seelisch an diesem Tag im Wald stecken geblieben, weil sie die Geschichte nie wirklich erzählt hatte? Sie hatte ihre Erfahrungen nicht mitgeteilt, sie hatte sie begraben. Und jetzt kam alles wieder hoch und grub sich durch ihre Psyche. Es war die

Erinnerung eines Kindes. Vielleicht war es nötig, sich ihr als Erwachsene zu stellen.

»Wo hast du den denn her?«

Ihr Vater hatte Lily in einen Hochstuhl gesetzt, den sie noch nie gesehen hatte. Er sah alt aus, wirkte aber stabil.

Er sah sie mit einem Lächeln an. »Das war deiner. Er stand im Keller.«

Sie strich mit der Hand darüber. Der Hochstuhl war aus massivem Holz, in den Sitz waren Häschen geschnitzt, und ein Tablett war perfekt eingefügt, wie Jenga-Holzklötze. Kein Sicherheitsgurt. Sie konnte sich überhaupt nicht daran erinnern.

»Siehst du, es zahlt sich aus, alles aufzubewahren«, sagte ihr Vater. Er griff in die Wickeltasche und holte die kleine Plastikdose mit Reiswaffeln und den Nuckelbecher hervor. »Dieser ganze minimalistische Blödsinn, dass man ständig ausmisten und sich von all seinen Sachen befreien sollte. Krimskrams ist Leben!«

»Warum hast du ihn hochgeholt?«

Lily hopste fröhlich herum und schob sich eine Reiswaffel in den Mund. Sie war ganz auf ihren »Baba« fixiert – vielleicht lag es an der Brille. Die Kleine konnte den Blick nicht von ihm abwenden.

»Bei deinem letzten Besuch war ich nicht vorbereitet«, sagte er. »Ich glaube, du hast dich nicht wohlgefühlt. Vielleicht warst du deshalb so lange nicht mehr hier.«

Sie hatte sich tatsächlich nicht wohlgefühlt. Aber nicht deshalb, weil ihr Vater keinen Hochstuhl gehabt hatte. Er und Greg hatten angefangen, sich über Politik zu unterhalten, und waren in eine Männerwelt abgetaucht, in ihr Gespräch, das wichtiger zu sein schien als alles andere in ihrer Umgebung. Lily hatte gequengelt. Und Rains Vater schien verärgert darüber, dass das Baby Lärm machte, seine Gedankengänge unterbrach. Er schien peinlich berührt, als sie Lily stillte. Das Haus war praktisch eine Müllhalde. Lily konnte noch nicht laufen, aber was würde sein, wenn sie es konnte? Das Haus war schmutzig, wirklich dreckig. Der Boden war staubig, in der Spüle stapelte sich der Abwasch, auf dem Couchtisch stapelten sich Zeitschriften und Zeitungen. Rain hatte vorgeschlagen, dass er sich eine Putzhilfe nehmen solle, und er war beleidigt gewesen.

Sie hatte den Eindruck gehabt, dass ihr Vater sie kaum ansah, dass er ihre Entscheidung, mit Lily zu Hause zu bleiben, nicht billigte. Dann kam der Jogger mit der Post. *Lass dich davon nicht bremsen*. Wirklich typisch Mann, dieser Spruch. Er hatte ja keine Ahnung.

»Eine Putzhilfe hab ich jetzt auch«, sagte er. »Ist es dir aufgefallen?«

Das hatte er schon einmal erwähnt, als sie zuletzt telefoniert hatten. Er wiederholte sich. Aber das hatte er schon immer getan.

Das Haus war sauber, sauberer vielleicht als je zuvor. Sie öffnete den Kühlschrank: Er war gut gefüllt und aufgeräumt. Kein Abwasch in der Spüle, frische Blumen in einer Vase auf dem Fensterbrett. Ein Küchenhandtuch lag zusammengefaltet auf der Arbeitsfläche. Noch andere Dinge fielen ihr plötzlich auf. Seine plötzliche Rücksicht auf Rain, die Begeisterung für seine Enkelin. Die Erklärung, dass er frühere Entscheidungen infrage stelle. Es war eine gewisse Leichtigkeit an ihm, etwas Neues.

»Dad? Triffst du dich mit jemandem?«

»Nein, nein«, sagte er mit einer abwehrenden Handbewegung. »Nichts in der Richtung.«

Sie wartete.

»Sie ist nur eine Freundin«, sagte er. »Die Frau, die zum Saubermachen kommt. Wir haben uns angefreundet.«

Sie war gleichermaßen amüsiert und irritiert. Eine Freundin? Er war fünfundsiebzig.

»Weißt du«, sagte er, »ich glaube, mir gefällt die Idee von dieser Art Online-Journalismus, die jetzt gemacht wird – Podcasts und dergleichen, längere Erzählstücke. Es liegt eine gewisse Freiheit darin – man ist weder Werbekunden verpflichtet noch Redakteuren, die Angst um ihre Jobs haben, man kann sich seine eigene Marke schaffen. Du hast dir einen Namen gemacht, du besitzt Glaubwürdigkeit. Hast du schon mal daran gedacht? Warum legst du nicht einfach mal allein los? Dann wird der Beitrag vielleicht – im besten Fall – von irgendeinem Sender übernommen.«

Es war direkt peinlich, wie froh sie darüber war, die Billigung ihres Vaters in dieser Sache zu haben.

Er hatte seit Jahren nichts mehr geschrieben, aber er kannte sich immer noch gut in der Branche aus, war informiert und auf dem neuesten Stand. Nun, vielleicht schrieb er ja, aber seit mehr als zehn Jahren hatte er nichts mehr veröffentlicht. Seit den Plagiatsvorwürfen kurz vor dem Tod von Rains Mutter. Ein Student hatte ihn beschuldigt, seine Idee gestohlen und eine Arbeit, die er eingereicht hatte, als eigenes Werk ausgegeben zu haben. Die Anschuldigung hatte vor Gericht keinen Bestand gehabt. Doch der Skandal, die Demütigung, das Erscheinen vor Gericht, all das war zu viel für ihn gewesen, zumal auch noch der Tod ihrer Mutter dazukam. Er hatte dem Literaturbetrieb und der Lehre abgeschworen und war mehr oder weniger zum Einsiedler geworden. Gelegentlich gab er noch Interviews. Im letzten Jahr hatte die *Times* Fotos von seinem Schreibatelier auf dem Dachboden gemacht, wo alle seine Romane entstanden waren. Sein letztes Buch, das die Kritik als sein bestes bezeichnete, war ein Riesen-Bestseller. Zu arbeiten brauchte er danach nicht mehr.

Sie schaute zu, wie er einen Schlüsselbund vor Lilys Nase schüttelte, die begeistert quietschte. Die Küche war warm und sonnig, der Unterschied zwischen diesem Besuch und dem letzten hätte nicht größer sein können. »Woran arbeitest du gerade, Dad? Arbeitest du an irgendwas?«

»Ich arbeite daran, ein besserer Mensch zu werden, Laraine.« LAH-raine. »Und, wie mache ich mich?«

Unwillkürlich musste sie lächeln. Sie beugte sich vor und gab ihm einen Kuss auf die Wange. Lily lachte.

»Großartig, Dad. Du machst dich großartig.«

Sie trat ans Fenster und starrte auf die Metallskulptur. Wie sehr sie die hasste!

»Da wir gerade von Krimskrams sprachen«, sagte er. Er verschwand, und sie hörte, wie er leichten Schrittes zu seinem Arbeitszimmer hinauflief. Einen Augenblick blieb es still, dann kehrte er mit einem Stapel von Papieren und Akten zurück.

»Was ist das?«

»Alles, was ich habe«, sagte er und legte den Stapel auf den Küchentisch. »Alle Zeitungsausschnitte, die Prozessprotokolle, jeder Brief, den wir von Unterstützern erhalten haben, meine sämtlichen Notizen, sogar mein Tagebuch aus jener Zeit.«

»Du wolltest darüber schreiben?«, fragte sie. Jetzt, wo sie darüber nachdachte, überraschte es sie, dass er es nie getan hatte.

»Ich hab mal darüber nachgedacht. Ich hatte gehofft, es könnte eine Art Katharsis sein, eine Möglichkeit, die Dämonen und den Schmerz auszutreiben. Aber ich konnte nie einen Zugang dazu finden. Und jetzt weiß ich auch, warum.«

»Und warum?«

»Weil es deine Geschichte ist«, sagte er und ließ eine Hand auf dem Stapel ruhen. »Und nur du sie erzählen kannst.«

Sie spürte plötzlich ein Gewicht auf sich lasten und hatte das Gefühl, in der Küche wäre es zu warm.

»Also, wie sieht die Story aus, Laraine? Was wirst du ihnen erzählen?«

»Die Wahrheit«, sagte sie und überraschte sich damit selbst. Nicht alles, aber doch das meiste.

13

Als ich aufwachte, war es stockfinster. Und so still. Das Einzige, was ich hörte, war mein eigener pfeifender Atem. Kalt war es auch, unter mir war feuchter Beton. Ich erkannte diesen Mief sofort, der Modergeruch eines nach Norden gehenden Kellerraums. Eine permanente Feuchtigkeit, die in alles hineinkriecht.

Mein Körper fühlte sich nicht an wie mein Körper. Er zitterte unkontrollierbar. Oh, und der Schmerz. Es war wie die schlimmsten Ohrenschmerzen, die schlimmsten Zahnschmerzen vertausendfacht. Was wussten wir damals schon über Schmerz, wir geliebten Kinder aus den grünen Vororten, mit Privatschulen und Eltern, die uns trotz ihrer geringfügigen Fehler und Versäumnisse bis zum Wahnsinn liebten? Wir waren kaum jemals auch nur angeschrien worden. Selbst den Lehrern war es nicht mehr erlaubt, gemein zu uns zu sein.

Ohne meine ständige Diät aus Comics und Horrorfilmen, den Vorstellungen, die mich überhaupt erst in diesen Schlamassel gebracht hatten, hätte ich das, was dann kam, vielleicht nicht überlebt.

Oder ohne diesen Polizisten – weißt du noch? –, der zu uns in die Schule kam und einen Vortrag darüber hielt, wie wir uns verhalten sollten, wenn wir entführt würden. »Erstens, lasst euch nicht entführen.« Das war Lektion Nummer eins. (Ich weiß, an die Regel wirst du dich erinnern, Lara.) »Aber wenn euch doch jemand erwischt, erklärte er uns, brecht alle Regeln. Vergesst alles, was euch erzählt wurde: dass ihr brav sein sollt, keine Szene machen, den Erwachsenen in eurem Leben gehorchen. Seid unartig. Brüllt und schreit. Kämpft. Macht Unordnung. Zerreißt Dinge, flutet Toiletten und Badewannen, zerschmettert die Gipskarton-Wände. Tut alles, was euch irgendwie Aufmerksamkeit einbringen kann.«

Weißt du noch, wie er uns beigebracht hat, die Rücklichter kaputt zu schlagen, wenn wir im Kofferraum von irgendeinem Psycho eingesperrt sein sollten? Es war eine bizarre Vorführung, aber niemand lachte. Wir haben nicht mal später Witze darüber gerissen. Weil es höllisch beängstigend war. Da draußen gab es solche Leute. Leute, die dich verschleppen und unaussprechliche Dinge mit deinem Körper anstellen wollten.

Etwas Merkwürdiges geschah mit mir, als ich in Kreskeys Keller eingesperrt war. Bei extremer Traumatisierung kann es zu einer Spaltung der Psyche kommen, insbesondere bei sehr jungen Menschen. Im Allgemeinen wird das für eine schlechte Sache gehalten. Es kann sich als Psychose, dissoziative Zustände oder sogar Katatonie zeigen. Doch die meisten Trauma-Experten stimmen darin überein, dass diese Spaltung auch ein Geschenk sein kann, nämlich dann, wenn ein stärkeres Ich auftaucht, das die schwächeren Aspekte beschützt.

In der furchteinflößenden modrigen Schwärze dieses Kellers wurde eine dunklere, stärkere, kühnere Version meiner selbst geboren. Ansonsten hätte ich den anderen vielleicht nie kennengelernt. Ich kann nicht behaupten, dass ich ihn mag oder froh darüber wäre, dass wir Gelegenheit hatten, einander zu begegnen. Ich kann aber auch nicht behaupten, dass ich ihm nicht dankbar wäre.

Der Hank, der ich war, als Kreskey uns entführte, der hätte für sich allein nicht überlebt, was dann kam. Ich wünschte, ich hätte den Hank, der dabei auftauchte, in diesem Keller zurücklassen können, als ich ihn nicht mehr brauchte. Aber so funktioniert das normalerweise nicht.

Meine letzte Sitzung an diesem Tag wird ungefähr noch eine Viertelstunde dauern. Von Fenster meines Sprechzimmers aus sehe ich, wie ihr Auto, ein schwarzer Mittelklassewagen, in eine Parklücke fährt und dann einfach dort steht, wartend.

Patrick, mein Vier-Uhr-Patient, spürt, dass meine Aufmerksamkeit abgelenkt ist, und ich glaube, der letzte Teil der Sitzung leidet ein wenig darunter. Traumatisierte Kinder haben feine Antennen, sie nehmen subtile Nuancen wahr, die anderen entgehen. Es ist ein Überlebensmechanismus. Ein Kind, das von einem unberechenbaren, gewalttätigen Elternteil großgezogen wird, lernt, auf jede Bewegung zu achten, auf die Mikromimik, auf jede Veränderung im Tonfall oder sogar im Atemrhythmus. Aus ihnen werden wachsame Erwachsene, ungewöhnlich intuitiv, fast schon empathisch.

Patrick ist ein begabter Künstler und besessen von der menschlichen Gestalt, insbesondere dem Gesicht, den Augen. Ich spüre die Hitze seines Blicks die ganze gemeinsame Stunde auf mir ruhen. Die meisten meiner Patienten starren auf ihre Hände, den Boden, die Kunstwerke und Kunstobjekte, die an den Wänden hängen. Nicht so Patrick. Sein Vater hat ihn körperlich und seelisch misshandelt, brutal, gnadenlos.

Patrick hat Narben davongetragen – die gebrochene Nase ist nicht ordentlich verheilt, sein Arm, der nicht richtig geschient wurde, schmerzt noch, eine Brandwunde am Hals ist immer noch gerötet und gereizt. Sein Vater hat seine Mutter brutal ermordet, während der Junge, fast bewusstlos geschlagen, hilflos zusah.

Seine Tante und sein Onkel haben ihn zu sich genommen und besorgen ihm die Hilfe, die er braucht. Ich weiß nicht, was noch auf ihn zukommen wird. Er ist ein stiller Junge und versucht meistens, so wenig Raum wie möglich einzunehmen.

»Kannst du schlafen?«, frage ich.

Es ist etwas über ein Jahr her, dass seine Mutter umgebracht wurde.

Er zuckt die Achseln. »Die Nacht ist eine gute Zeit zum Arbeiten.«

»Der Schlaf ist eine heilende Kraft in unserem Leben«, erkläre ich. »Unser Gehirn ruht sich aus und verarbeitet Erlerntes, unsere Zellen heilen und regenerieren.«

»Der Schlaf ist ein dunkles Tor«, sagt er.

Seine Augen sind wie dunkelbraune Teiche, sein Mund eine dünne Linie. In letzter Zeit, auf meine Anregung hin und mit Unterstützung seines Onkels, hat er den Sport entdeckt. Er war völlig ausgemergelt, als er zu mir kam. Seine Muskeln sind kräftiger geworden, er hat zugenommen. Seine Tante glaubt, dass es ein Mädchen gibt, das er gern mag. Er hat sie gebeten, ihn zum Abschlussball der Senior High School zu begleiten. Das sind vielversprechende Entwicklungen.

»Immer noch Albträume?«

Er nickt und schaut aus dem Fenster. Ich folge seinem Blick, und mein Blick fällt auf den Wagen.

Was könnte sie wollen?

Als ich mich wieder Patrick zuwende, mustert er mich stirnrunzelnd.

»Was ist los?«, fragt er.

»Nichts«, sage ich. »Entschuldige.«

Er langt nach seiner Mappe und reicht sie mir. Ich schlage sie auf.

Die Bilder sind verstörend, wie immer. Ein Frauengesicht ohne Augen, ein geöffneter, schreiender Mund. Ein Junge kauert ganz am Ende eines langen, schrumpfenden Flurs, gerade noch sichtbar, er wird von einem sabbernden Monster angefallen. Ein abgetrennter Kopf. Ein Blutbad. Dicke, schwarze Kohlestriche und Schattierungen von Blutrot. Wir haben die Bilder ausführlich besprochen, er und ich. Wer ist diese Frau? Warum hat sie keine Augen?

»Das sind nur die Bilder aus meinen Träumen«, erklärt er dann. »Ich weiß nicht, was sie bedeuten.«

Kein Wunder, dass der Junge nicht schlafen will. Er hat zugegeben, dass er wütend auf seine Mutter ist. Sein Vater hat sie beide verprügelt, ihn und seine Mutter, aber sie hat ihrem Mann immer wieder verziehen. Sie verschloss die Augen vor dem, was Patrick durchmachen musste, und brachte gegenüber Ärztinnen und Lehrern Ausreden vor. »Es war, als könnte sie nicht sehen, wie er war«, sagte Patrick. »Als wäre sie blind oder wollte es sein.«

Ich habe ihm erklärt, dass Menschen, die im Erwachsenenalter Misshandlungen hinnehmen, oft bereits als Kinder misshandelt wurden. Wenn die Erfahrung sie prägt, werden sie vielleicht immer Gewalt mit Liebe gleichsetzen.

Am Anfang unserer gemeinsamen Arbeit fragte er mich:

»Bin ich wie er? Werde ich den Menschen wehtun, die ich liebe?«

Das ist eine gute Frage. Was macht uns zu dem, was wir sind? Die Gene oder die Umwelt, oder, noch wahrscheinlicher, ist es eine unwahrscheinlich komplizierte, verschlungene Helix, die sich aus beidem zusammensetzt? Ich arbeite jetzt schon eine ganze Weile mit Menschen, die hochgradig traumatisiert und seelisch zerbrochen sind. Ich kenne die Antworten nicht. Das tut niemand. Einige dieser Menschen landen im Gefängnis. Andere überwinden es und führen ein gutes, gesundes Leben. Wieder andere vegetieren in einem Labyrinth des Leidens vor sich hin, das keinen Ausgang zu haben scheint, unfähig zu lieben oder geliebt zu werden.

»Ich glaube, dass wir die Wahl haben, dass wir uns entscheiden können. Dass du diese Frage überhaupt stellst, bedeutet meiner Ansicht nach, dass aus dir ein besserer Mensch werden könnte, als dein Vater es je war.« So lautete meine Antwort.

Was nur Therapiesprache ist für: *Ich habe keine Ahnung, Junge.*

»Geh durch das Tor hindurch, so beängstigend es auch sein mag«, rate ich Patrick. Doch ich bin abgelenkt. Warum ist die junge FBI-Agentin schon wieder da? »Einen anderen Weg hinaus gibt es nicht. Stell dich diesen Traum-Dämonen. Und wir wollen Schlafmangel möglichst vermeiden.«

Nach der Sache mit Kreskey waren die Albträume das Schlimmste. Ein dunkles Tor, ja. Ich kritzele den Ausdruck in mein Notizbuch, er trifft es gut.

»Niemals zu hungrig, zu wütend, zu einsam, zu müde werden«, sagt Patrick. Er spricht langsam, zieht die Wörter in die

Länge. Er wiederholt etwas, was er schon oft von mir gehört hat.

»Richtig.« Es stammt von den Anonymen Alkoholikern. Aber ich glaube, es ist eine gute Faustregel für so ziemlich jeden.

»Wenn du aus einem Albtraum aufwachst, schreib Tagebuch oder zeichne«, rufe ich ihm in Erinnerung. »Bring deine Arbeiten mit, dann besprechen wir sie nächste Woche.«

Ganz unten im Stapel der Zeichnungen liegt das Porträt eines Mädchens. Sie hat üppige, kupferrote Locken und seeglasblaue Augen, ein paar Sommersprossen. Die Zeichnung ist farbig, Licht fällt durch ein Fenster hinein. Das Mädchen hat eine Hand auf die Tischplatte gelegt.

»Wer ist das?«

»Amanda«, sagt er.

»Die, mit der du zum Abschlussball gehen wirst?«

Er errötet und lächelt – eine Seltenheit. Es ist die erste Zeichnung von ihm, die ich zu sehen bekomme, die nicht verstörend ist. Ich nehme es als weiteres vielsprechendes Zeichen.

»Jetzt am Samstag ist es so weit, nicht wahr?«, sage ich. »Bring nächste Woche Bilder mit. Hab Spaß und bleib heil und gesund.«

Dann ist er fort. Ich verfolge vom Fenster aus, wie er das Haus verlässt und zu seiner wartenden Tante ins Auto steigt.

Brenda, meine Arzthelferin, wird gegangen sein, nachdem sie Patrick begrüßt hat. Sie geht immer um drei, um ihre Tochter von der Schule abzuholen, außer am Mittwoch, wenn wir noch spät Patienten empfangen. Ich verfolge, wie die rothaarige FBI-Agentin und ihr Partner aus dem Auto steigen und das Gebäude betreten. Kurz darauf klopft jemand an meine Praxistür.

»Tut mir leid, dass wir Sie noch mal behelligen müssen«, sagt sie mit einem kühlen Lächeln. Es ist das zweite Mal, das wir über ihren Fall sprechen. »Ich bin Agent Brower. Das ist mein Partner, Agent Shultz.« Vielleicht nimmt sie an, dass ich ein schlechtes Gedächtnis habe. Das ist nicht der Fall.

»Jederzeit gern«, sage ich und trete zurück, damit beide hereinkommen können.

Ich führe sie durch den Wartebereich ins Behandlungszimmer. Agent Brower setzt sich, doch Agent Shultz bleibt stehen, genau wie beim letzten Mal, als die beiden bei mir zu Hause waren. Wieder tritt er gleich ans Bücherregal.

»Ich muss zugeben, dass wir nicht so recht weiterkommen«, sagt sie. Sie sitzt vornübergebeugt da, die Ellbogen aufgestützt. »Da es keine konkreten Spuren gibt, versuchen wir, ein Profil zu erstellen.«

»Glauben Sie immer noch, dass es einen Zusammenhang zwischen den beiden Taten gibt?«

Bei ihrem letzten Besuch wollte sie meine fachliche Meinung darüber erfahren, ob die Rächer-Morde an Steve Markham und an Wayne Garret Smith zusammenhängen könnten.

»Wir haben uns andere Fälle noch einmal angesehen und glauben, dass es noch weitere geben könnte.«

»Ach?«

»Vor zwei Jahren wurde ein Mann, der angeklagt war, seine Frau und seinen Stiefsohn zu Tode geprügelt zu haben, wegen eines Formfehlers freigesprochen. Sechs Monate später wurde er von jemandem zu Tode geprügelt. Und dann gibt es noch einen weiteren Fall – er dürfte Ihnen bekannt sein, Doktor.«

»Lassen Sie mich raten«, sage ich. »Kreskey.«

»Das ist richtig«, antwortet sie. »Aber ich will keine bösen Erinnerungen bei Ihnen wachrufen.«

Ihre mandelförmigen Augen sind auf mich gerichtet. Sie verschränkt die langen, schmalen Finger ineinander. Die Nägel sind kurz geschnitten, eckig gefeilt und nicht poliert. Sie ist schlank, doch Beine und Hüften sind muskulös. Eine Läuferin.

Fast hätte ich gelächelt. Stattdessen senke ich den Kopf. »Ein solches Trauma«, sage ich. »Das werden wir nie los. Wir passen uns an und lernen, damit zu leben.«

»Machen Sie deshalb die Arbeit, die Sie machen?«

Sie weiß ja nicht, was sie da fragt.

»Es hilft mir, anderen zu helfen, ja«, sage ich. Aber es gibt auch noch andere Gründe.

Sie nickt ernst, löst die Hände voneinander und beugt sich vor.

»Ich glaube, wir könnten es mit einem Täter zu tun haben, der aus Rache mordet«, sagt sie. »Die Opfer sind alle Leute, die sich eines Verbrechens schuldig gemacht haben und nicht dafür bestraft wurden.«

Ich lasse mich auf den Stuhl hinter meinem Schreibtisch sinken.

»Vergleichbare Fälle sind eigentlich nicht bekannt.« Das habe ich ihr schon beim letzten Mal erklärt.

»Ich würde es gern eingehender mit Ihnen besprechen.«

Sie ist noch jung, erkenne ich plötzlich, wirklich sehr jung. So etwas begegnet einem erst, wenn man ein bestimmtes Alter erreicht hat – dass Personen in Autoritätspositionen jünger sind als man selbst. Und obwohl sie Selbstbewusstsein ausstrahlt, erkenne ich in diesem Augenblick deutlich, dass sie zu kämpfen hat. Ich sehe Selbstzweifel, ein wenig Lebensangst.

»Verstehe.«

Ich bin so etwas wie eine Berühmtheit, wenn ich das selbst sagen darf. Alsüberlebendes Opfer eines Kindermörders bin ich Facharzt für Psychiatrie und für klinische Psychologie und arbeite hauptsächlich mit Trauma-Opfern. Ich bin Bestsellerautor, Gerichtsgutachter, Medienberater und werde gelegentlich von den Strafverfolgungsbehörden zurate gezogen – wenn auch normalerweise nicht vom FBI, das ziemlich stolz auf seine Elite-Verhaltensanalyseeinheit ist. (Sie haben jetzt sogar einen eigenen Podcast.)

Ich setze meine Brille auf und lehne mich ein wenig in meinem Schreibtischsessel zurück. Agent Shultz hat sich ein Buch aus dem Regal genommen. Ich kann nicht erkennen, welches.

»Die meisten Serientäter, das kam ja schon beim letzten Mal zur Sprache, werden von tief sitzenden Bedürfnissen und Zwängen motiviert. Es erscheint mir unwahrscheinlich, dass jemand motiviert sein könnte, immer wieder aus Rache zu töten. Das würde eine intensive Planung voraussetzen, eine Entmenschlichung des Opfers, ein ungeheures, brennendes Bedürfnis zu töten. Und Serientäter sind übrigens außerordentlich selten. Rachetaten sind normalerweise leidenschaftlich, geprägt von Wut und Hass. Bei einem solchen Verbrechen wird man sich bei den Familien der Opfer umsehen müssen.«

»Nein«, sagt sie und schüttelt leicht den Kopf. »Das waren keine Verbrechen aus Leidenschaft. Die Taten waren gut geplant und wurden fehlerlos ausgeführt, ohne die geringsten Spuren zu hinterlassen.«

»Hm.«

»Wenn nicht mittlerweile fast alle Häuser mit Überwachungskameras ausgestattet wären, hätten wir gar nichts in der Hand.«

Sie holt einen Aktendeckel aus ihrer Ledermappe, steht auf und schiebt ihn über den Tisch. Als ich ihn aufklappe, sehe ich ein Foto, körnig und undeutlich. Zu erkennen ist lediglich eine Gestalt mit Kapuze, die eine Vogelmaske trägt – Federn, ein gebogener gelber Schnabel.

»Die Aufnahme ist in der Nacht entstanden, in der Markham ermordet wurde.«

Sie reicht mir einen weiteren Aktendeckel. »Das ist vom Mord am Boston-Boogeyman.«

Noch eine körnige Aufnahme, noch eine Gestalt mit Kapuze und Vogelmaske.

Ich lege die beiden Fotos nebeneinander und tue so, als würde ich sie gründlich studieren.

»Verstehe«, sage ich und schiebe die Brille ein wenig höher.

»Vielleicht wären Sie bereit, sich ein wenig damit zu beschäftigen? Darüber nachzudenken, ob es eine Verbindung geben könnte.«

»Aber natürlich«, sage ich. »Gibt es sonst noch etwas, das beide Fälle in Verbindung bringt? Weitere Einzelheiten, wie unbedeutend auch immer, könnten mir helfen.«

»Ich werde Ihnen eine Kopie der Fallakten besorgen, wenn Sie meinen, dass Sie die Zeit haben, sie sich anzusehen.«

»Wie gesagt, ich werde tun, was ich kann.«

Als sie weg sind, gestatte ich mir, einen Moment auf die Fotos zu starren. Wie blöd kann man sein, verdammt? Diese Kameras sind mittlerweile überall, ich sollte das besser wissen als jeder andere.

Ich spüre, dass Tess da ist, bevor ich aufblicke und sie dort sitzen sehe, wo Patrick vor wenigen Minuten stand. Das Mädchen, das ich heute sehe, ist nicht so, wie du sie in Erinnerung hast, Lara. Sie ist kein kleines Mädchen mit Zahnspangen und einer komischen, unbeholfenen Art von Schönheit. Sie ist hochgewachsen, gertenschlank, mit strohblondem Haar, ihrer Mutter Sandy so ähnlich. Oft trägt sie Schwarz – ein Kleid mit hohen Stiefeln, manchmal Jeans und ein pechschwarzes Top. Tess.

»Glaubst du, sie wissen etwas?«, fragt sie.

Sie wirkt besorgt. Sie hat sich immer Sorgen wegen allem und jedem gemacht, das weißt du bestimmt noch. Sie hasste Achterbahnen und wollte sich nie die gruseligen alten Filme anschauen, die wir unbedingt gucken wollten, wenn meine Eltern nicht zu Hause waren – *Der Exorzist*, *Der weiße Hai*, *Blutgericht in Texas*, diesen Film mit dem Kettensägen-Massaker. Ich war I-Aah (manchmal Puh), und du warst Tigger. Aber sie war Ferkel – ängstlich, nervös, aber sooo niedlich. Sie macht sich immer noch ständig Sorgen.

»Ich weiß es nicht«, sage ich.

Beim ersten Besuch der FBI-Agenten nahm ich an, dass sie lediglich an meiner fachlichen Meinung interessiert waren, meine Erkenntnisse zu ihrem Fall hören wollten. Dieses zweite Mal war irgendwie merkwürdig.

Die Sonne ist untergegangen, und im Raum ist es dämmrig geworden. Als ich wieder zu Tess hinübersehe, ist sie fort.

14

Überreizt von den vielen neuen Eindrücken quengelte Lily während der ganzen Rückfahrt. Als Rain in die Auffahrt einbog, war sie total geschlaucht. Es war schon dunkel, aber trotzdem war sie überrascht, als sie Gregs Auto in der Garage stehen sah. Die Haustür stand offen. Normalerweise kam er über eine Stunde später heim.

Einen Moment lang sah sie seine Silhouette in der Tür, dann kam er heraus, um ihr mit Lily und ihren Unmengen an Babysachen zu helfen. Wie konnte ein einziges kleines Menschlein so viele Dinge brauchen?

»Du bist früh dran«, meinte sie und reichte ihm die Wickeltasche.

»Wo warst du?«

Sein Ton gefiel ihr nicht sonderlich. Angespannt, ein wenig kühl. Ihr Mann neigte dazu, sich Sorgen zu machen, das wusste sie. Er hatte seine Gründe – berechtigte Gründe. Sie hatte Fehler gemacht, große Fehler. Sie war nicht immer ehrlich zu ihm gewesen. Selbst jetzt gab es Dinge, die sie ihm nicht erzählt hatte, obwohl sie es hätte tun sollen. Diese Unterlassungssünden.

Trotzdem ging es ihr gegen den Strich, Rechenschaft darüber ablegen zu sollen, wo sie gewesen war. Genau wie ihr Vater hatte sie eine unabhängige Ader. Es gefiel ihr nicht, jemandem Rede und Antwort stehen zu müssen.

Aber das war nicht fair, oder? Jetzt, wo sie die Mutter von Gregs Kind war, seine Frau. Das gehörte eben dazu.

»Ich hab nur meinen Vater besucht«, sagte sie, um einen leichten Tonfall bemüht. Als sie Lily aus dem Kindersitz hob, wurde aus dem Quengeln Schreien.

»Alles in Ordnung?«, fragte Greg über den Radau hinweg.

Er schlang sich die Wickeltasche über die Schulter, während Rain das Baby wiegte, ihm leicht auf den Rücken klopfte. Da war es wieder, dieses Gefühl völliger Erschöpfung, das ihr mittlerweile so vertraut war – zu viel im Kopf, ein schreiendes Kind, Brüste, die prall vor Milch waren.

»Ja.« Ihr Frust wuchs. »Bist du damit einverstanden, dass ich meinen Vater besuche? Oder hätte ich vorher um Erlaubnis bitten sollen?«

Lilys Geschrei wurde lauter, inzwischen war es ein zorniges, durchdringendes Geheul.

Greg verdrehte die Augen, etwas, was sie hasste. Und das wusste er ganz genau.

»Es wäre schön gewesen, wenn ich gewusst hätte, dass du nicht zu Hause bist«, sagte er. »Ich bin heute früher gegangen, damit wir zusammen was essen können und du danach ins Fitnessstudio kannst – oder was auch immer.«

Jetzt fühlte sie sich schuldig, was sie noch wütender machte. »Es gibt da dieses geniale Gerät. Nennt sich Handy.«

»Ich versuche seit gut einer Stunde, dich anzurufen.«

Lilys Gebrüll steigerte sich. Rain ließ sie auf ihrer Hüfte wippen, was sie aber nur noch mehr in Rage zu bringen schien. Rain fing an, sie auf und ab zu schaukeln.

»Aber wir telefonieren nicht beim Fahren, oder?«, sagte sie. Ihr Ton war schärfer als beabsichtigt. Sie war nicht wütend auf ihn. »Besonders nicht mit dem Baby an Bord. Ich habe diese Funktion, die eingehende Anrufe automatisch blockt, wenn ich am Steuer sitze.«

Sie hatte auch die »Meine Freunde suchen«-App deaktiviert. Wenn er versucht hätte, sie auf diese Weise zu finden, hätte er nur die Meldung erhalten, dass ihr Standort unbekannt war. Es war nichts Persönliches. Sie versuchte nicht, ihrem Mann zu verheimlichen, wo sie sich befand. Jedenfalls nicht heute.

Ihr gefiel einfach der Gedanke nicht, dass ihr Handy zu jeder Sekunde wusste, wo sie war. Wann hatten sie alle ihre Bewegungsfreiheit aufgegeben? Auch Henry wütete gern gegen die Standorterkennung auf Handys.

Du stehst immer unter Beobachtung. Vergiss das nie.

Sie ging ins Haus, dicht gefolgt von Greg, und als sie in die Küche kam, sah sie, dass er ihnen etwas zu essen mitgebracht hatte. Von ihrem Lieblings-Chinesen. Dafür hatte er einen Riesenumweg machen müssen. Ein noch stärkeres Schuldgefühl gesellte sich zu der Kakofonie in ihrem Kopf.

Sie ging zur Treppe und warf dabei ihre Handtasche zur Seite. Lily brüllte aus voller Kehle, und Rain hatte das Gefühl, ihr würde gleich der Kopf platzen.

»Wir füttern dich jetzt, du kommst in die Badewanne und danach sofort ins Bettchen«, sagte sie, hielt ihre Stimme sanft und beruhigend. »Okay, Schätzchen? Du bist ja sooo müde.«

Zum Glück folgte Greg ihr nicht nach oben, sondern blieb unten an der Treppe stehen und sah ihr nach, als sie hinaufging. Auf dem Treppenabsatz drehte sie sich zu ihm um, und da war ein schwer zu deutender Ausdruck in seinem Gesicht.

Sie stillte Lily und badete sie dann. Die Kleine saß gesättigt und ruhig in der Wanne und planschte, genoss das mollig warme Wasser, das gedämpfte Licht.

Der Besuch bei ihrem Vater, die Dinge, die er gesagt hatte, die Bilder aus Henrys Mail tanzten Rain immer noch im Kopf herum. Doch das alles trat in den Hintergrund, als Lily, nun wieder ganz zufrieden, herumspritzte und gluckste. Sie rieb sich mit ihren pummeligen Fäustchen die Augen, als Rain ihr perfektes Baby aus der Wanne hob, ins Entchen-Handtuch hüllte, sie abtrocknete und dabei die Zehen und den Nabel küsste.

Während sie stillte, war Greg hereingekommen und hatte Lily einen Kuss auf den Scheitel gedrückt.

»Wir sollten reden«, sagte er ruhig.

Er war noch einen Moment geblieben und hatte ihnen zugeschaut. Sie wartete auf einen Kommentar dazu, dass sie immer noch stillte, aber stattdessen hatte er nur traurig gelächelt und den Raum verlassen.

Als sie nach unten kam, hatte er bereits den Tisch gedeckt und erwartete sie mit einem Glas Wein.

»Ich hätte früher anrufen sollen«, sagte er, als sie sich an den Tisch setzte. »Dann hättest du gewusst, dass ich auf dem Heimweg war.«

»Und ich hätte anrufen sollen, um dir zu sagen, was wir heute vorhaben«, gab sie zu. »Es war eine spontane Sache. Tut mir leid.«

Sie nahm einen großen Schluck Wein und spürte, wie die Wärme sich in ihr ausbreitete, etwas von ihrer Anspannung löste.

»Ich mache mir Sorgen, Rain.« Er schloss die Augen und rieb sich den Nasenrücken.

Etwas an seinem Ton war seltsam. Dann fiel ihr Blick auf den Stapel Briefe neben seinem Teller.

»Wann wolltest du mir davon erzählen?« Er legte die Hand auf den Stapel und musterte sie mit gerunzelter Stirn.

»Wo hast du sie gefunden?«, fragte sie, und ihre Kehle wurde eng.

Er seufzte. »In deiner Schreibtischschublade.«

Darüber hätte sie sich vermutlich aufregen können. Verletzung persönlicher Grenzen und all das. Schnüffeln war erbärmlich, oder? Aber auf Greg traf das nicht zu. Viele Paare, die sie kannte, führten ein absurd getrenntes Leben – verschiedene Bankkonten, Handys, die für den Partner tabu waren, abgeschlossene Arbeitszimmer, passwortgeschützte Computer. Bei ihr und Greg war das anders – sie hätte keinerlei Bedenken, sich an seinen Schreibtisch zu setzen, und sein E-Mail-Programm war immer geöffnet. Er ging auch manchmal an ihr Handy, wenn es klingelte.

Es war keine große Sache, dass er an der Schublade ihres Schreibtischs gewesen war – dort lagen die Scheckhefte. Es gab keine Stellen im Haus, die für den anderen tabu waren, denn so was konnte sie nicht leiden. Sie erinnerte sich nur zu gut an das Arbeitszimmer ihres Vaters, das sonst niemand betreten durfte. Es war ein Thema, das in den Streitereien ihrer Eltern immer wieder eine Rolle gespielt hatte. »Du bist lieber in diesem Zimmer als irgendwo sonst auf der Welt. Was geht da oben vor, Bruce?« In ihrer Ehe wollte Rain keine geheimen Zimmer, keine abgeschlossenen Türen. Sie und Greg waren vor allem beste Freunde, dann erst Mann und Frau.

Aber dass sie ihm nichts von den Briefen erzählt hatte, ja, *das* war eine große Sache. Sie hatte es vorgehabt. Im Grunde hatte sie die Briefe nicht mal versteckt. Warum also hatte sie ihm nichts davon erzählt? Schlimmer noch – warum las sie die Briefe, manchmal mehrmals? Ihre Wangen brannten vor Scham. Sie trank noch einen Schluck Wein. Es gab nichts, was sie hätte sagen können.

»Ich weiß nicht, was ich davon halten soll«, fuhr er fort, als von ihr nichts kam. »Ich bin ... besorgt.«

»Ich antworte ihm nie, aber er schreibt immer wieder«, sagte sie endlich.

Er deutete auf die Adresse. »Er weiß, wo wir wohnen.«

»Ja.«

»Woher?«

»Ich weiß es nicht«, gab sie zu.

Sie war etwas beklommen gewesen, als der erste Brief kam – direkt nach Lilys Geburt, nach ihrem Umzug. Doch überrascht hatte es sie nicht. War sie nicht sogar ein bisschen erleichtert gewesen?

»Aber«, fügte sie rasch hinzu, »so ist das nicht. Er wird uns nichts *antun*.«

Warum klang das so, als wollte sie ihn verteidigen? Sie schob die Hand in die Tasche und berührte das Kristallherz. Greg neigte den Kopf und musterte sie scharf – der Blick des skeptischen Nachrichtenmannes. Es würde sie höllisch ärgern, wenn sie sich nicht so ins Unrecht gesetzt hätte.

»Wir sind ... du weißt schon«, sagte sie, sah Greg an und suchte seinen Blick. Er ging auf Distanz, wenn er wütend wurde, versteckte sich hinter dem, was sie sein Journalistengesicht nannte – streng, aufmerksam, skeptisch. Sie wollte es ihm begreiflich machen, obwohl sie nicht genau wusste, ob sie es selbst verstand. »Wir sind verbunden ... durch das, was passiert ist.«

»Nein!« Greg beugte sich vor. Er gehörte nicht zu denen, die anfingen zu brüllen oder mit der Faust auf den Tisch schlugen, aber er hätte es ebenso gut tun können. Die plötzliche Eindringlichkeit seines Blicks ließ sie zurückweichen. »Das seid ihr nicht. Du bist an mich gebunden und an unsere Tochter. Nicht an *ihn*.«

Nein, nein. Das stimmte nicht.

Die Verbundenheit mit ihrer kleinen Familie – das war die Gegenwart, die Zukunft.

Mit Hank – dem Jungen, der entführt wurde, obwohl es eigentlich Rain oder Lara oder LAH-raine hätte treffen sollen – mit Hank war sie an die Vergangenheit gefesselt.

Sie hatte fast zwölf Stunden dort gesessen, wie sie später erfuhr, zusammengekauert in dem feuchten ausgehöhlten Baumstamm. Es erschien ihr nicht wie zwölf Stunden oder zwölf Minuten. Es war ein Raum, in dem es keine Zeit gab, ein Traum, ein Zwielicht zwischen Leben und Tod. Ihre Wunden bluteten stark – noch ein paar Stunden länger, und sie hätte es nicht überlebt. Aber es hätte ebenso gut ein Jahr sein können oder fünf Minuten. Sie hatte sich von der Zeit abgetrennt, war wie in einem Schwebezustand, ausgelöst durch die Schmerzen, das Entsetzen und den Schock einer Erfahrung, die weit außerhalb aller bisherigen Erfahrungen ihres zwölfjährigen Lebens lag.

Der Hüne im Wald, der böse Hund. Sie war gebissen und geschlagen worden – ihr Kiefer war zerschmettert –, sie hatte mit angesehen, wie ihre Freunde geschlagen und weggeschleift wurden. Die Dämmerung kam, und sie verlor immer wieder das Bewusstsein. Dann hörte sie ihren Namen im Wind. Selbst da wagte sie nicht zu rufen. Sie vergrub sich tiefer im Baum, der schwarzen, feuchten Gebärmutter der Höhlung.

»Hallo, Lara Winter, bist du das? Jetzt ist alles wieder gut, Mädchen«, sagte der Polizist, der näher kam und sich vor ihr hinkniete. Detective Harper. Im Lauf der Jahre hatte sie ihn gut kennengelernt. »Es ist alles okay.«

Doch das stimmte nicht, das hatte sie sogar schon damals gewusst. Es gab ein Davor und ein Danach, den Menschen, der sie vorher gewesen war, und den Menschen, der sie danach war. Dieses andere Mädchen würde sie niemals wieder sein. Von jetzt an konnte nichts mehr gut sein.

Er streckte die Hand nach ihr aus, aber sie kauerte sich zusammen und wich vor ihm zurück, obwohl er freundliche Augen hatte und stark und gut zu sein schien.

Er stand auf und rief: »Hierher! Ich brauche die Notfallsanitäter. Ich hab das Winter-Mädchen gefunden!«

Sie hörte eine Frau schreien und wusste, dass es ihre Mutter war. Und noch immer kamen keine Worte. Das Winter-Mädchen, Arme wie tote Zweige, mit Eis bedeckt, Haar und Wimpern voller Eiskristalle, erfroren und halb tot. Das war das Bild, das diese Worte in ihr wachriefen. Bevor sie wieder bewusstlos wurde, fragte sie sich, ob sie vielleicht tot war.

Dann waren da viele Menschen, ihre Eltern waren da, sie hielten einander umklammert. Tess' Mutter stand wie erstarrt, die Arme um sich geschlungen, mit leerem, bleichem Gesicht. Rain verlor immer wieder das Bewusstsein, wurde hochgehoben, weggetragen. Der Schmerz war eine ferne Sirene. Sie hörte ihre eigenen Schreie.

Ihre Mutter weinte im Rettungswagen.

Detective Harper war auch dort. »Lara, Schatz, ich weiß, du bist verletzt. Aber du musst mit uns reden. Wo sind deine Freunde? Was ist passiert?«

Endlich kamen die Worte in einem Schwall, völlig durcheinander, alles, alles, an das sie sich erinnern konnte – hätten nicht in den Wald gehen sollen, er saß am Bach, der Hund, riesig, gewaltig, ein widerlicher Bart und eine dicke, hässliche Brille, ein Ungeheuer, er war in Richtung Norden gegangen. Das wusste sie, weil sie darauf geachtet hatte, wo die Sonne stand. Ihr Vater hatte ihr beigebracht, immer darauf zu achten, wo sie war.

Dieser Mann im Wald. Kannte sie ihn? Hatte sie ihn schon mal gesehen?

Ja.

Wo?

Es fiel ihr nicht ein.

»Denk nach. Denk nach. Versuch's, Liebes, versuch's!«, drängte ihre Mutter.

Niemand sprach aus, dass das Leben von Tess und Hank davon abhing. Aber sie wusste es.

»Ich weiß, wie schwer das ist«, sagte Detective Harper. Sie waren im Krankenhaus, er lief neben der Trage her, einen Flur hinunter, Leute riefen durcheinander. »Wo bist du in den letzten Tagen überall gewesen? Wen hast du gesehen? Versuch, dich zu erinnern, Lara. Hilf uns, deine Freunde zu finden.«

Tess und Hank. Sie musste sich erinnern, um ihrer Freunde willen. Trotz der Schmerzen und des Entsetzens dachte sie angestrengt nach. Sommer. Heiße Tage. Nichts zu tun. Ihr Vater, der etwas erledigen musste und wollte, dass sie mitkam. Sie hatte eigentlich keine Lust, fuhr aber trotzdem mit. Weil sie jede Aufmerksamkeit genoss, die er bereit war, ihr zu schenken.

Und dann fiel es ihr wieder ein.

Die Werkstatt, in die ihr Vater sein Auto zur Inspektion gebracht hatte. Sie hatte ihn unter Protest begleitet und endlos in einem nach Benzin stinkenden Raum mit Holzvertäfelung gewartet, in dem zerfledderte Zeitschriften für alte Leute auslagen. Die Klimaanlage pfiff aus dem letzten Loch, sogar der Verkaufsautomat wirkte lädiert, das spärliche Angebot sah nicht sehr appetitlich aus, und es waren die falschen Marken. Ihr Vater unterhielt sich mit dem Automechaniker, der offenbar ein Fan seiner Bücher war. Sie waren im Nebenraum und redeten und redeten, endlos, wie Erwachsene es tun, über nichts.

»Dad, kann Mom mich abholen?«

»Nur eine Minute noch, LAH-raine, Schatz.«

Sie spürte seinen Blick auf sich, bevor sie ihn sah. Er lungerte im Schatten herum und beobachtete sie durch das Fenster, das den Warteraum von der Werkstatt trennte. Er hob eine Hand und schaute sie seltsam ausdruckslos an. Sie rannte zu ihrem Vater und hängte sich an ihn, bis er sie nicht länger ignorieren konnte. Aber es war nur ein kurzer Moment gewesen. Sie hatte den Mann bereits vergessen, als sie bei Tess vor dem Fernseher saß.

»Wo war das?«, fragte Harper ihren Vater.

Er wirkte wie betäubt, verwirrt und nannte den Namen der Werkstatt.

»Gut gemacht, Mädchen«, sagte Detective Harper. »Du hast's geschafft.«

Er rannte aus dem Zimmer. Ihre Mutter hielt sie ganz fest. Ihr Vater vergrub das Gesicht in den Händen. Sie erinnerte sich an die flackernden Neonröhren, die kratzenden Laken auf der Trage, den Schmerz.

»Werden sie Tess und Hank finden?«, fragte sie. »Reicht das, um sie zu finden?«

Ihre Mutter versuchte ein Lächeln, aber es zerbarst in tausend Stücke, und sie fing wieder an zu weinen.

»Hoffen wir mal, Liebling«, sagte ihr Vater, der hinter ihre Mutter trat.

Sie glaubte, eine Anklage aus seiner Stimme herauszuhören, eine vage Enttäuschung. Natürlich nicht, erklärte er später, er sei wie betäubt von den Geschehnissen gewesen, abwesend, in seinem Kopf habe sich alles gedreht. Sie glaubte ihm. Aber damals kam es ihr so vor. Man schob sie davon, Stimmen redeten beruhigend auf sie ein. Eine Maske wurde auf ihr Gesicht gesenkt, und dann war sie weg.

Hank kam wieder nach Hause. Tess nicht.

Eugene Kreskey wurde festgenommen.

Die Dinge, die er getan hatte. Selbst jetzt, wo alles in Artikeln und Büchern, Dokumentationen und Crime-Blogs offengelegt worden war, gestattete sie sich nicht, daran zu denken. Sie konnte es nicht. Wenn sie sich an ihre Freundin Tess erinnerte, dann so, wie sie früher gewesen war – lachend, immer einen Schritt vor Rain, mit schwingenden Zöpfen.

Rain ging es nicht gut genug, um zur Beerdigung zu gehen.

Tess war tot. Ihre Leiche begraben. Es erschien Rain unmöglich, diese Information zu verarbeiten. Wie sollte sie auch begreifen, dass ein Mädchen, das ihr ganzes Leben lang ihre beste Freundin gewesen war, einfach – nicht mehr da war? Nicht am Telefon. Keine doofen Fotos von sich schickte. Sie würde nicht mehr in dem knarzenden Rollbett schlafen, nicht mehr im Matheunterricht vor ihr sitzen. Ihre lustigen Zöpfe. Ihre große Brille. Sie war ein Geist.

Und Rain war zerschmettert – körperlich schwach, seelisch angeschlagen. Die Knochen ihres Kiefers wurden gerichtet und anschließend mit einer Schiene fixiert. Ein plastischer Chirurg hatte ihr Bein genäht, und es lagen noch weitere Operationen vor ihr, doch die Narbe würde bleiben. Eine verdrehte, wulstige Reliefkarte des Entsetzens. Noch Jahre später tastete sie manchmal nach der Narbe, wenn sie am Schreibtisch saß, am Tisch, wenn sie im Bett lag. Manchmal, wenn sie mit nackten Beinen unterwegs war, spürte sie, wie jemandes Blick darauf fiel. Und sie erinnerte sich.

Die Tage vergingen, ein grauer Tag nach dem anderen. Ihre Eltern holten sie nach Hause. Alles schien verändert, das Haus, ihr Zimmer, ihre Puppen und Spielsachen. Es kam ihr vor, als gehörten sie jemand anderem. Es gab Besuche von der Polizei, eine scheinbar endlose Reihe von Fragen.

Es ist meine Schuld, dachte sie. *Er hatte es auf mich abgesehen. Er ist mir gefolgt. Ich bin weggerannt. Und er hat stattdessen die beiden verschleppt.*

Sie wollte Hank sehen. Sie bettelte, Tag für Tag, bis ihre Mutter sie schließlich mit dem Auto hinfuhr. Als sie an der Tür läuteten, regte sich nichts. Rain blieb stehen und klingelte noch mehrere Male. Die rote Tür. Das langsame, tiefe Läuten der Türglocke. Laub raschelte, eine Meise zwitscherte. Rain ließ die Karte dort, die sie mitgebracht hatte. Darauf stand nur: *Es tut mir leid.*

Als sie wieder im Auto saßen, sah sie ihn. Er stand am Fenster seines Zimmers, eine dünne, undeutliche Gestalt hinter der Gardine.

Sie winkte ihm zu, aber er winkte nicht zurück, sondern verschwand, ließ die Gardinen zufallen.

»Ist er allein da drin?«, fragte ihre Mutter besorgt. »Haben sie ihn allein gelassen? Doch sicher nicht.«

Er weiß, dass es meine Schuld ist, dachte sie. *Er hasst mich.*

Weil sie noch minderjährig waren und so traumatisiert von dem, was geschehen war, gab es eine richterliche Zeugenvernehmung, bei der nur der Richter und die Anwälte anwesend waren. Die Videovernehmung wurde dann den Geschworenen vorgespielt. Es wurde nicht von ihnen verlangt, wenige Meter von Kreskey entfernt zu sitzen. Hanks Familie zog weg, bevor die Schule im Herbst wieder anfing. Sie sah ihn nicht wieder, eine lange, lange Zeit nicht.

»Das ist der Stoff von Albträumen«, sagte Dr. Maggie Cooper, die Psychotherapeutin, die ihr half, diese traumatische Erfahrung zu überleben. »Du warst in einem Albtraum gefangen.«

»Wenn ich weggerannt wäre, hätte ich sie retten können.«

»Wenn du hättest laufen können, hätte der Hund dich vielleicht erwischt. Vielleicht wärt ihr dann alle tot.«

»Ich hab mich versteckt.«

»Natürlich hast du das. Dein Gehirn, deine Psyche wollten, dass du überlebst. Du hättest nicht vor dem Hund davonlaufen können, er wäre schneller gewesen. Und überwältigen konntest du ihn auch nicht. Es gab nur eine einzige Möglichkeit: sich vor dem Ungeheuer zu verstecken. Du hast überlebt. Wenn du nicht der Polizei erzählt hättest, was du weißt, hätte man deine Freunde vielleicht nicht gefunden. Deinetwegen ist Hank noch am Leben.«

»Aber Tess nicht.«

In Dr. Coopers Praxis war es immer warm und gemütlich, und hier konnte sie ihr Herz ausschütten. Die Psychotherapeutin weinte nicht, wie Rains Mutter es tat, und tobte nicht, wie ihr Vater es tat. Sie hörte zu.

»Es gibt nur einen einzigen Menschen, der die Schuld daran trägt, Lara. Und das bist nicht du.«

»Sie sind beide weg«, sagte sie. Das Elend war wie ein Nebel, der sie einhüllte. »Hank auch. Er wollte mich nicht sehen, und jetzt ist er fort. Er hasst mich.«

»Er steckt voller Wut, und er hat ein Trauma erlitten, genau wie du. Er hasst, sicherlich. Vielleicht ist sein Hass sogar gegen dich gerichtet, weil du in Sicherheit bist. Aber nichts davon ist deine Schuld, keine einzige Sekunde lang.«

»Er hat *mich* in dieser Werkstatt gesehen«, sagte sie. »Er hatte es auf *mich* abgesehen. Aber ich bin weggelaufen.«

Die Ärztin wartete kurz und wiederholte dann, was sie noch tausendmal würde sagen müssen.

»Es gibt nur einen Menschen, der die Schuld an dem trägt, was euch dreien zugestoßen ist. Du bist nicht verantwortlich dafür, Lara.«

Langsam, ganz langsam, erkannte sie, dass das stimmte. Sie heilte. Ihr Körper. Ihr Geist. Sie war diejenige, die noch Glück gehabt hatte.

»Nennen Sie mich Rain«, sagte sie zu der Ärztin. »So möchte ich von jetzt an genannt werden.«

»Rain«, sagte Greg. Er blickte auf den Stapel Briefe und schaute dann sie an. »Hilf mir, es zu verstehen.«

Greg war ein guter Mensch, und sie konnte sich ihm öffnen, sich mitteilen. Aber häufig tat sie es nicht, besonders, wenn es um Kreskey und Hank ging. Es war eine Wunde, eine tiefe, frische Wunde. Sie irgendjemandem zu zeigen, und sei es dem sanftmütigen Mann, der sie liebte, schmerzte. Zu tun, was ihr Vater sie gelehrt hatte, es wegzuschließen, hatte ihr geholfen, ihr erlaubt, ihr Leben zu leben. Warum hämmerte dann jetzt alles gegen den Deckel?

»Weil es an der Zeit ist«, hatte ihr Vater gesagt. »Es ist an der Zeit, die Geschichte zu erzählen, sie dir zu eigen zu machen. Sonst, und das habe ich erst zu spät begriffen, wird die Geschichte dich besitzen.«

»Ich kann nicht«, sagte sie zu ihrem Mann. Angst war das, was den Kasten verschloss, und für Rain war er immer noch fest verschlossen. »Wie kann ich es dir begreiflich machen, wenn ich es nicht mal selbst verstehe? Es tut mir leid.«

Sie warf einen Blick auf die Briefe. Am liebsten hätte sie sie sich geschnappt. Würde Greg die Briefe in den Müll werfen, versuchen, sie zu verbrennen? Was könnte sie tun, um ihn daran zu hindern?

»Es sollte keine Geheimnisse zwischen uns geben«, sagte er und stand auf. Die Briefe in der Hand.

Er gab sie ihr zurück und musterte sie mit diesem eindringlichen Blick. Als sie nichts sagte – was hätte sie auch sagen können? –, verließ er den Raum.

15

Das Leben geht weiter.

Das ist eine Plattitüde, eine so abgedroschene Wahrheit, dass man die Worte fast nicht mehr wahrnimmt. Erst wenn das eigene Leben zum Stillstand gekommen ist, begreift man, wie grausam dieser Satz ist. Nach einem traumatischen Ereignis, nach Trauer oder Tod geht das Leben für alle anderen weiter. Nur für einen selbst nicht.

Später versteht man den Satz vielleicht anders. Das Leben ist ein Fluss, er überflutet dich, wäscht die Vergangenheit ab, wenn du ihn lässt. Wenn man vergibt, loslässt, einfach weitergeht, Tag für Tag, einen Fuß nach dem anderen setzt, kann man sogar die schlimmsten Dinge hinter sich lassen. Sie verblassen. Das erzähle ich jedenfalls meinen Patienten. Und ich glaube auch, dass es so ist. Zumindest ein Teil von mir glaubt es. Die Hälfte.

Als ich dich wiedersah, war ich zweiundzwanzig und bereits dabei, an der Columbia den ersten meiner akademischen Grade zu erwerben. Du warst an der New York University, im letzten Studienjahr, und standest kurz davor, deinen Abschluss in Journalismus zu machen. Es war bei der Lesung deines Vaters in der großen Buchhandlung Barnes & Noble. Weißt du noch? Ich weiß, dass du dich erinnerst. Der alte Mann konnte immer noch für ein volles Haus sorgen. (Du weißt, nach den Plagiatsvorwürfen ging das Gerücht um, er habe diesen Studenten bestochen und ihm ermöglicht, ein Buch zu veröffentlichen. Deshalb hätte der Student die Vorwürfe zurückgezogen. Ich weiß nicht, ob ich das glauben soll. Das Buch von diesem Jungen war grottenschlecht. Eine reine Nachahmung des Werks von Bruce Winter, direkt peinlich. Ich kann mir kaum vorstellen, dass dein Vater eine Arbeit eines solch miesen Schreiberlings plagiiert hätte.)

Bei der Signierstunde gab es nur Stehplätze. Du warst ganz vorn, die brave Tochter – aufmerksam, lächelnd.

Er war auch da, stand dicht neben dir. Greg. Eine Hand lag auf deinem Bein, und dann und wann flüsterte er dir etwas ins Ohr. Man merkte ihm an, dass er ein bisschen dominant ist. Höllisch besitzergreifend. Er wusste, was er an dir hatte, und war nicht gewillt, dich entwischen zu lassen. Deine Körpersprache war allerdings nicht im Einklang mit seiner. Er beugte sich zu dir, aber du hast dich von ihm weggeneigt, ganz leicht. Er nahm deine Hand, und du hast es zugelassen. Doch kurz darauf hast du deine Hand wieder zurückgezogen. Vielleicht habe ich da zu viel hineininterpretiert. Gesehen, was ich sehen wollte. Aber ich vermute, dass du ihn nie so geliebt hast, wie er dich liebt.

Zu diesem Zeitpunkt habe ich dich schon beobachtet. Dich in den sozialen Medien gestalkt. Ich wusste, wo du wohnst. Ich kannte deinen Stundenplan an der Uni, ich wusste, um welche Zeit du den Washington Square überquerst, dass du mittwochs länger in der Bibliothek bliebst, um zu arbeiten. Dass du fast das ganze Wochenende bei ihm warst, an den meisten Wochenenden. Er war so – ich weiß nicht, so *anstän-*

dig, ein bisschen langweilig. Studierte wie du im Hauptfach Journalismus. Ein Jogger. Deine Wahl überraschte mich. Ich hatte immer angenommen, du würdest jemanden nehmen, der cooler war, mehr Ecken und Kanten hatte. Einen Mann, der ein bisschen mehr wie dein Vater war. Aber vielleicht war es ja Stabilität, wonach du dich gesehnt hast – nach der traumatischen Gewalterfahrung deiner Fast-Entführung, der Scheidung deiner Eltern, dem frühen Tod deiner Mutter. Und dein Vater. Seine ständigen Geldprobleme, seine geistige und emotionale Abwesenheit. Vielleicht wolltest du das Gegenteil. Greg – hat er auch nur einen Funken Kreativität in sich?

An dem Abend hast du einen Rock getragen, deine Beine waren nackt. Mir fiel auf, dass du ein paarmal die Narbe gerieben hast, die Stelle, wo Wolf seine Zähne bis auf den Knochen hineingeschlagen hatte. Das machst du immer, wenn du nervös bist, besorgt oder nachdenklich.

Ich hatte nicht erwartet, dass du mich erkennen würdest. Mit zweiundzwanzig war ich zu einer Größe von eins achtzig hochgeschossen und wog über neunzig Kilo, reine Muskelmasse. Wenn ich nicht gerade dich beobachtete, kannte ich an diesem Punkt meines Lebens nichts anderes als Studium und Training. Bereits im ersten Jahr an der Highschool hatte ich mit Kampfsport angefangen, und als wir uns wiedertrafen, praktizierte ich schon länger Kung-Fu und Bukido. Vor zwei Jahren hatte ich mit Parkour begonnen. Leider war ich zu groß, um die Beweglichkeit zu erreichen, die man braucht, um sich mit Sprüngen durch ein urbanes Umfeld zu bewegen, ohne sich dabei den Hals zu brechen. Ich habe es aufgegeben, obwohl ich das, was ich dabei gelernt habe, gelegentlich gut gebrauchen kann.

Ich trug meine Haare lang und lief mit einem Vollbart herum. Vermutlich habe ich mich versteckt. Vor der Welt, vor mir selbst. In meinem Inneren war ein brennender Kern von Wut, den auch noch so viel Therapie nicht löschen konnte. Du hast später behauptet, dass es bei dir nicht so sei, aber ich merkte es dir an. Deine Augen sind wie blaue Seen, sonnig an der Oberfläche, aber darunter schattig, unergründlich. Ich habe folgende Theorie: Nur diejenigen, die den Zorn annehmen, seine rohe, wilde Kraft in ihr Leben integrieren, überleben extreme Umstände.

»Lass sie in Ruhe«, drängte Tess. Damals war sie immer bei mir. »Lass sie ihr Leben leben.«

In der Öffentlichkeit antwortete ich ihr nie. Ich bin nicht komplett verrückt, Lara. Mir ist klar, dass andere Leute sie nicht sehen können.

Ich stand ganz hinten in der Buchhandlung und hörte nur mit halbem Ohr zu. Ich war auf deinen Hinterkopf konzentriert, diese seidigen, rabenschwarzen Haare, die Art, wie er den Arm um deine Schultern legte – liebevoll, beschützend. Ja, erkannte ich, das war es, was du wolltest. Jemanden, der dich beschützt, jemanden, der für dich da ist. Ich war erstaunt, denn als wir Kinder waren – vorher –, warst du eine grimmige Kämpferin. Du warst die Verteidigerin, die Beschützerin. Du hast die Rabauken niedergestarrt und Tess getröstet, wenn die anderen Mädchen gemein zu ihr waren. An jenem Tag hast du dich anfangs gegen Kreskey und Wolf gewehrt. Ich glaube, das gehört zu den Dingen, die er dir an dem Tag genommen hat, den Glauben, dass du dich selbst verteidigen kannst. Du konntest es nicht, nicht an diesem Tag. Keiner von uns konnte das.

Ich blieb hinten stehen, als die Zuhörer hinausströmten.

Du bist in der Nähe deines Vaters herumgeschlendert, der von Fans belagert wurde und stapelweise Bücher signierte. Ich beobachtete, wie du Greg einen Abschiedskuss gegeben hast. Er wollte in die Bibliothek, um zu lernen, weil er das immer an Donnerstagabenden tat. Ein gradliniger Biedermann.

Ich war überrascht, als ich deinen Blick auf mir ruhen fühlte. Noch überraschter war ich, als ich dich auf mich zukommen sah. Ich hätte gehen können, rasch in der Menge untertauchen und so schnell wie möglich verschwinden. Ich war nur gekommen, um dich zu sehen – nicht, um von dir gesehen zu werden. Aber ich hatte zu lange gewartet, völlig vertieft in deinen Anblick. Mittlerweile stand ich ganz allein dort, an die Wand gelehnt.

»Hank?«, sagtest du.

Fast hätte ich geantwortet: Nein, Sie müssen sich irren, tut mir leid. Aber unsere Blicke trafen sich, und ich gebe zu, ich war wie gelähmt.

»Du bist es, oder?« Dein Gesicht. So offen, dieses Lächeln, das die Mundwinkel nach oben zog. Du warst froh, mich zu sehen. Noch eine Überraschung.

»Hallo, Lara«, sagte ich. Meine Stimme klang tief, unbeholfen. Ich war nicht daran gewöhnt, gesehen zu werden, nicht so, wie du mich sahst.

»Ich nenne mich jetzt Rain«, sagtest du.

»Rain«, wiederholte ich töricht. Ich wusste das natürlich. Aber für mich wirst du immer Lara bleiben.

Weißt du, dass ich dich geliebt habe, seit wir im Kindergarten waren? Weißt du, dass ich nie eine andere geliebt habe?

Du hast etwas getan, das ich nie erwartet hätte. Du hast dich in meine Arme geworfen und mich fest umschlungen. Ich muss mich total steif angefühlt haben, absolut linkisch. Die Schockwellen deiner Sanftheit durchströmten mich, so wenig gewöhnt war ich damals an Berührungen, die nichts mit Kampf zu tun hatten.

Dann spürte ich, wie sich etwas in mir löste und weicher wurde, und ich umarmte dich. Dein zarter Körper, der sich gegen mich drückte, deine Wärme. Der saubere, schwache Duft deines Haars. Ich hielt dich ganz fest. Gott helfe mir, ich hätte fast geweint. Durch dich war ich wieder das Ich, das ich früher einmal gewesen war. Jemand, den ich fast vergessen hatte.

»Es tut mir leid«, sagtest du atemlos. »Es tut mir so leid.«

»Dr. Reams?«

Die schlanke Gestalt meiner Arzthelferin Brenda steht im Türrahmen. Ich habe sie schon tausendmal gebeten, mich Hank zu nennen, aber das will sie nicht. Sie gehört zu diesen Leuten alter Schule, die auf Förmlichkeit bestehen. Ich schätze sie wegen ihrer außerordentlichen Tüchtigkeit, Voraussicht und Kompetenz. Sie führt meinen Terminkalender mit diktatorischer Entschlossenheit, aber auch mit tiefem Mitgefühl für meine Patienten und weiß, was für ein Fingerspitzengefühl diese Arbeit erfordert.

»Sie hatten eigentlich den Nachmittag für Forschungsarbeit reserviert. Aber Patricks Tante hat angerufen. Sie brauchen eine Sitzung.«

»Was ist denn los?«

»Offenbar ist der Ball nicht so gut gelaufen.« Brenda schiebt ihre rote Brille mit einem manikürten Nagel höher. »Er ist in ziemlich schlechter Verfassung.«

Ich spüre ein Aufwallen von Enttäuschung um seinetwillen, durchsetzt von Sorge. »Lassen Sie ihn herkommen.«

»Soll ich hierbleiben?« Bei einigen meiner labileren Patienten – die ich größtenteils nicht hierher in meine Praxis bestelle – bleibt Brenda gern, bis wir schließen. Patrick hatte tatsächlich einmal einen gewalttätigen Ausbruch, ganz zu Beginn unserer gemeinsamen Arbeit.

Ist es schon so spät? Ich war mit den Gedanken abgeschweift, etwas, zu dem ich in letzter Zeit mehr und mehr neige. Ein Blick auf die Uhr zeigt mir, dass es fast drei ist. Um drei hat sie normalerweise Feierabend.

»Nein«, sage ich. »Holen Sie Ihre Tochter ab. Und noch einen schönen Tag Ihnen.«

»Meine Mutter kann sie abholen, wenn Sie mich brauchen.« Brendas rotbraunes Haar ist im Nacken zusammengenommen und mit einem Band umschnürt, sie trägt ein schlichtes schwarzes Etuikleid mit einem gepunkteten Schal. Sie runzelt besorgt die Stirn, aber ich winke ab.

»Mir geht's gut«, erkläre ich. »Gehen Sie heim zu Ihrer Familie, und grüßen Sie Ryan von mir.«

Sie gehören zu den seltenen intakten Familien, die den Spagat zwischen Berufstätigkeit, Kind und Ehe schaffen. Ich werde nicht derjenige sein, der Sand in die gutgeölte Maschinerie streut.

»Wenn Sie sicher sind«, meint sie. »Ich lasse die Außentür offen, wenn ich gehe.«

Mein Internet-Browser ist auf der Seite geöffnet, die ich gelesen habe. Ich habe am Schreibtisch etwas gegessen. Die Hälfte des Sandwichs liegt noch in der Verpackung neben der Tastatur. Ich habe nur ein paar Absätze des Artikels gelesen –

es geht um die Auswirkungen eines frühkindlichen Traumas auf die körperliche Gesundheit im späteren Leben.

Wie lange habe ich hier einfach nur gesessen?

Da fällt mir auf, dass noch weitere Browser-Fenster geöffnet sind. Das, was ich dort sehe, überrascht mich. Schockiert mich sogar. Mit zitternden Händen schließe ich die Fenster eins nach dem anderen. Die Tatortfotos, die Agent Brower mir zur Verfügung gestellt hat – grausig, blutig –, verschwinden eins nach dem anderen. Kreskey. Smith. Markham. Wie lange hat er, diese andere Seite von mir, sie sich angesehen?

Es bringt sich in Erinnerung.

Manchmal vergesse ich es. So ganz gesund bin ich nicht.

16

Der eingeschossige Bungalow, in dem Tess gewohnt hatte, sah noch fast aus wie früher – buttergelber Anstrich, simple Gartengestaltung mit gerade geschnittenen Büschen, gesäumt von Stauden, die jedes Frühjahr in die Erde gesetzt und im Herbst wieder herausgenommen wurden. Selbst der rote Aluminium-Briefkasten schien im selben schiefen Winkel zu hängen. Vielleicht war er ein wenig abgenutzter.

Rain fuhr in die kiesbestreute Einfahrt, blieb kurz im Auto sitzen und nahm alles in sich auf. Die Bäume waren höher. Einige der anderen Häuser in der Straße waren renoviert worden. Aber wenn sie ihre Augen leicht zusammenkniff, konnte sie alles so sehen, wie es früher gewesen war, Tess, die ihr hektisch vom Fenster ihres Zimmers aus zuwinkte oder auf der offenen, aus Backsteinen gemauerten Veranda saß und auf sie wartete. Sie kam immer angerannt, sobald das Auto in die Einfahrt fuhr, und redete bereits über irgendein Thema, bevor Rains Füße auch nur den Boden berührt hatten.

Da schwang die Haustür auf, und Tess' Mutter Sandy stand da und lächelte.

Einen Augenblick lang war sie Tess, so wie sie heute ausgesehen haben könnte – lange blonde Haare, gertenschlank und groß. Sandy kam mit ausgestreckten Armen auf sie zu.

»Oh«, rief sie strahlend, als Rain aus dem Wagen stieg, um sie zu begrüßen. »Lass dich anschauen!«

Sie umarmten sich, und Rain musste die Gefühle unterdrücken, die in ihr hochsteigen wollten. Der Duft von Sandys Shampoo brachte eine lebhafte sinnliche Erinnerung zurück – sie und Tess lagen im Bett, und Tess' Mutter gab ihnen beiden einen Gutenachtkuss.

»Und dieses *Baby!*«

Sandy nahm Lily auf den Arm, sobald Rain sie aus dem Kindersitz genommen hatte. Natürlich strahlte Lily sie an.

Sandy war damals die jüngste der Mütter gewesen und eindeutig die coolste. Sie war lustig und hübsch, sie stellte immer das Autoradio laut und sang mit (nicht wie Rains Eltern, die sich immer irgendwelche Diskussionssendungen im öffentlich-rechtlichen Rundfunk anhörten), guckte an Sommernachmittagen seichte Serien und Musikvideos mit ihnen (nicht wie Hanks Vater, der sie immer zwang, draußen zu spielen). Es gab nicht allzu viele Regeln, und sie durften essen, was immer sie wollten. Bei Tess konnte man den ganzen Tag im Schlafanzug herumlaufen und die Reste der Pizza von gestern zum Frühstück essen. Es war immer etwas Helles und Unbeschwertes an Sandy. Sie war irgendwie weniger erwachsen als die Eltern von Hank oder Rain.

Diese Leichtigkeit, den jugendlichen Elan in ihren Schritten, hatte sie immer noch, als sie geschäftig hin und her lief, Rain einen Kaffee anbot und für Lily eine Krabbeldecke auf dem Boden ausbreitete.

Lily spielte auf ihrer Decke, ein paar Bauklötze vor sich (die einmal Tess gehört hatten), während Rain und Sandy auf dem Sofa saßen und sich über Sandys Arbeit im Krankenhaus unterhielten und darüber, wie es Rain als Vollzeitmutter so ging.

»Ich bin jetzt etwas über ein Jahr zu Hause«, sagte Rain. »Und das war gut – für uns alle.«

»Ich hätte nie gedacht, dass du der Typ dafür bist«, meinte Sandy und sah sie nachdenklich an.

»Und was für ein Typ wäre das genau?«, fragte Rain. Sie wollte es tatsächlich gern wissen.

Es war etwas, das sie immer wieder hörte, und sie wusste nicht genau, ob sie es wirklich verstand. Gab es einen Typ Frau, der zu Hause bleiben konnte, und einen Typ, der es nicht konnte?

Sandy zuckte die Achseln und zog leicht an einer Strähne ihrer immer noch blonden Haare. Und für eine Sekunde war sie wieder Tess. So wäre es gewesen, nicht wahr? Vielleicht hätte Tess eigene Kinder gehabt. Sie wären mit ihren Kindern zusammen in den Park gegangen, hätten sich zum Essen verabredet. Rain unterdrückte eine Welle hilfloser Traurigkeit. All die Dinge, an denen man nichts ändern konnte.

Überall im Wohnzimmer waren Fotos – Tess auf dem Pferderücken, Tess und Rain auf der Schaukel, Tess als Baby. Abzüge, ein wenig verblichen vom Alter. Sie erinnerte sich noch, wie sie früher Fotos gemacht und den Film zum Entwickeln gebracht hatten, um eine Woche später wiederzukommen und zu sehen, was sie auf den Aufnahmen eingefangen hatten. Jetzt war alles sofort verfügbar, digital, für immer in der Cloud. Waren nicht all diese Bilder irgendwie weniger real?

»Manche Frauen haben Freude daran, andere nicht«, antwortete Sandy auf ihre Frage. »Das ist alles. Völlig wertneutral. Ich bin ein Fan davon, sich selbst treu zu bleiben. Nicht alle können das, dieses Vollzeitmutter-Ding. Es ist anspruchsvoller als die meisten anderen Tätigkeiten, und es steht viel auf dem Spiel.«

»Mir macht es Freude«, sagte Rain rasch, fast defensiv. Und das tat es. Warum musste sie das ständig beweisen? Nichts im Leben war vollkommen, keine Entscheidung war je genau die richtige. Galt das nicht für alles? Würde es nicht auch Probleme mit sich bringen, wenn sie sich entschieden hätte weiterzuarbeiten?

»Aber reicht dir das?«

Jetzt war Rain an der Reihe, mit den Achseln zu zucken. Sie warf einen Blick auf Lily, die zufrieden mit den Bauklötzen spielte und vor sich hin krähte. Das war eine Frage, die man sich nicht zu stellen wagte, oder? »Es geht dabei nicht um mich. Es geht um Lily.«

Lily bekundete ihre Zustimmung, indem sie mit einem großen roten Klötzchen auf den Boden hämmerte und zufrieden gluckste.

Sandy setzte sich zu ihr auf die Decke und half ihr dabei, Bauklötze aufzustapeln.

»Schön und gut«, sagte sie. »Aber was ist mit mir? Ich habe immer von Mann und Kindern geträumt. Ich bin in den Beruf zurückgegangen, weil wir ja von irgendwas leben mussten. Aber ich wäre glücklich damit gewesen, einen Haufen Kinder zu bekommen, Cupcakes zu backen und alle herumzukutschieren. Sogar als kleines Mädchen war das alles, was ich wollte.«

Rain glaubte ihr. Ihre eigene Mutter hatte dasselbe gesagt. Sandy reichte Lily ein grünes Holzklötzchen.

»Du hast gesagt, du wolltest mit mir reden«, sagte Sandy,

lehnte sich zurück und überließ Lily das Stapeln. »Darüber?«

Rain schüttelte den Kopf. Der Kaffee war stark und hatte ein volles Aroma. Wie immer war sie dankbar für den Koffeinschub.

»Ich wollte über Kreskey reden.« Der Name blieb ihr im Hals stecken. Sie hasste es sogar, wie er klang. »Über das, was mit uns passiert ist und mit ihm. Hast du was dagegen, wenn ich das Gespräch aufzeichne?«

»Doch wieder bei der Arbeit?«, fragte Sandy und bekundete mit einem Nicken ihre Zustimmung.

»Vielleicht.«

Sandy scheute nicht vor dem Thema zurück. Sie hatte schon mit Rain darüber gesprochen, als der Schock bei ihren eigenen Eltern noch zu tief saß, als sie noch ganz krank waren vor Angst, Wut, Trauer und dem Gedanken an die Dinge, die Rain hätten zustoßen können, aber stattdessen Tess zugestoßen waren.

Sandy dagegen ging es direkt und ohne Zögern an, ohne die Augen vor der Brutalität dessen zu verschließen, was geschehen war. Sie fand irgendeine Kraft in sich, die es ihr erlaubte, Rain zu trösten, obwohl sie gerade einen unvorstellbaren Verlust erlitten hatte.

»Eugene Kreskey war ein sehr kranker Mann«, sagte Sandy und senkte den Kopf. »Zutiefst, furchtbar gestört.«

Als Fachkrankenschwester für Psychiatrie hatte sie diese gewisse Art an sich – Rain sah es auch bei Angehörigen von Polizei und Justiz, Menschen, die in Krankenhäusern und Notaufnahmen arbeiteten, oder bei Soldaten. Den Leuten, die an vorderster Front des Menschseins standen. Sie wussten etwas über das Leben, über die menschliche Natur, das andere nicht begreifen konnten. Entweder machte es sie hart, oder es erfüllte sie mit Mitgefühl. Sandy gehörte zur zweiten Kategorie. »Er wurde als Kind Opfer schrecklicher Misshandlungen und seelischer Traumatisierung. Ich habe ihm schon vor langer Zeit vergeben.«

Sie hatte früher schon gesagt, dass sie Kreskey vergeben habe. Rain konnte das nicht begreifen. Wie konnte man jemandem vergeben, der getan hatte, was er getan hatte? Es war Teil dieser ganzen Zen-Sache, die ihr unverständlich war. Vergebung. Wurde vielleicht überbewertet.

»Und ihr drei wart zur falschen Zeit am falschen Ort. Wenn ich zurückblicke, denke ich, dass ihr alle zu viele Freiheiten hattet. Wir hielten die Welt für einen besseren Ort, als sie es in Wahrheit ist. Wir dachten, ihr wärt sicher – nein, wir waren davon überzeugt. Und wir haben euch zu viele Freiheiten gelassen, als ihr noch zu jung dafür wart. Das war unser großer Fehler.«

Etwas Ähnliches hatte Rain auch schon von ihren eigenen Eltern gehört: Sie machten sich Vorwürfe, sahen ein eigenes Fehlverhalten. Aber Rain war es gewesen, die sich nicht an die Regeln gehalten hatte, es war Kreskey gewesen, der ihnen aufgelauert hatte. Rain, die sich in einem Versteck verkrochen hatte, während er Tess und Hank verschleppte. Wie könnte sie ihm vergeben? Wie sollte sie sich selbst vergeben?

»Erinnerst du dich noch an seine Freilassung?«, fragte Rain, um das Gespräch voranzutreiben.

Sandy nickte und lehnte sich gegen das Sofa. Die Sonnenstrahlen, die durchs Fenster fielen, tanzten in ihrem Haar. »Du und Hank, ihr wart damals Anfang zwanzig.«

»Kreskey kam hierher zurück«, sagte Rain. »In ein Rehabilitationszentrum, nicht weit von seinem Elternhaus entfernt.«

Sandys Nicken fiel diesmal ein wenig steifer aus, und ihre Miene war grimmig und unbewegt. »Das ist richtig.« Dann fragte sie: »Warum diese Sache? Warum jetzt?«

Rain erzählte ihr von der Story, die sie recherchieren und schreiben wollte, eine Geschichte, die in eine Vergangenheit zurückreichte, die sie eigentlich hatte begraben wollen. Als sie fertig war, saß Sandy einen Moment da und starrte auf ein Foto, das Rain schon so oft gesehen hatte, dass sie es gar nicht mehr wahrnahm. Tess, Hank und Rain, auf dem Boden liegend, die Köpfe zusammengesteckt, Hank lächelte breit, Tess hatte die Augen zusammengekniffen, und Rain lachte mit weit offenem Mund. Sandy hatte über ihnen gestanden und das Foto von oben aufgenommen – zwischen ihnen war überall grünes Gras. Rain erinnerte sich an diesen strahlenden blauen Tag, wie sie zusammen gelacht hatten. Sie hatten sich bei Sandy über Langeweile beklagt. Und die hatte vorgeschlagen, doch rauszugehen und der Gesellschaft für Wolkenwürdigung beizutreten.

»Was ist das denn?«

»Das macht man, indem man auf dem Rücken liegt und beobachtet, wie schön die Welt ist.«

Es war warm gewesen an dem Tag, und es wehte eine leichte Brise. Die hohen Kumulus-Sommerwolken türmten sich und wurden metallgrau, während sie zuschauten. Später hatte es einen Sturm gegeben. All diese Tage waren ihr immer noch lebhaft gegenwärtig.

»Ich fand es interessant, welche Berufe ihr euch ausgesucht habt, du und Hank«, sagte Sandy. »Du bist investigative Journalistin, Hank ist Psychiater. Als würdet ihr auch nach all den Jahren noch versuchen zu verstehen, was an diesem Tag passiert ist. Was, glaubst du, wird passieren, wenn du alle Mosaikstücke zusammenfügen kannst?«

Rain hatte keine Antwort darauf.

»Du musstest an dem Tag arbeiten«, sagte sie stattdessen. »Eigentlich wollten wir zusammen ins Einkaufszentrum fahren. Aber du wurdest ins Krankenhaus gerufen. An was erinnerst du dich?«

Sandy zog die Knie hoch und schlang die Arme darum, rollte sich zu einem Ball zusammen.

»Ich erinnere mich, dass ich meiner Tochter morgens einen Abschiedskuss gegeben habe. Ich saß auf ihrer Bettkante und strich ihr übers Haar. Weißt du noch, wie seidig es war? Ich habe zu ihr gesagt, was ich jeden Tag zu ihr gesagt habe: Sei gut zu dir selbst. Sei gut zu anderen. Sei vorsichtig und freundlich.«

Kurz starrte sie zu Boden, dann fuhr sie fort.

»Dann bin ich zur Arbeit gefahren, tierisch sauer darüber, dass ich den Tag nicht mit euch beiden verbringen konnte. An solchen Tagen hab ich ihren Vater am meisten gehasst.«

Sandy war noch auf dem College gewesen, als sie Tess bekommen und den Vater geheiratet hatte – er war Drummer in einer Band aus der Gegend. Die Ehe scheiterte, als Tess noch ein Baby war. Ihr Vater glänzte meistens durch Abwesenheit, er tauchte nur gelegentlich auf und machte ihr extravagante Geschenke: eine American-Girl-Puppe (die Tess hasste), einmal ein Besuch in Disneyland. Als Tess und Rain etwas größer waren, ging er mit ihnen zu einem Konzert der Red Hot Chili Peppers.

Tess hasste ihren Vater, ein bisschen, und doch war sie immer ganz außer sich vor Aufregung, wenn er angerufen oder ihr irgendwas mit der Post geschickt hatte. Wenn er danach wieder abtauchte, war sie enttäuscht und ernüchtert. Jetzt, wo sie selbst Mutter war, konnte Rain erkennen, wie total verkorkst das war. Aber damals – war es einfach so. So war Tess' Leben eben. Und Rain ertappte sich häufig bei dem Wunsch, ihr Vater möge ihr ebenfalls extravagante Geschenke kaufen und mit ihnen in Rockkonzerte und Vergnügungsparks gehen – Museen und Sommerurlaube in Übersee konnten da nicht recht mithalten. Die Tatsache, dass sie einen Vater hatte, der bei der Familie war – sofern er sich nicht gerade auf Lesereise befand, sich zum Arbeiten im Dachgeschoss einschloss oder sich treiben ließ und »nachdachte« –, schien ihr damals nicht viel zu wiegen.

»Ich erinnere mich, dass ich auf dem Weg zur Arbeit dachte, wie wichtig solche Kleinigkeiten sind, der Alltag, wenn man Kinder hat«, sagte Sandy. »Ich kam mir vor wie eine Versagerin, weil ich zur Arbeit musste, während andere Frauen zu Hause bleiben durften.«

»Du warst niemals eine Versagerin.«

Aber Sandys Blick war abwesend. Sie war wieder dort, und Rain spürte Reue in sich aufsteigen, weil sie diese Tür in die Vergangenheit geöffnet hatte.

»Danach habe ich nur noch verschwommene Erinnerungen an den Tag«, sagte Sandy leise. »Bis der Anruf kam. Der Rest dieses Tages, die Nacht, die Woche und das Jahr danach, ihr Verschwinden, das Auffinden ihrer Leiche, die Beerdigung, der Prozess ... tja, das ist der Albtraum aller Eltern, nicht wahr? Es war ein Tunnel, durch den ich gehen musste, und immer habe ich nach dem Licht der Vergebung gesucht, denn ich wusste, nur so würde ich es überleben können. Und ich wollte überleben, daran erinnere ich mich, und das ist doch seltsam. Denn ... wieso? Jede Mutter würde lieber sterben, als diese Qualen zu durchleiden. Aber da war irgendwas Lebendiges in mir, das lebendig bleiben wollte, sogar ohne sie.«

Lily, die vielleicht spürte, dass die Stimmung umgeschlagen war, begann zu wimmern. Sandy hob sie hoch und streichelte sie. Wie zu erwarten war, kuschelte die Kleine sich an sie. Sandy griff in eine Kiste unter dem Couchtisch, zog einen kleinen Stofffrosch hervor und reichte ihn Lily. Die musterte ihn ernsthaft.

Sie saßen eine Weile da und schwiegen. Von irgendwo kam das Brummen eines Rasenmähers.

»Und als Kreskey freikam?«

Sandy strich Lily übers Haar.

»Hank kam her, um mich zu besuchen.«

Das war Rain neu. Sie konnte sich nicht vorstellen, dass Hank hierher zurückkehrte, in diese Stadt, um Sandy zu besuchen. Die Wut, die er in sich trug, war eine Naturgewalt. Sie hatte ihr Angst gemacht, als sie sich wiedergesehen hatten. Sie konnte nicht im selben Raum sein wie diese Wut.

»Wirklich?«

»Habt ihr noch Kontakt?«, fragte Sandy.

»Nein«, antwortete Rain und senkte den Kopf, um die komplizierten Gefühle zu verbergen, die in ihr aufstiegen. Er schrieb ihr Briefe. Aber sie beantwortete sie nicht. »Er ist so ...«

»Er ist daran zerbrochen.«

»Ja.«

»Er wollte etwas, das wir niemals haben können«, sagte Sandy.

»Und was?«

»Gerechtigkeit.«

»Aber der Gerechtigkeit wurde Genüge getan.«

»Wurde es das?«

»Kreskey ist tot«, sagte Rain. »Jemand hat ihn umgebracht, so wie er Tess umgebracht hat, am selben Ort.«

»Ist das Gerechtigkeit, Lara?«

Rain machte sich nicht die Mühe, sie zu korrigieren. Für Sandy und Hank würde sie immer Lara sein. Für ihren Vater würde sie immer LAH-raine sein.

Rain war der Name, den sie sich selbst gegeben hatte. Es war ihr Name als diejenige, die überlebt hatte.

»Etwa nicht?«

»Fühlst du dich jetzt besser? Fühlt Hank sich besser? Ist Tess wieder nach Hause gekommen? Kann ich die Uhr zurückdrehen und an dem Tag nicht zur Arbeit fahren, sondern mit euch Mädels ins Einkaufszentrum gehen?«

Rain schwieg und sah sich in dem Zimmer um, das so war, wie es immer gewesen war, gemütlich, sicher, ein dicker Buddha auf dem Couchtisch, eine tibetische Klangschale, zwei Rattansessel, dasselbe Plüschsofa.

»Gerechtigkeit ist eine moderne Vorstellung«, fuhr Sandy fort. »In alten Kulturen ist die Zeit, das Leben, ein ununterbrochener Kreislauf, es gibt weder Anfang noch Ende.«

»Keine Gerechtigkeit?«

Sandy lächelte, geduldig, liebevoll. »Gerechtigkeit ist nicht für diese Ebene gedacht. Strafe, ja. Konsequenzen, sicherlich. Für jemanden wie Kreskey, der durch Gewalt und Traumatisierung unwiderruflich beschädigt war. Wie zerbricht man etwas, das bereits zerbrochen ist? Wie repariert man etwas, bei dem so viele entscheidende Teile fehlen?«

Lily gab einen Laut von sich, den Rain als Hungersignal erkannte.

»Wie hast du dich gefühlt, als er starb?«, fragte Rain.

Lily begann wieder zu quengeln, und Sandy reichte ihr die Kleine. Rain durchwühlte ihre Tasche, während Sandy stumm dasaß, holte ihren Schal hervor und begann, Lily zu stillen. So viel zum Abstillen.

»Ich war traurig«, antwortete Sandy schließlich. »Traurig wegen der schrecklichen Dinge, die er getan hat und die ihm angetan wurden, und weil noch eine böse Tat begangen worden war. Weil sein Tod nicht den geringsten Unterschied für irgendwas oder irgendwen machte, nur dass die Welt dadurch noch ein wenig härter und hässlicher schien, als sie es ohnehin schon war. Gewalt kann nie die Antwort sein. Daran glaube ich von ganzem Herzen.«

Rain erzählte ihr von den anderen Männern – Smith und Markham. Von ihrer Vermutung, dass es da einen Zusammenhang gab, dass jemand bestrebt war, in einer Welt für Gerechtigkeit zu sorgen, in der sie Mangelware war.

»Ist dir der Begriff Karma vertraut?«, fragte Sandy, als sie fertig war. Lily war in Rains Armen eingeschlafen.

»Natürlich«, entgegnete sie, froh über das warme Gewicht ihrer schlafenden kleinen Tochter. »Wenn das nicht Karma ist, weiß ich auch nicht.«

Sandy schüttelte den Kopf und zog ihre Beine an, bis sie in einer halben Lotusposition saß.

»Beim Karma geht es um Gleichgewicht. Um die natürliche Ordnung des Universums, den subtilen Tanz von Licht und Schatten. ›Auge um Auge‹ ist keine karmische Vorstellung, das ist ein Missverständnis. Was mit diesen Männern geschehen ist, bedeutet nur mehr Dunkelheit. Wir bekämpfen Gewalt mit Gewalt, und daraus erwächst nur noch mehr Gewalt. Wir schaufeln uns unser Grab immer tiefer und tiefer ... es gibt kein Ende.«

Rain sah Tess überall – sie lümmelte auf dem Sofa herum, wühlte in den Küchenschränken nach Snacks, rutschte halb das Geländer der Treppe herunter, die zum Wohnzimmer führte, breitete ihre Hausaufgaben auf dem Couchtisch aus und setzte sich auf den Fußboden.

»Wie oft hörst du von ihm?«

»Von Hank? Nicht so oft wie von dir«, sagte Sandy. »Manchmal ruft er an ihrem Geburtstag an. Oder an ihrem Todestag. Gelegentlich kommt er vorbei und bringt Tulpen oder Oreo-Kekse mit.«

Das waren Tess' Lieblingsdinge. Sie hielt Tulpen für die fröhlichsten Blumen, und dieses magere Mädchen konnte unglaubliche Mengen von Oreos vertilgen.

»Ein Teil von ihm hat es nie überwunden«, sagte Rain. »Er ist immer noch dort.«

»Ich würde sagen, das gilt für uns alle, oder? Sonst würden wir jetzt nicht dieses Gespräch führen.«

Sandy wies mit dem Kopf auf das digitale Aufnahmegerät.

»Hat er je mit dir darüber gesprochen, was mit Kreskey passiert ist?«, fragte Rain.

Sandy wandte den Blick ab und inspizierte ihre Fingernägel. »Nein.«

»Sandy.«

Die Ältere blickte mit leuchtenden Augen zu Rain hoch.

»Schlag nicht diesen Weg ein, Lara.« Ihre Stimme klang dunkel und warnend. »Er schafft es nicht, es hinter sich zu lassen. Aber du kannst es. Schau, da ist dein Baby, das in deinen Armen schläft. Deine Tochter ist die Zukunft, und daran solltest du denken.«

Scham ließ sie rot anlaufen – schon wieder. Lily war alles, was zählte. Wie es schien, erinnerte jeder sie ständig daran. Sandy, Greg, Gretchen vom Spielplatz. Ihr Vater hatte die gegenteilige Warnung für sie parat – *lass dich davon nicht bremsen.* Sie war die Mutter von Lily, und das war eine erschreckende Verantwortung. Ein Kind, das war eine welterschütternde Liebe, ein großes Geschenk. Aber sie war trotzdem noch Rain Winter, eine Überlebende, eine Journalistin, eine Frau, die viele Fragen über die Welt hatte, über ihr eigenes Leben. Konnte sie nicht all das sein, was sie war?

»Ich bin Lilys Mutter, und ich liebe sie«, sagte sie und hielt ihre Tochter fest. »Aber ich bin auch ich selbst. Ich kann beides sein.«

Es schien ihr, als würde sie dieses Gefühl in der tröstlichen Gemütlichkeit von Sandys Wohnzimmer zum allerersten Mal laut aussprechen. Man durfte beides sein, oder nicht? Sie schaffte es, sich wieder in Ordnung zu bringen, ohne Lily zu stören.

»Das verstehe ich«, sagte Sandy mit einem zustimmenden Nicken. »Bloß hör auf meinen Rat und sei *das* zuerst. Weil nichts anderes noch eine Rolle spielt, wenn du dein Kind im Stich lässt.«

Sie hörte plötzlich wieder das Klagen von Laney Markhams

Vater, sah Laneys Mutter vor sich, nur noch eine leere Hülle. Sie griff nach dem Aufnahmegerät, schaltete es ab und verstaute es in ihrer Tasche. Die Luft im Raum war drückend geworden, die Vergangenheit wie eine dräuende Gestalt in der Ecke, die alles Licht aufsog. Trotzdem unterhielten sie sich weiter über das Stillen und Jogging-Buggys, beide dankbar für diese alltäglichen Themen.

Schließlich stand Rain auf und ging zur Tür. Sandy folgte ihr, umarmte sie auf der Schwelle und drückte Lily einen Kuss auf das Köpfchen.

»Hat er?«, fragte Rain noch einmal. »Hat er je mit dir über das gesprochen, was mit Kreskey passiert ist?«

Sandy holte Luft und atmete wieder aus. Sie wirkte immer noch so jung, sahnige Haut, juwelenblaue Augen, dieselben hohen Wangenknochen und dasselbe breite Lächeln.

»Du brauchst dich wegen nichts schlecht zu fühlen, das weißt du doch, oder?« Sandy legte die Hand an Rains Wange. »Du hast diesen Tag überlebt. Es hätte leicht anders kommen können. Warum willst du dich wieder damit beschäftigen? Tu's nicht. Okay? Tu's nicht.«

Rain trug Lily zum Auto und schnallte sie im Kindersitz fest. Sie setzte sich auf den Fahrersitz und wartete einen Moment. Es war immer noch früh. Lily regte sich und strampelte mit den Beinchen. *Wenn sie aufwacht, fahren wir in den Park*, dachte Rain. *Wenn nicht, machen wir noch einen Abstecher.* Lilys Kopf sackte zur Seite; sie schlief weiter. Rain legte den Rückwärtsgang ein und fuhr Richtung Norden. Es war ihr nicht entgangen, dass Sandy ihre Frage nicht beantwortet hatte.

Als sie auf die Hauptstraße fuhr, die die Stadt durchquerte, klingelte ihr Handy, und Gillians Nummer blitzte auf dem Infotainment-Display auf.

»Sei nicht böse«, sagte Gillian statt einer Begrüßung.

»Okay«, erwiderte Rain gedehnt.

»Es könnte sein, dass ich die Story-Idee gegenüber Andrew erwähnt habe.«

Sofort wurde sie wütend. »Gillian!«

Andrew. Sie konnte fast das Glitzern sehen, das beim Gedanken an diese Story in seine Augen trat.

»Er will, dass wir es machen.«

Sie war gleich weniger wütend. »Und das heißt?«

»Er meinte, wir können den Beitrag als Podcast machen, als umfassende, vertiefende Serie, wobei die einzelnen Personen im Mittelpunkt stehen. Er übernimmt die Endproduktion. Tja, jedenfalls, wenn der Sender anbeißt. Und wann hätte schon mal jemand einen Vorschlag des Goldjungen Andrew Thompson abgelehnt?«

»Wahnsinn«, sagte Rain. Eine Mischung aus freudiger Erregung und Sorge führte einen Tanz in ihrer Brust auf.

»Natürlich müssen wir noch über die Bedingungen verhandeln.«

Ein Teil der Schuldgefühle, die sie wegen der Recherche für diese Story hatte, löste sich auf – zumindest würde sie Geld nach Hause bringen. Es war nicht nur ein Projekt, mit dem sie einer persönlichen Leidenschaft nachging, weil sie einen persönlichen Groll hegte. Sie rührte nicht nur eine Vergangenheit auf, die sie nicht vergessen konnte, und tat dabei Menschen weh. Es war ein echter Beitrag für einen großen Sender.

»Bist du wütend?«, fragte Gillian.

»Ja«, sagte Rain ohne großen Nachdruck.

»Es tut mir leid. Die Story-Idee ist einfach zu gut, ich musste es ihm anbieten. Das wird ganz groß, Rain. Es ist deine Geschichte, ja, aber es ist größer als das. Als irgendein unabhängiges Projekt, das im App-Store untergeht, ist es verschwendet.«

»Ich weiß nicht mal genau, ob ich der Sache überhaupt gewachsen bin«, gab sie zu.

»Das bist du«, versicherte Gillian. »Natürlich bist du das.«

Es war eine vielschichtige Story, bei der es auch um ganz persönliche Dinge ging. Dinge, von denen sie nicht sicher war, ob sie bereit war, sich ihnen zu stellen oder sie mitzuteilen. Es gab ein Rätsel, eine Ermittlung. Und Verbindungen zu einem Mann, mit dem sie überhaupt nichts zu tun haben sollte – aus tausend Gründen. Sie selbst hätte es dem Sender nicht vorgeschlagen. Sollten sie akzeptieren, würde sie die Kontrolle über das Projekt verlieren. Es würde ein Eigenleben annehmen, sie mit sich reißen. Und dennoch verspürte sie ein dunkles, aufgeregtes Kribbeln – diesen unbedingten Drang, zum Kern der Sache vorzustoßen. Es war eine große Story. Eine, die eine Karriere begründen konnte. Ja, und das wollte sie immer noch. Es war ein gutes Gefühl, das zugeben zu können.

17

Agent Brower ist gekommen – schon wieder. Es ist mein Vormittag ohne Patienten, der normalerweise Studien und Recherchen vorbehalten ist. An diesen freien Vormittagen gehe ich zum Beispiel meine Notizen zu meinen Patienten durch oder bespreche etwas mit Kollegen – private Probleme oder Herausforderungen. Vielleicht habe ich sogar eine Sitzung bei meinem eigenen Therapeuten. Den haben wir alle, weißt du. Niemand braucht einen Therapeuten mehr als ein Therapeut. Später fahre ich dann in die Klinik, um eine meiner gestörteren Seelen zu sehen, danach folgen die Abendsitzungen in meiner Praxis.

Ich bin nervös, gereizt, abgelenkt.

Den größten Teil der Nacht habe ich damit zugebracht, über Agent Browers Fallakten zu brüten, ihre Notizen durchzugehen. Mit Genugtuung kann ich berichten, dass sie sehr wenig in der Hand haben. Diese Aufnahmen aus den privaten Sicherheitskameras, sogar das kurze Video. Sie sind körnig und verschwommen, die Person nicht erkennbar. Maskiert. Bewegt sich rasch. In keiner Weise identifizierbar.

Dennoch habe ich unter Verwendung von dem, was sie hat, ein ungefähres Täterprofil erstellt und ein paar Theorien entwickelt. War früher beim Militär oder bei der Polizei, ist jung, stark, intelligent. Jemand, der vom System desillusioniert wurde, der glaubt, über dem Gesetz zu stehen, sich aber dessen zugrunde liegenden Philosophien verpflichtet fühlt. Er befolgt irgendeinen Code. Sehr wahrscheinlich unverheiratet. Möglicherweise Vorstrafen.

Als ich also ihr Gesicht auf dem kleinen Bildschirm sehe, bin ich vorbereitet. Ich drücke auf den Toröffner, gehe in die Küche und setze Kaffee auf.

»Wenn du nicht erwischt wirst, wäre es vielleicht an der Zeit, damit aufzuhören.« Tess.

Sie ist die ganze Nacht besorgt herumgetigert, während ich meine Notizen für das FBI zusammenstellte, eine unaufrichtige Aktion, wenn es je eine gab. Mein Täterprofil ist nicht vorsätzlich irreführend. Einige wahre Elemente sind schon enthalten.

Tess war nie ein großer Fan meiner finsteren Aktivitäten, schließlich ist sie Sandys Tochter. Sie redet immer von Liebe und Vergebung, Karma und dem Gleichgewicht des Universums. Die Dinge, die ich getan habe – die *er* getan hat –, setzen mich in ihren Augen auf eine Stufe mit diesen Männern. Ich habe Gleiches mit Gleichem vergolten.

»Ab einem bestimmten Punkt …«, sagt sie, während ich das noch nicht ganz kochende Wasser in den Filter gieße, »bist du genau wie sie.«

Aber nein. Ich bin nicht wie die. Ich wurde nicht so geboren wie Kreskey. Ich bin nicht bereits geschädigt auf die Welt gekommen, mit einer psychischen Erkrankung, die sich durch Traumatisierung und Misshandlungen weiter verschlimmerte. Ich verfolge nicht die Unschuld und zerstöre sie. Ich wurde dazu gemacht, durch Kreskey. Und jetzt vernichte ich. Ich bin

Arzt. Ich entferne das Krebsgeschwür, auch wenn ich dazu schneiden muss. Manchmal müssen wir Schaden zufügen, um die Welt zu heilen.

»Blödsinn«, sagt Tess leichthin. »Es gefällt dir.«

Sie hat recht. Ich habe langsam angefangen, es zu mögen. Die Wahrheit ist, ich weiß nicht genau, ob ich überhaupt aufhören will. Er will es nicht, das weiß ich.

»Ich frage mich, ob du überhaupt aufhören kannst.«

Das ist eine andere Frage, eine, über die ich nicht gern nachdenke. Wer hat die Kontrolle? Wer ist der echte Hank Reams – er oder ich?

Heute trägt Tess ein langes weißes Kleid, ein Strandkleid wie das, das sie manchmal im Sommer anhatte. Ihre Füße sind nackt, die Haare trägt sie offen, Strähnen wie gesponnenes Gold. Sie wäre eine schöne Frau geworden. Natürlich nicht so schön wie du. Anders. Sie steht missbilligend neben der Tür, als ich Agent Brower hereinlasse. Heute ist die FBI-Agentin allein.

»Danke, dass Sie bereit sind, noch mal mit mir zu sprechen«, sagt sie. Ich führe sie zum Sofa, und sie hockt sich auf die Kante. »Ich habe das Gefühl, schon sehr viel von Ihrer Zeit in Anspruch genommen zu haben.«

Was ist Ihre Geschichte, Agent Brower? Ich ertappe mich dabei, mir diese Frage zu stellen. Was ist Ihnen in Ihrem Leben zugestoßen, das Sie dazu bringt, Ungeheuer zu jagen? Wir alle haben unsere Gründe. Ohne sie würden die meisten von uns sich nicht für einen solchen Beruf entscheiden. Es erfordert Tatendrang, Biss und Ehrgeiz, Arzt, FBI-Agentin oder investigative Journalistin zu werden. Es gibt zermürbende Kraftproben, Fehlschläge, Opfer. Ich überlege, was diese junge Frau wohl antreibt.

»Das ist mein Job«, sage ich. »Ich helfe gern, wenn ich kann. Heute ohne Partner unterwegs?«

»Er verfolgt eine andere Spur«, entgegnet sie vage.

»Verstehe. Kaffee?«

»Gern.«

Ist da etwas an ihr, das mich an dich erinnert? Oder liegt es nur daran, dass du selten fern von meinen Gedanken bist? Nein, ich glaube, es ist die vollendete Fassade – sie unterscheidet sich von dir wie Flamme von Jade, Seide von Metall, Sonnenlicht von Mondstrahlen. Doch unter der ruhigen Oberfläche liegt eine verborgene Wildnis, und das ist euch beiden gemeinsam.

Sie folgt mir durch den Flur in die Küche.

Weiß Greg das von uns, Lara? Dein Mann. Weiß er von unserer gemeinsamen Zeit? Kennt er die Seite von dir, die du mir gezeigt hast? Weiß er von unserer Korrespondenz – auch wenn sie einseitig ist? Das habe ich mich immer gefragt. Wie viel von dir du mit ihm teilst.

Du hast deine Wahl getroffen. Und um ehrlich zu sein, es war die richtige Entscheidung.

Weil Greg die Art Mann ist, die man heiratet, richtig? Attraktiv, grundsolide. Hochgewachsen, gut gebaut. Er liebt dich, das kann jeder sehen. Er ist aufmerksam dir gegenüber, kümmert sich um das Baby. Er trägt dir deine Taschen. Er erledigt die Einkäufe – ich vermute mal, wenn du tagsüber nicht aus dem Haus kommst. Aber eine eindrucksvolle Persönlichkeit ist er nicht, nicht so wie dein Vater. Er hat kein Riesen-Ego, das gestreichelt und gefüttert werden muss. Er will nicht unbedingt im Rampenlicht stehen, er muss nicht der interessanteste Mann im Raum sein. Er ist perfekt für dich. Wirklich.

Trotzdem, ich frage mich: Liebst du ihn ebenso sehr, wie er dich liebt?

Wenn ich dein Vertrauter wäre oder dein Priester oder dein Therapeut, hätte ich dir geraten, Greg zu heiraten. Zweifellos hätte niemand mit auch nur einem Funken Verstand empfohlen, dass du dich mit dem Mann zusammentust, mit dem dich eine gemeinsame dunkle Vergangenheit verbindet, der immer noch darin feststeckte wie in einem Sumpf. Der dadurch verändert worden war. Egal, was du für ihn empfunden haben magst. Ich würde dir raten: Heirate den Mann, der dich am meisten liebt. Denn in einer Ehe geht es nicht um stürmische Leidenschaft, sondern darum, ob man zusammenpasst, es geht um Geduld, Wärme, Respekt. Das hitzige Feuer brennt schnell herunter, doch die anderen Qualitäten bleiben. Sie vertiefen sich. Jedenfalls legt das die Forschung nahe. Ich selbst kann dazu nichts sagen.

Für mich hat es nie eine andere gegeben als dich.

Dieser Abend, an dem wir einander wiederfanden, wir verließen die Buchhandlung und bekamen einen Tisch in einem Restaurant an der 17. Street, irgendein unbekanntes Lokal mit einem Kamin – in Gedanken kehre ich immer wieder dorthin zurück. Die Art, wie das Kerzenlicht deine Haut schimmern ließ, deine strahlenden Augen, das seidige Tintenschwarz deiner langen Haare. Wie du an einer Strähne gezogen hast. Deine rosa Lippen. Ich habe dich geliebt, als wir noch Kinder waren, aber diese Liebe blieb tief verborgen. An diesem Abend erwachte sie wieder zum Leben, ihr Herz schlug noch.

Wir redeten und redeten, erzählten uns, was in den letzten Jahren bei uns so passiert war – ein ganzes Leben, eigentlich.

Dann sagtest du, ganz heiser, die Gefühle hatten dich überwältigt: »Es tut mir so leid, was an dem Tag passiert ist. Wenn ich auf meine Mutter gehört hätte, wären Tess und ich über die Straße gegangen. Und dann habe ich so lange dort gesessen, im Schockzustand. Wenn ich stärker gewesen wäre, hätte ich mit dir zusammen kämpfen können. Ich hätte weglaufen und Hilfe holen können. Aber es hat Stunden gedauert. Ich erinnere mich nicht an das, was passiert ist, nachdem er mich geschlagen hat. Seitdem schleppe ich das mit mir herum.«

Der Mann, der dir gegenübersaß, der Psychologiestudent, der verstand das. Wir bilden uns immer ein, dass wir uns wie Helden verhalten würden. Aber die Wahrheit ist, dass Schock und Entsetzen im Gehirn ablaufen. Unter starker Belastung bestimmt das limbische System unsere Reaktionen, sie unterstehen nicht der willentlichen Kontrolle, es ist rein biologisch.

»Du warst noch ein Kind«, sage ich. »Es gab nichts, was du hättest tun können. Du hast stark geblutet. Dein Kiefer war zerschmettert. Lara, bitte, du kannst doch nichts dafür.«

Da hast du das Gesicht in den Händen vergraben und geweint, deine Schultern bebten. Ich sah deinen Schmerz. Sogar das Monster in mir war besänftigt. Die Wut, die er in sich trug, legte sich und wurde zu Staub, eine Weile jedenfalls. Und dann standen wir da, du in meinen Armen. Mein Mund auf deinen Lippen, das Salz deiner Tränen auf meiner Zunge. Wir nahmen ein Taxi in meine Wohnung, hielten einander fest. Wir schafften es kaum die Treppen hoch.

Ich schob uns in den Hausflur, fummelte hektisch mit dem Schlüssel herum. Meine Wohnung war ein Loch in der Lower

East Side, hohe Decken, äußerst sparsam möbliert, überall lagen Kleidungsstücke herum, stapelten sich Bücher, mein Laptop stand aufgeklappt auf dem Küchentisch. Als wir uns immer wieder auf dem Futon liebten, hörten wir von draußen die Sirenen und die Rufe der Drogendealer. Auf dem verlassenen Grundstück gegenüber brannte ein Feuer in einer Tonne, ich konnte es von meinem Fenster aus sehen. Unsere Körper verschmolzen miteinander. In dieser Nacht fühlte ich mich wieder heil und ganz. Ich fühlte mich wie der Junge, der ich gewesen war, bevor Kreskey meine Psyche in zwei Teile zerbrach.

Erinnerst du dich? Denkst du manchmal daran, an diese Nacht?

Du lagst auf mir, dein Körper bleich wie der Mond, dein Haar ein Fluss, der fast bis zu deinem flachen Bauch reichte. Du hattest vor Lust den Kopf zurückgeworfen, während du dich bewegtest, träge, langsam.

Wie erbärmlich, zu erklären, dass es außer dir nie eine andere gegeben hat.

Es gab andere Frauen, One-Night-Stands, halbwegs erträgliche Verabredungen, die zu seelenlosen sexuellen Begegnungen führten. Auf der Schule war ein Mädchen, das versuchte, mich zu lieben, glaube ich. Und in letzter Zeit gibt es eine Frau, die, in einem anderen Leben, diejenige hätte sein können.

Aber nein, Rain. Nein, Lara. Es hat immer nur dich gegeben.

Da war ein solcher Hunger zwischen uns, solch ein verzweifeltes, schmerzliches Begehren. Hast du das je mit Greg gehabt? Hast du je geweint, während du ihn geliebt hast? Ich bezweifle es ernsthaft. Wir sind miteinander verbunden durch das Böse, das an jenem Tag in unser Leben getreten ist, es hat sich um uns geschlungen wie ein Dornenstrauch. Ich weiß, du fühlst es ebenfalls. Es schmerzt, aber es ist auch Lust dort, eine tiefe Intimität. Das hast du mit ihm nicht.

Warum denke ich an dich, während Agent Brower an meinem Küchentisch sitzt und mich mit großen, ernsthaften Augen ansieht?

»Glauben Sie, es könnte derselbe Täter sein?«, fragt sie, reißt mich in die Gegenwart zurück.

Gestern habe ich mir die Frage gestellt, ob sie mich in Verdacht hat. Jetzt glaube ich das eher nicht. Sie wirkt müde. Ihre Nägel, die perfekt manikürt waren, sind an den Nagelhäutchen ein bisschen eingerissen, als hätte sie daran gekaut. Ich bin froh, dass sie heute allein gekommen ist. Auf die Gegenwart ihres stummen Partners kann ich gut verzichten. Er hat irgendwas an sich, das mir nicht gefällt.

»Ich halte es für zweifelhaft«, antworte ich. »Wie bereits erwähnt, hat es einen Serientäter dieser Art eigentlich noch nie gegeben.«

»Aber die Aufnahmen. Die maskierte Person an beiden Tatorten.«

»Das stimmt«, räume ich ein und versuche, nachdenklich zu wirken. »Es ist nur so, dass Serientäter meiner Erfahrung nach irgendeinen Antrieb haben, ein tiefes Bedürfnis, das sie zu befriedigen versuchen. Und die Taten sind alle sehr unterschiedlich. Unterschiedliche Regionen. Ganz andere Verbrechen. Andere Exekution.«

Das ist nicht das Wort, das ich verwenden wollte, aber sie stürzt sich darauf.

»Aber das ist genau der Punkt«, sagt sie. »Es sind alles

Exekutionen. Hinrichtungen schuldiger Männer oder von Männern, die gemeinhin als schuldig galten und deren Taten ungestraft blieben. So nennen sie ihn jetzt. Den Vollstrecker.«

»Das FBI glaubt also an einen Serientäter. Es glaubt, dass es derselbe Täter ist.«

»So ist es.«

»Laut den Akten gibt es keine objektiven Spuren, nichts, was auf eine Verbindung hinweisen würde.«

»Nur die Aufnahmen. Die extrem ordentlichen Tatorte. Die Opferprofile.«

Ich nicke und tue so, als würde ich überlegen. »Also, nehmen wir mal an, es ist derselbe Täter. Was ist sein Antrieb, das, was er braucht?«

Sie macht Anstalten, an ihrem Daumennagel zu knabbern, zieht dann aber die Hand zurück und schiebt sie unter ihren Oberschenkel. Ihre Augen sind von einer Art stürmischem Graublau, das Haar hat sie straff aus dem Gesicht gebunden. Sie ist noch so jung, sie sieht aus wie ein Teenager.

»Gerechtigkeit? Rache?«

Ich nicke ermutigend. »Aber diese Dinge sind normalerweise sehr persönlich.«

»Also ist ihm irgendwas angetan worden. Ihm ist irgendein Unrecht zugefügt worden.«

»Oder jemandem, den er liebt.«

»Er ist voller Zorn«, sagt sie. »Möglicherweise voller Zorn auf die Justiz, die versagt, der es nicht gelingt, Gerechtigkeit zu üben.«

»Also nimmt er die Sache selbst in die Hand. Das steht auch in dem Profil, das ich entwickelt habe – für den unwahrscheinlichen Fall, dass wir nach nur einem Täter suchen.«

»Er sieht sich die Nachrichten an, wartet ab.« Sie ist tief in Gedanken versunken.

Ich hebe die Augenbrauen. »Vielleicht ist er sogar bei der Polizei. Oder beim Militär. In Anbetracht der Präzision, mit der er seine Taten verübt, und weil er kaum Spuren hinterlässt.«

Sie hebt die Augenbrauen und nickt. »Das ist bereits zur Sprache gekommen.«

So geht es noch eine ganze Weile weiter. Ich habe ein ungutes Gefühl dabei. Denn eigentlich sind wir doch auf derselben Seite. Aber nein, das sind wir nicht. Ich werde nicht zulassen, dass sie ihn erwischen.

»Es würde ein beträchtliches Maß an Arroganz erfordern, meinen Sie nicht? Das zu tun«, sinniert sie.

»Arroganz.«

»Sich einzubilden, dass man es besser weiß, dass es einem zusteht, Gerechtigkeit zu üben. Sich seiner selbst so sicher zu sein, dass man einen anderen Menschen umbringt.«

»Es erfordert Arroganz, jemanden zu töten«, räume ich ein. »Die Überzeugung, dass die eigenen Bedürfnisse vor den Bedürfnissen anderer kommen. Dass die Opfer im Grunde gar keine Menschen sind. Und die Bedürfnisse, die sie vielleicht haben mögen, überhaupt keine Rolle spielen.«

»Er ist ein Psychopath.« Es ist klinisch gemeint, nicht als Urteil. Es ärgert mich ein wenig, und ich nehme einen Schluck Kaffee, damit sie mir das nicht vom Gesicht abliest.

»Ja«, sage ich. »Sehr wahrscheinlich.«

»Aber er kann Recht von Unrecht unterscheiden.«

»Niemand, der desorganisiert ist oder den Bezug zur Realität verloren hat, könnte so töten.«

Die Tatortfotos liegen zwischen uns ausgebreitet. Sie sind grausig. Es ist schockierend, was er tut, das gebe ich zu.

Gelegentlich spüre ich, wie er in mir herumpoltert, einen Grund sucht, herauszukommen. Er ist fuchsteufelswild, tobt und wütet. Es gefällt ihm nicht, was sie über ihn sagt. Dass er arrogant ist. Ein Psychopath. Umso mehr, als es wahr ist.

»Es war kaltblütig und planvoll.« Ihre Stimme ist ganz leise geworden.

Ich blicke auf meine Hände. Seine Hände. Übelkeit überkommt mich. Ich habe nur sehr vage Erinnerungen an diese Augenblicke, flackernde Bilder ohne Ton, wie auf einer alten Filmspule.

»Was hat Ihrer Meinung nach die Maske zu bedeuten?«

»Ein Raubvogel«, sage ich, ohne nachzudenken.

»Ich hab ein bisschen recherchiert. Die Maske ... es ist eine Art Falke.«

»Oh?« Sie ist intelligent, diese Frau.

Sie zieht ein Blatt Papier aus einer ihrer Akten. Sie trägt einen Duft, etwas Sauberes, Blumiges. Ich kenne den Duft. Warte. Was war es noch mal? Lavendel.

»Im Büro nennen sie ihn den Vollstrecker, das hatte ich ja schon erwähnt. Aber ich nenne ihn den Nachtfalken. Das ist ein Raubvogel, der nur nachts jagt.«

»Ah«, sage ich. »Interessant.«

»Sie sagten, es bräuchte einen Antrieb, irgendetwas tief in ihm, das ihn zwingt zu töten. Wenn das stimmt, glaube ich, dass er Opfer irgendeines grauenvollen Verbrechens wurde. Ich glaube, dass mehr dahintersteckt als bloße Rache oder der Wunsch, für Gerechtigkeit zu sorgen.«

Ich mustere sie. Etwas flackert in ihren Augen, irgendein

Bedürfnis. Wie ich, wie du, Rain. Sie versucht zu verstehen. Ich frage mich erneut, was sie antreibt. Ich habe vor, es herauszufinden.

»Was glauben Sie, was er will, Agent?«

Etwas in ihrem Gesicht verändert sich, als sie meinen Ton hört. Vielleicht kam es herablassend rüber – so etwas ist mir schon vorgeworfen worden. Ich hatte es gar nicht so gemeint. Tatsächlich ist sie der Wahrheit sogar ein wenig zu nahe gekommen. Sie schweigt einen Augenblick, dann fängt sie an, ihre Unterlagen zusammenzupacken, steckt ihr Notizbuch weg. Die Energie hat sich verändert, sie ist still geworden, auf der Hut.

»Ich glaube, er versucht zu verhindern, dass diese Männer noch jemandem etwas antun.«

Kurz sieht sie mich durchdringend an. Dann räumt sie weiter ihre Sachen zusammen.

Jetzt bin ich an der Reihe, still zu werden. Ich sehe ihre Pistole im Holster unter dem Blazer. Die Waffe wirkt zu groß für sie, irgendwie fehl am Platze.

»Wie haben Sie sich gefühlt, als Kreskey umgebracht wurde, Doktor?«, fragt sie, als sie alles weggeräumt hat.

Ich reiche ihr meine Akte mit meinen Notizen, Theorien, möglichen Täterprofilen. Ich lehne mich zurück, seufze und sehe ihr in die Augen.

»Damals war ich gerade dabei, meinen Doktor zu machen. Ich wusste da schon ziemlich viel über den menschlichen Geist, und ich wusste, wie brutal das Leben war, das er hatte führen müssen. Ich würde nicht direkt behaupten, dass ich ihm vergeben hatte. Aber ich wusste, dass er Opfer furchtbarer Misshandlungen geworden war.«

»Aber wie haben Sie sich *gefühlt?*«, fragt sie erneut. Ihr Blick ist eindringlich.

»Erleichtert, glaube ich«, sage ich. »Ein Mensch weniger, der Schmerzen leidet, der anderen Schmerzen zufügt. Nicht jeder kann geheilt werden ... manche Leute leiden und lassen andere leiden bis zu dem Tag, an dem sie sterben.«

»Wenn Sie die Gelegenheit gehabt hätten, ihn zu töten, hätten Sie es getan?«

Darüber lächele ich, als wäre sie ein Kind, das sehr wenig weiß und noch weniger versteht. Was für ein Spiel spielt sie?

»Ich hab's versucht«, antworte ich. Es hat wenig Sinn, es leugnen zu wollen. Die Berichte über mein Martyrium sind für jeden zugänglich, der einen Computer hat. »Es wäre mir fast gelungen. Aber ich war nicht stark genug. Ich war bloß ein Junge.«

»Jemand hat es zu Ende gebracht«, sagt sie.

Ich habe keine Ahnung, worauf sie hinauswill. Ich behalte meine lockere, neutrale Haltung bei – bequem zurückgelehnt, Hände in den Taschen.

»Das stimmt«, entgegne ich und sehe sie forschend an. »Aber es hat nichts geändert, falls es das war, was Sie wissen wollten. Es hat die Schäden nicht behoben, die Erinnerungen nicht ausgelöscht.«

»Sie haben sich nicht besser gefühlt.«

»Nein«, gebe ich zu. »Das habe ich nicht.«

Sie scheint enttäuscht, sinkt ein wenig in sich zusammen. Am liebsten hätte ich sie gefragt: Was ist Ihnen zugestoßen? Sagen Sie es mir. Was schmerzt Sie? Was ist es, das Sie zu verstehen versuchen? Aber ich tue es nicht. Und sie erklärt, sie würde sich wieder melden. Es gibt keine Warnung, keinerlei

Hinweis darauf, dass sie mich in irgendeiner Weise verdächtigt. Aber irgendwas an unserer Interaktion war ein bisschen eigenartig, da ist eine seltsame neue Vibration. Was habe ich gesagt? Was hat sie intuitiv aus unserem Gespräch geschlossen? Welcher Spur wird sie als Nächstes nachgehen?

Als ich die Tür hinter ihr geschlossen habe, sitzt Tess auf dem Herd.

Sie ist wieder ein kleines Mädchen mit Zöpfen, mit dieser lächerlichen Brille, den Mund voller Metall.

»Du hättest ihr sagen sollen, dass du dich danach schlechter gefühlt hast«, meint sie. »Du hättest ihr sagen sollen, dass du es danach wusstest.«

»Dass ich was wusste?«

Sie blickt auf, und sie ist so, wie ich sie zuletzt gesehen habe. Ich wende mich ab, mit pochendem Herzen.

»Dass er sich *niemals* besser fühlen wird.«

18

Das Kreskey-Haus. Es stand immer noch. In Rains Vorstellung war es abgerissen worden. Oder vielleicht abgebrannt, von Vandalen in Brand gesteckt. Welches andere Schicksal konnte einem solchen Haus schon blühen? Sicherlich würde niemand dort wohnen wollen. Sie erwartete ein leeres Grundstück oder eine verkohlte Ruine. Aber von der Straße aus konnte sie es gerade eben erkennen. Ein baufälliges, leer stehendes Haus, dessen Dach kaum über die Wipfel der Bäume ragte. Es war noch da, unbeschädigt.

Rain hielt am Rand der Einfahrt, saß im Auto und fragte sich, ob sie jetzt völlig den Verstand verloren hatte. Hierherzukommen. Das Baby mitzunehmen. Sie konnte sich gut vorstellen, wie besorgt und missbilligend ihr Mann dreinblicken würde – so ziemlich genau der Blick, den er ihr gestern Abend zugeworfen hatte, als sie ihm sagte, dass sie es ihm nicht erklären könne. Er war wütend ins Bett gegangen und morgens zur Arbeit gefahren, ohne sich zu verabschieden. Und dabei wusste er nicht mal, dass sie Lily zu Markhams Haus mitgenommen hatte, dass sie plante, mit dem Sender zu verhandeln, wieder in den Beruf zurückzukehren. Sie war ein schlechter Mensch, eine furchtbare Ehefrau. Vielleicht war sie auch eine miserable Mutter. Aber sie war eine gute Journalistin. So viel wusste sie.

Rain warf einen Blick auf ihr schlafendes Kind, dann nahm sie das digitale Aufnahmegerät aus ihrer Tasche, drückte die Aufnahmetaste und bog in die Einfahrt ein. Der Klangteppich von Nebengeräuschen, Reifen auf der Straße, ihr eigener Atem, störte sie nicht. Es lag eine gewisse Ästhetik darin, ein ansprechender Realismus. Wenn sie das tatsächlich durchziehen sollte, dann würde sie tief hineintauchen, ohne irgendetwas zu beschönigen.

»Während ich in dem alten, hohlen Baum saß, blutend und im Schockzustand, halb bewusstlos, brachte Eugene Kreskey meine Freunde Tess Barker und Hank Reams, beide damals zwölf Jahre alt, in das Haus, das er von seinen Eltern geerbt hatte«, sagte sie.

»Es steht noch, auf einem abgelegenen Grundstück in diesem ländlichen Städtchen im Staat New York. Bei seinem Prozess erfuhr ich, was der kleine Eugene Kreskey in diesen Mauern zu erleiden gehabt hatte. Als Kind musste er hungern, wurde geschlagen, wochenlang im Keller eingesperrt. Es gibt keine Unterlagen, die darauf hindeuten, dass er je in die Schule geschickt wurde.«

Sie bremste, hielt an und betrachtete das verlassene, baufällige Haus.

»Kreskey war zwölf, als seine Eltern durch eine Kohlenmonoxid-Vergiftung starben«, sprach sie weiter ihren Kommentar auf.

»Ein Wanderer, der auf dem Pfad hinter dem Haus unterwegs war, hörte seine Schreie und benachrichtigte die Polizei. Das war 1990.

Da er im Keller eingesperrt war, war er dem Schicksal seiner Eltern entgangen. Er hatte länger als eine Woche mit seinen toten Eltern in dem Haus gelebt, als der Wanderer ihn entdeckte. Es wurde vermutet, dass der Junge für den Unfall verantwortlich war, was aber nie bewiesen werden konnte. Der Heizkessel im Keller hatte Risse, war möglicherweise defekt.«

Sie unterbrach sich an dieser Stelle, dachte nach und fragte sich, wie es wohl gewesen war, Eugene Kreskey zu sein. Ein Kind, das Opfer unaussprechlicher Misshandlungen durch seine gestörten Eltern. Er war einmal ein kleines Kind gewesen, genau wie Lily. Sie versuchte, es sich vorzustellen – er im Keller eingeschlossen, hungernd, allein im Dunkeln, während oben seine toten Eltern lagen. Es gelang ihr nicht.

»Zur Zeit seiner ersten Einweisung waren Tess, Hank und ich noch Kleinkinder«, fuhr sie fort. »Wir alle lebten in einem Umkreis von drei Kilometern von diesem Haus entfernt. Kreskey kam in die Obhut des Jugendamtes, wurde therapiert und lebte zehn Jahre lang in einer Einrichtung. Dann wurde er entlassen, da man davon ausging, er sei fähig, einen einfachen Job auszuüben und allein zu leben. Das war ein Jahr, bevor wir drei ihm im Wald begegneten, nur anderthalb Kilometer von meinem Elternhaus entfernt. Er war zweiundzwanzig Jahre alt.«

Sie starrte auf das Haus und machte ein paar Fotos mit ihrem Smartphone.

»Scheint es nicht manchmal so, als hätten Orte eine besondere Atmosphäre? Dieses Haus ... heruntergefallene Dachziegel, zerbrochene Fensterscheiben und die abblätternde rote Farbe der verwitterten Fassade ... es sieht aus, als wäre es nie ein Zuhause gewesen. Hier können eigentlich nur schlimme Dinge geschehen.«

Sie schaltete das Aufnahmegerät aus, warf einen Blick auf die schlafende Lily und ließ die Autofenster herunter. Sie stieg aus dem Wagen, schaltete das Gerät wieder ein und ging auf das Haus zu. In der Stille klang das Knirschen ihrer Schritte auf dem Kies sehr laut.

»Seit Kreskeys Festnahme steht das Haus leer. Eine Durchsicht der öffentlich zugänglichen Grundbucheinträge zeigt, dass die Immobilie nach zehn Jahren Steuerrückständen von der Kommune beschlagnahmt wurde. Aber das Haus steht noch, und noch ist die Immobilie nicht versteigert worden. Die Jugendlichen im Ort sagen natürlich, dass es hier spukt. In Vollmondnächten könne man Tess durchs Gebüsch rennen sehen. Manchmal sei sie nur ein schwebendes Licht, heißt es. Manchmal seien Schreie zu hören.«

Sie ging näher ans Haus heran, blieb vor der Verandatreppe stehen und blickte zur Eingangstür hoch, die leicht offenstand. Ein Schild klebte daran, dem zu entnehmen war, dass das Gebäude der Kommune gehöre und für unbewohnbar erklärt worden sei. Unbefugter Zutritt werde zur Anzeige gebracht.

»An jenem Tag hatte Eugene Kreskey es auf *mich* abgesehen«, sagte sie.

Sie verstummte kurz, überrascht von den Gefühlen, die plötzlich in ihr hochkamen. Dann fuhr sie fort: »Er hatte mich eine Woche zuvor in der Kfz-Werkstatt gesehen, in der er arbeitete, als mein Vater seinen Wagen zur Inspektion dorthin brachte. Er hatte eine Schule besucht, einen Beruf gelernt und war handwerklich geschickt. Unter anderem war er aus der Psychiatrie entlassen worden, weil er in der Lage war, sich seinen Lebensunterhalt selbst zu verdienen. Er hatte nie irgendwelche gewalttätigen Tendenzen gezeigt.«

In dem Wald, der das Grundstück umgab, summten Insekten und zwitscherten Vögel. Die Sonne stand hoch am Himmel, es war warm geworden. Schweiß bildete sich auf ihrer Stirn.

»Sein Chef war ein entfernter Cousin, der ihm nach allem, was er durchgemacht hatte, eine Chance geben wollte – die Misshandlungen, der Tod seiner Eltern, die lange Unterbringung in der Psychiatrie. Deshalb arbeitete er in dieser Kfz-Werkstatt.«

Sie sprach mit ihrer Reporterstimme, ruhig, unaufgeregt, die anders war als ihre normale Alltagsstimme. Dadurch konnte sie Distanz zu dem wahren, was sie sagte. Sie empfand nicht das innere Erbeben, das sie normalerweise spürte, wenn sie diese Geschichte erzählte. Was nicht oft vorkam.

»Kreskey durfte das Auto seines Cousins benutzen. In der Woche darauf folgte er mir, wann immer er konnte. Der Polizei gegenüber sagte er aus, ich hätte wie ein nettes Mädchen ausgesehen und er habe nur mit mir reden wollen. Doch ich hätte mich als kleines Biest mit einem frechen Mundwerk erwiesen und ihn wütend gemacht. Als ich mich wehrte. Seinem Hund wehtat. Weglief. Also verschleppte er die anderen – um mich zu bestrafen. Das lässt sich dem Protokoll seiner polizeilichen Vernehmung entnehmen.«

Vielleicht wäre es gut, an dieser Stelle Musik einsetzen zu lassen, überlegte sie. Irgendwas Langsames, Getragenes, mit einer hellen Note, die Hoffnung vermittelte.

»Zehn Jahre später, Eugene Kreskey war erneut aus der Psychiatrie entlassen worden und in ein Rehabilitationszentrum in der Nähe gekommen, wurde er umgebracht. Hier in diesem Haus, wo er Hank Reams gewalttätig bedroht und unsere beste Freundin, Tess Barker, ermordet hat. Er starb so, wie er getötet hatte … voller Entsetzen und unter unbeschreiblichen Schmerzen.«

Wieder machte sie eine Pause. Der Wind fuhr durch das Gras, die Bäume rauschten, warfen Schatten auf das Haus. Sie unterdrückte den aufsteigenden Zorn. Es war wie ein saures Brennen, das in ihrer Kehle festsaß. All die hässlichen Teile passten zusammen.

»Seitdem sind zwei weitere Männer, beide wegen Tötungsdelikten angeklagt und, wie viele glauben, zu Unrecht freigekommen, auf die gleiche Weise umgebracht worden, wie sie getötet hatten.«

Eine weitere Pause, noch ein Luftholen.

»Gibt es da eine Verbindung? Das FBI scheint es zu glauben. Ist ein selbst ernannter Vollstrecker am Werk? Ich bin Rain Winter. Und da diese Geschichte in vielerlei Hinsicht bei mir beginnt, habe ich vor, das herauszufinden.«

Sie schaltete das Aufnahmegerät aus. Es war ein ganz guter Anfang. Sie würde es noch redigieren und neu schreiben, es erneut aufnehmen. Aber das war der Einstieg. Ihr Vater hatte recht: Das war ihre Story. Vielleicht hatte sie mit all den anderen Geschichten, die sie erzählt hatte, nur diese Geschichte zu erzählen versucht. Sie empfand so etwas wie Erleichterung, als wäre ihr ein Dorn aus der Pfote gezogen worden.

Eine Bewegung im Gebüsch fiel ihr ins Auge, und sie spürte, wie sie erstarrte.

Sie warf einen raschen Blick zurück zum Auto. Die Fenster waren weit offen, und sie konnte gerade noch den oberen Teil von Lilys Kopf erkennen, ihre kleinen Zehen. Ihre Füße waren ruhig. Wenn Lily aufwachte, bewegte sie immer zuerst die Füße. Als Rain sich wieder umwandte, sah sie eine alte Frau zwischen den Gräsern stehen. Sie trug einen breitkrempigen Hut und einen Rucksack auf dem Rücken, in der Hand hielt sie einen Wanderstock. Um ihren Hals hing eine Kamera mit einem langen Objektiv.

»Hallo«, rief Rain und winkte.

Die Frau nickte und setzte ihren Weg fort.

»Entschuldigen Sie«, rief Rain.

Rain folgte ihr, aber die Frau war erstaunlich flink auf den Beinen für jemanden, der so klein und zerbrechlich wirkte. Sie war bereits unten am Bachlauf angelangt, als Rain zwischen die Bäume trat, und als Rain am Ufer ankam, hatte sie den Bach überquert und war fort. Das Wasser plätscherte und funkelte.

»Hallo?«

Die alte Frau war nirgends in Sicht. Ein kalter Angstschauer durchfuhr Rain.

»Hallo?«

Ein Schrei, schrill und entsetzt, erschütterte sie bis ins Mark.

Ein gellender Schmerzensschrei, der sich mit jeder einzelnen ihrer Nervenendungen verband. Lily.

Rain vergaß die alte Frau, drehte sich um und rannte so schnell wie möglich zum Auto zurück, holte das Letzte aus sich heraus.

Für jeden Schritt schien sie eine Ewigkeit zu brauchen, er schien sich meilenweit zu erstrecken. Sie brach durch die Bäume, ein Zweig schlug ihr ins Gesicht. Sie lief am Haus vorbei, doch das Auto schien sich mit jedem Schritt weiter zu entfernen. War sie wirklich so weit gegangen?

»Lily«, schrie sie, völlig sinnlos. »Lily!«

Als sie endlich beim Auto anlangte, war ihre Tochter hochrot im Gesicht und schrie sich die Seele aus dem Leib.

Eine schwarze Wespe, unwahrscheinlich groß und bedrohlich, wie etwas aus einem Comic-Heft.

Das Insekt saß noch auf Lilys Bein, als Rain die Autotür aufriss. Der Stichstelle schwoll an und war scharlachrot angelaufen. Rain fegte die Wespe mit der bloßen Hand weg, sie fiel tot zu Boden. Lily kreischte wie eine Sirene.

»Alles gut, mein Schatz. Mama ist ja da.«

Rain zitterte am ganzen Körper, als sie die Neosporin-Salbe und einen Verband aus dem Erste-Hilfe-Kasten in der Wickeltasche holte. Als sie die Einstichstelle berührte, verstärkten sich die Schreie des Kindes zu einem ohrenbetäubenden Brüllen. Die Schwellung war zu stark, da stimmte etwas nicht. Lilys Bein schien sich vor Rains Augen aufzublähen und wurde immer röter.

Ihr Herz hämmerte, sie nahm alles nur wie durch einen Nebel wahr, als sie atemlos mit der schreienden Lily zur Notaufnahme raste und hineinstürzte. Eine Krankenschwester nahm ihr das Baby ab. Rain folgte ihr, verzweifelt, mit ausgestreckten Armen.

»Was ist passiert?«

»Eine Wespe. Sie wurde gestochen.«

»Ist sie allergisch?«

»Ich … ich weiß es nicht. Ich bin nicht allergisch. Ihr Vater auch nicht.«

Die Krankenschwester war schnell und tüchtig, entfernte den Stachel, drückte eine Kompresse auf die Einstichstelle und wirkte dabei die ganze Zeit mit sanften Berührungen und leisen Worten besänftigend auf das Baby ein. Das Gebrüll wurde zu einem leichten Wimmern, die Rötung und die Schwellung gingen rasch zurück. Als Lily sich beruhigte, fühlte Rain sich so schwach vor Erleichterung, dass sie fast ohnmächtig geworden wäre.

»Das haben wir gleich, Kleines«, sagte die Krankenschwester. »Na also, fertig.«

Sie betupfte Lilys Bein mit irgendetwas, dann hielt sie den Stachel hoch, damit Rain ihn begutachten konnte.

»Ganz übles Ding, das.«

Lily jammerte und streckte die Ärmchen nach Rain aus. Die Krankenschwester reichte sie ihr. Rain hielt ihre kleine Tochter ganz fest und wiegte sie, während die Schwester die Stichstelle verband und Rain eine Eispackung gab. Sie wusste nicht, wo sie die so schnell hergeholt hatte.

»Oh, Lily, es tut Mama so leid, dass das passiert ist. Es tut mir so schrecklich leid.«

Lily jammerte weiter und drückte ihr Köpfchen gegen Rains Hals.

»Das war's«, sagte die liebe Schwester, eine ältere Frau mit freundlichen Augen. Sie tätschelte Rains Schulter, und zu ihrer Beschämung begann Rain vor Erleichterung zu weinen.

»Alles ist jetzt wieder gut, ihr zwei. Böse Wespe.«

Böse Mama, dachte Rain. Die schlechteste Mutter der Welt.

»Ich lasse euch beiden eine Minute allein«, sagte die Schwester. »Ich hole die Ärztin, sie soll noch mal einen Blick darauf werfen.«

Rain nickte dankbar, unfähig, auch nur ein Wort hervorzubringen.

Ich habe mein Baby im Auto gelassen, während ich irgendeiner alten Frau durch den Wald hinterhergerannt bin, hätte sie am liebsten gesagt, tat es aber nicht. Wem bin ich hinterhergejagt? Was war daran so wichtig?

Sandys Worte klangen ihr in den Ohren, hart und anklagend. *Weil nichts anderes noch eine Rolle spielt, wenn du dein Kind im Stich lässt.*

»Oh, Lily«, flüsterte sie. »Es tut mir so furchtbar leid.«

»Ich würde es gerne verstehen, Rain.«

Es war schlimm, dass ihr Mann schon wieder gezwungen war, diesen Satz zu äußern.

Greg hatte Feuer im Kamin gemacht, es knisterte, tröstlich und warm. Lily schlief, sie hatte die Tortur gut überstanden. Rain war ein einziges Nervenbündel, ihr Kopf hämmerte, der Nacken tat ihr weh. Schuldgefühle hockten ihr schwer auf den Schultern, drückten ihr das Herz ab.

Eine geöffnete Flasche Wein stand auf dem Couchtisch zwischen den beiden einander zugewandten Sofas. Rain war bereits beim zweiten Glas, er hatte seinen Wein noch nicht angerührt. Sein Gesicht war verkniffen vor Sorge, auch ein bisschen Ärger war dabei. Sie konnte es ihm nicht verübeln. Sie hatte reinen Tisch gemacht und ihm alles erzählt – von ihrer Recherche, wo sie mit Lily gewesen war, dem Angebot vom Sender. Allerdings nicht von dem Kristallherz. Nein, davon nicht.

»Bitte«, sagte er, als sie stumm blieb.

Sie hatte ihn vom Krankenhaus aus angerufen, und er war in weniger als zwanzig Minuten dort gewesen. Sie hätte ihn anlügen können, hätte behaupten können, dass es im Park passiert sei oder während der Fahrt. Aber so etwas machten sie nicht. Sie log Greg nicht an – nicht, seit sie verheiratet waren. Unterlassungssünden zählten nicht, oder? Die Briefe. Das Herz. Diese Dinge brauchte er nicht zu erfahren – jedenfalls redete sie sich das ein. Er würde sich sonst nur Sorgen machen.

Treue ist mehr als das, was wir sagen, sogar mehr als das, was wir tun, hatte ihre Mutter in einem ihrer Romane geschrieben, »Die Witwe« hieß er. Es handelte von einer Frau, die ihren Mann verloren hatte und dann feststellen musste, dass sie ihn eigentlich überhaupt nicht gekannt hatte. *Treue zeigt sich darin, wer wir in unserer Beziehung sind, wie viel wir von den niederen Regionen unseres Herzens mitteilen können.*

»Ich habe keine Entschuldigung dafür«, sagte sie. »Von Tess' Elternhaus bin ich zu dem alten Kreskey-Haus gefahren. Ich bin nur der Story gefolgt. Meiner Geschichte.«

»Deiner Geschichte«, wiederholte er leise. »Und was willst du damit erreichen, dass du sie erzählst?«

»Indem ich sie erzähle ... lasse ich endlich los. Ich eigne sie mir an, gewinne die Kontrolle darüber.«

Ja, das war es. Das war die Wahrheit.

»Weißt du«, sagte er und schüttelte den Kopf. Er blickte in sein Glas, als könnte er darin die Zukunft lesen. »Ich wünschte, ich könnte das glauben. Ich glaube, in gewisser Weise kehrst du immer wieder dorthin zurück, weil du auf irgendeiner tiefen unbewussten Ebene glaubst, dass es an dem Tag dich hätte treffen sollen. Dass Kreskey dich hätte erwischen sollen. Dass du tot sein solltest, Tess am Leben, Reams unversehrt.«

»Er hatte es auf *mich* abgesehen.«

Greg vergrub kurz den Kopf in den Händen, dann blickte er sie an.

»Du hattest das Recht zu überleben, Rain«, sagte er. »Das hattet ihr alle. Aber du hast Glück gehabt. Tut mir leid, aber das ist kein Grund, für den Rest deines Lebens Schuldgefühle mit dir herumzuschleppen.«

Wirklich nicht? Sie leerte ihr Glas und schenkte sich nach. Sie war leicht angeheitert. Es fühlte sich gut an, und ein Teil der Anspannung des Tages löste sich.

»Was würdest du Lily sagen, wenn sie dort säße, wo du jetzt sitzt?«, fuhr er fort. »Würdest du ihr sagen, sie solle den Kampf mit einem Monstrum aufnehmen, oder würdest du ihr raten, um ihr Leben zu rennen? Würdest du wollen, dass unsere zwölfjährige Tochter es mit Kreskey aufnimmt?«

Der Gedanke machte sie ganz krank. »Natürlich nicht.«

»Dann kannst du auch nicht die kleine Lara Winter für das verantwortlich machen, was deinen Freunden widerfahren ist.«

Ich habe das Winter-Mädchen! Detective Harpers Ruf, der von den Bäumen widerhallte. Innerlich war sie noch immer dieses Mädchen, erfroren, halb tot.

»Ich muss das tun«, sagte sie. »Außerdem könnten wir das Geld gut gebrauchen.«

Dagegen konnte er nichts einwenden.

»Was ist mit Lily?«, fragte er.

»Ich überleg mir was.« Ihre Stimme klang schwach, unsicher.

»So wie heute?«

Sie beugte sich vor, um sich zu verteidigen, ließ sich dann aber wieder zurücksinken. Sie konnte immer noch Lilys Schreie hören. Sie hatte ihr Baby allein im Auto gelassen, um irgendeiner seltsamen alten Frau durch den Wald hinterherzujagen. Auf dem verlassenen Grundstück des Mannes, der ihre Kindheitsfreundin ermordet hatte, und das, um eine »Story« zu »recherchieren«, obwohl niemand sie offiziell damit beauftragt hatte. Konnte sie sich das verzeihen? Sie wusste es nicht.

»So was wird nie wieder passieren«, versprach sie. »Ich habe nicht nachgedacht – ich habe mich mitreißen lassen.« Genau wie ihr Vater. So wie sie es immer tat, wenn sie an irgendeiner Story dran war.

Sie hob die Hand, als Greg den Mund öffnete, um zu protestieren.

»Ich stelle jemanden ein«, sagte sie. »Nur Teilzeit. Lily hat Vorrang. Das ist mein Versprechen an uns alle.«

Er schwieg eine Weile. Sie starrte ins Feuer, und ihre Gedanken schweiften zurück zu Kreskeys Haus, zu der alten Frau, dem, was Tess' Mutter gesagt hatte – und dem, was sie nicht gesagt hatte. *Schlag nicht diesen Weg ein.*

»Was ist mit *ihm?*«, fragte Greg.

»Hank? Wir sind durch unsere Vergangenheit aneinander gebunden. Das ist alles.«

Sie ging zu ihrem Mann hinüber und setzte sich dicht neben ihn. Für einen Moment blieb er stocksteif, dann nahm er sie in die Arme und ließ seine Lippen auf ihrem Scheitel ruhen. Er war der erste sichere Ort, den sie in ihrem Leben gefunden hatte. Aufrecht. Selbstbeherrscht, aber nicht herrschsüchtig. Sparsam, aber nicht geizig. Intellektuell, aber ohne den Kopf in den Wolken zu haben. Das Gegenteil ihres Vaters.

In seinen Briefen beschuldigte Hank sie, Sicherheit gewählt zu haben und nicht den Mann, den sie wirklich wollte. Aber das stimmte nicht. Sie liebte Greg, weil er gut und stark war, weil seine Liebe ganz hell und licht war. Sie hatte sich für ihn entschieden, weil er nicht so war wie ihr Vater und nicht so wie der Mann, zu dem Hank geworden war – oder wie Rain selbst.

Sie hatte das Dunkle in Hank fast sofort gesehen. Er war nicht mehr der Junge von früher. Trotzdem hatte sie ihn sofort wiedererkannt. Ein Mann, der bei der Lesung ihres Vaters in der Buchhandlung ganz hinten stand, lange Haare, dichter Vollbart. Hochgewachsen. Unter der Lederjacke konnte sie seine Muskeln spielen sehen. Sie fühlte sich zu ihm hingezogen, magnetisch, unwiderstehlich. Sie schob sich durch die Leute, die sich um ihren Vater drängten, und ging nach hinten, wo er stand.

»Hank?«

Unter all den Schichten war er da. Der Junge, den sie geliebt hatte, der in den Wald gerannt war, um sie zu retten, es aber nicht vermocht hatte. Sie erinnerte sich an seine natürliche Freundlichkeit, wie witzig er gewesen war, wie intelligent, an seine Begeisterung für Comics und Videospiele, ein Junge, der nicht den gängigen Normen entsprach. Trotz seiner Magerkeit besaß er eine Art zarter Schönheit – fast mädchenhaft –, mit schönen, hohen Wangenknochen und geraden weißen Zähnen, die nicht durch Klammern gerichtet zu werden brauchten.

Sie rannte zu ihm hin, zu diesem Jungen, aber ein Mann – jemand ganz anderes – nahm sie in die Arme. Sie dachte immer noch an diese Nacht. Die ganze Zeit. Zu oft. Diese Hitze, dieses Begehren – glühende Leidenschaft. Sie hätte nicht mal widerstehen können, wenn sie es versucht hätte.

Sie erinnerte sich, wie ihr Vater sie angesehen hatte, als sie mit Hank wegging, die Augenbrauen warnend erhoben. *Bau keinen Scheiß, Kind.* Das war sein zweiter Lieblingsratschlag.

Im Restaurant redeten sie stundenlang, darüber, wie seine Familie mit ihm nach Florida gezogen war, wie er versucht hatte, Kreskey und seine Taten zu vergessen. Sie folgten einander auf Facebook. Er postete nie etwas und reagierte nie auf ihre Nachrichten. Aber er wusste alles über sie. Er habe sie beobachtet, gab er zu, sei aber zu schüchtern gewesen, auf sie zuzugehen. Schließlich könne es sein, dass sie ebenfalls vergessen wolle.

Sie schafften es kaum bis in seine Wohnung, befummelten einander im Taxi, auf der Treppe. Ihre bisherigen sexuellen Begegnungen waren alle so – höflich gewesen. Sanft, respektvoll, zögernd. Hank nahm sie, und sie wollte genommen werden. Sie blieben den größten Teil der Nacht wach.

Wie er sie ansah – der Junge von früher war nicht mehr da. Neben ihr lag ein Mann, ein Fremder, muskulös und stark. Sie spürte seine Kraft, seine Not. Die Hälfte seines Gesichts lag im Schatten.

»Hast du das auch mit Greg?«, hatte Hank wissen wollen. Es war nach drei. Wie oft hatten sie sich geliebt? Sie lag neben ihm auf seinem Futon und hörte den Straßenlärm draußen. Jemand brüllte herum. Eine Sirene heulte. »Liebt er dich auch so?«

»Nein«, gab sie zu. »Mit uns ist das anders.«

Es *war* anders. Es war hell und gut, gesund. Sie und Greg – der Sex war spielerisch, voll echter Freude, sie lachten viel. Doch nein, es war nicht mit dem zu vergleichen, wie es mit Hank war.

»Gut«, sagte Hank. Seine Stimme klang heiser, als er näher rückte. »So ist es besser. Denn, diese Sache? Das könnte gefährlich werden.«

Er küsste sie leidenschaftlich, und obwohl sie eigentlich hatte gehen wollen, ließ sie es zu. Dann drehte er sie auf den Bauch und nahm sie von hinten – tief, verzweifelt, ließ sie matt und verausgabt zurück.

Doch schon nach dieser ersten Nacht fing sie an, sich von ihm zurückzuziehen. Da war eine Dunkelheit in ihm, ein Abgrund, und sie konnte spüren, wie dieser Abgrund an ihr zerrte. Er brachte das Schlimmste in ihr zum Vorschein. Manchmal blitzte etwas von ihm auf, dem Jungen, dem wirklichen Hank, den sie nie aufgehört hatte zu lieben. Doch er war verloren, versunken im Wald ihrer Vergangenheit.

Und es war immer klar gewesen, dass es Greg sein würde. Weil Greg der Mann war, den man heiratete.

»Ich mache mir Sorgen«, sagte Greg leise und traurig, »dass es eigentlich gar nicht um dich geht, um das, was passiert ist. Es geht nicht darum, die Geschichte zu erzählen und endlich heil zu werden.«

Sie antwortete nicht, sondern hielt ihn nur fest – hielt sich fest an seiner Freundlichkeit, seiner sanften Stärke, seiner treuen Liebe. Und er betete seine Tochter an. Ein guter Mann. Jede Frau hätte von Glück sagen können, einen solchen Mann zu haben. Vielleicht hatte sie ihn gar nicht verdient.

»Sorgen macht mir, dass es dabei um *Hank Reams* geht«, sagte er. »Und wenn du hinter ihm herjagst, wirst du nicht mehr zurückkehren können.«

Sie sah ihn an und legte die Hand auf seine Wange, die rau von Bartstoppeln war.

»Es hat nichts mit ihm zu tun«, erklärte sie. Wahrscheinlich wussten sie beide, dass das eine Lüge war.

Er hielt sie noch einen Moment fest, dann stand er auf und ging. Er hatte Ringe unter den Augen. Sie empfand eine plötzliche Distanz zwischen ihnen und sah ihm nach, als er den Raum verließ. Sie wollte hinterherlaufen, es ihm begreiflich machen. Aber sie ließ ihn gehen und lauschte auf seine leiser werdenden Schritte.

19

Ich habe ein kleines Büro hier in dieser psychiatrischen Klinik am Stadtrand. Es war früher mal ein großzügig bemessener Besenschrank, glaube ich, aber es erfüllt seinen Zweck. Es gibt ein kleines Fenster und genug Platz für einen Schreibtisch und einen Stuhl. Die Schreibtischplatte ist leer geräumt. Meinen Laptop und meine Notizbücher trage ich in einem Lederrucksack mit mir herum, der mich an den erinnert, den dein Vater immer hatte. Es war ein Geschenk meiner Eltern zum Doktortitel.

Heute bin ich hier, um Ashley zu treffen. Sie ist jetzt seit über einem Jahr meine Patientin, und in dieser Zeit ist sie so stark abgemagert, dass sie fast gar nicht mehr da ist, und hat zweimal einen Selbstmordversuch unternommen. Wenn du mich fragst, ist ihr Leben praktisch ein täglicher Selbstmordversuch, denn sie hungert sich langsam zu Tode. Obwohl es ihr besser geht, seit sie hier ist. Sie hat wieder ein wenig Farbe in den Wangen. Letzte Woche habe ich sie zum Lächeln gebracht.

Diese Klinik ist nicht das, was einem in den Sinn kommt, wenn man an Unterbringung in der Psychiatrie denkt. Es ist nicht die Art Institution, wo wir Leute wie Kreskey unterbringen – es gibt keine grauen Flure, von Neonleuchten erhellt, keine Metalltüren mit Schlitzen für Essenstabletts, kein Drahtglas. Hier in der Fieldcrest-Klinik gibt es Gärten, gut ausgestattete Zimmer, einen Koch, der sein eigenes Gemüse und Küchenkräuter anbaut, eine Bibliothek, einen Raum für Kunsttherapie, einen Meditationsraum. Es erinnert eher an ein Wellnesshotel, das eine Möglichkeit des Rückzugs aus einer kalten, gefühllosen Welt bietet. Ashley ist wegen einer klinischen Depression hier. Allerdings ist, wie bei den meisten meiner Patienten, eine einfache Ein-Wort-Diagnose nicht möglich. Die Leute wollen immer einen Namen, eine Pille, eine Kur. Doch die menschliche Psyche passt nicht immer in eine ordentliche kleine Schachtel, wie wir beide wissen.

Ihr Trauma war der Unfalltod ihres Vaters, den sie miterlebte. Sie saß hinter ihm auf seinem Motorrad. Nach ihrem letzten Selbstmordversuch – sie hatte sich in einer Wanne mit warmem Wasser die Pulsadern aufgeschnitten –, hielt ich es für an der Zeit, sie aus ihrem häuslichen Umfeld herauszunehmen. Die Schnitte waren nicht tief, aber ihre Mutter war nicht zu Hause (obwohl ich ihr nahegelegt hatte, dass es besser sei, Ashley nicht alleinzulassen). Wenn Ashleys Freund nicht gewesen wäre, hätten wir sie vielleicht verloren.

Ich hatte überlegt, wie sich wohl eine Trennung von ihrer Mutter auswirken würde. Teilweise aus diesem Grund habe ich einen Aufenthalt hier empfohlen. Ich hatte so einen Verdacht, und tatsächlich hat Ashley zugenommen, fängt an, sich in den Sitzungen mehr zu öffnen, hat angefangen zu malen. Ihre Mutter trauert anders – das heißt, sie trinkt, bleibt häufiger die ganze Nacht weg, vögelt herum, verschläft den Tag.

Heute findet unsere Sitzung im Tagesraum statt, einem sonnendurchfluteten Zimmer mit gemütlichen Sofas, frischen

Blumen und Bücherregalen voller Bücher. Es gibt keinen Fernseher hier, kein WLAN. Hier schließen wir das unaufhörliche Geplapper unserer Alltagswelt aus, das uns verrückt macht. Es fällt sogar den Stärksten von uns schwer, sich unter den Bedingungen, die wir mittlerweile für normal halten, die geistige Gesundheit zu bewahren, oder?

Ashley erinnert mich in gewisser Weise an dich. Ihr süßes Lächeln, ein unschuldiges Zwinkern, das über ihren scharfen Verstand und die dunklen Gedanken hinwegtäuscht. Wie du ist sie ganz authentisch beides – Licht und Dunkel. Vielleicht wie wir alle.

»Heute ist mir der Gedanke gekommen, dass ich vielleicht doch nicht sterben will«, sagt sie, als ich mich setze. Seit sie hier ist, hat sie aufgehört, ihre Haare zu dem schmerzhaft festen Pferdeschwanz zu zurren, den sie normalerweise trägt. Sie kaut nicht mehr an den Fingernägeln.

»Das ist gut zu hören«, sage ich leichthin. »Was hat dich zu diesem Sinneswandel veranlasst?«

»Bei der Meditation hat die Lehrerin uns aufgefordert, das wohltuende Gefühl von Dankbarkeit in unserem Herzen zu spüren. Ich wollte wissen, wofür zum Teufel ich denn dankbar sein solle. Ich bin in der Psychiatrie, sagte ich.«

»Gute Frage.«

»Sie meinte: ›Heute hat jemand, der sich ans Leben klammerte, den Kampf gegen eine schwere Krankheit verloren. Dieser Mensch hätte alles darum gegeben, nur noch einen einzigen Tag weiterleben zu können, eine Stunde, einen Atemzug. Du könntest damit anfangen, dankbar dafür zu sein, dass du Luft in deine Lungen holen kannst. Es ist in Ordnung, einfach damit anzufangen.‹«

»Und das hat dich angesprochen?«

»Ich habe es noch nie so gesehen.«

Ich weiß nicht genau, ob das ironisch gemeint ist oder nicht. Sie ist zu großem Spott und Sarkasmus fähig. Aber ich glaube, eine Veränderung an ihr wahrzunehmen, etwas ist weicher geworden, weniger verkrampft.

»Mein Vater«, sagt sie und blickt auf ihre Hände. »Er hätte das nicht für mich gewollt. Er wäre wütend darüber, dass ich versucht habe, mein Leben wegzuwerfen, obwohl er, glaube ich, alles getan hätte, um am Leben bleiben zu dürfen.«

Ich antworte nicht sofort, sondern nicke nur. Je weniger man in einer Sitzung sagt, desto besser ist es manchmal, sonst fängt es leicht an, um einen selbst zu gehen. Sie schweigt eine Weile, dann wischt sie sich eine Träne ab.

»Es war so eine Art Aha-Erlebnis, wissen Sie.«

Ich hatte auch mal ein solches Aha-Erlebnis.

Als ich in Eugene Kreskeys Keller wieder zu mir kam, dachte ich, es wäre ein Traum. Ich lag auf einem Betonboden, und um mich herum gab es nichts, was mir bekannt vorkam. Seltsame Umrisse traten schwach aus der Dunkelheit hervor, nur aus einem hoch oben gelegenen Fenster fiel etwas Licht herein. Er hatte sich nicht mal die Mühe gemacht, mich zu fesseln. Ich hatte Schmerzen im Kopf, Schmerzen im Kiefer, im Bein, im Rücken. Manchmal, bei Regen, schmerzen diese Brüche immer noch, und Jesus, ich bin sofort wieder in diesem Keller. Ich kann ihn immer noch riechen.

»Mom«, wimmerte ich. »Mom.«

Immer wollen wir zu unserer Mutter, nicht wahr? Wenigstens diejenigen, die das Glück hatten, von ihren Müttern geliebt zu werden. Die Mutter ist diejenige, die einen aufsammelt, abstaubt, die Wunden säubert und einen wieder auf den Weg schickt. Niemand sonst liebt einen auf diese Weise, nicht wirklich. Sie ist die, nach der man verlangt, wenn es übel wird.

Dann fiel es mir wieder ein – der Wald, der Hund, dieses Ungeheuer von einem Mann. Panik schnürte mir den Atem ab, ließ mich wackelig auf die Füße kommen. Es war so gottverdammt still.

Erinnere dich, was er sagte, dieser Polizist. Er sagte: »Egal was passiert, lasst euch nicht entführen. Und wenn ihr doch entführt werdet, kämpft, als hinge euer Leben davon ab. Denn das tut es. Brecht alle Regeln, gehorcht nicht, seid nicht höflich, macht Unordnung, macht eine Szene. Tut, was ihr könnt, um Aufmerksamkeit auf eure Lage zu lenken.«

Damals war es rein theoretisch, etwas wie aus einem Kinofilm, so ungeheuerlich, dass es fast schon komisch war. Obwohl ich noch weiß, dass niemand einen Laut von sich gab, alle guckten nur groß. Alle in der Versammlung blieben stumm, sogar die größten Rabauken.

Aber ich war wie gelähmt und hatte Angst, den Mund aufzumachen.

»Du musst hier raus.« Tess stand in einer Ecke des Kellers. Sie war still und ruhig. »Er kommt, um dich zu holen.«

»Tess.« Ich war wahnsinnig erleichtert, sie zu sehen, und lief auf sie zu.

Doch dann war sie irgendwie gar nicht da, ich war allein. Bis heute weiß ich nicht, ob sie ein Produkt meines verwirrten Gehirns ist oder – etwas anderes. Ich ging zu der Stelle hin, wo sie gestanden hatte, und entdeckte eine Werkzeugkiste. Ein Schraubenzieher, eine Säge, ein rostiger Hammer.

Ich zitterte. Mein ganzer Körper bebte vor Angst und Schmerz, mein Kiefer, mein Kopf, mein Arm. Ich konnte nicht aufhören zu weinen und war so schwach, dass ich kaum den Hammer heben konnte. Aber ich schob ihn in die Tasche meiner Shorts und ergriff den Schraubenzieher. Dann war sie plötzlich oben an der Treppe.

»Nimm den Schraubenzieher und montier den Türgriff ab«, flüsterte sie, eindringlich und bestimmt. »Dann lauf weg. Und Hank? Schau nicht zurück.«

Als ich oben an der Treppe angelangt war, war sie wieder fort. Mein verstörter Verstand akzeptierte sie einfach als das, was sie war, was auch immer sie sein mochte – eine Freundin, die versuchte, mir zu helfen. In der Schwärze war es unmöglich, den Knauf zu erkennen. Aber ich nahm den Schraubenzieher, ertastete den Schraubenkopf, und langsam, vorsichtig, drehte ich und drehte ich an der Schraube, bis der Knauf abfiel und die Tür aufschwang.

Das Haus war verwahrlost, es stank nach Schimmel und Müll. Es ist schon komisch, wie privilegierte Kinder die Welt wahrnehmen – die Häuser, in denen wir leben, sind hell, schön und sicher, alles ist sauber. Wir denken, es wäre überall so, dass alle Häuser, die ganze Welt sauber und sicher wäre. Wir glauben es, selbst wenn man uns sagt, dass dem nicht so ist.

Kreskeys Haus war eine Bruchbude. Zeitungsstapel an den Wänden, dreckiges Geschirr in der Spüle, nackte Glühbirnen hingen von Kabeln an der Decke. Ein Labyrinth aus Müll. An einer Küchenwand standen alte Computermonitore aufgereiht, die Möbel waren fleckig und ramponiert, die Wände vergilbt. Es war ein Haus wie aus einem Horrorfilm, völlig anders als alles, was ich je zuvor gesehen hatte.

Ich humpelte leise herum, versuchte, möglichst lautlos zu atmen, den Schmerz zu ignorieren, suchte nach einer Tür, nach einem Fenster. Die Hintertür in der Küche war mit Brettern vernagelt, die Fenster ebenfalls. Wieder sah ich Tess in einer Ecke stehen, sie winkte mir, stumm, eindringlich, und ich folgte ihr. Da war sie, die Haustür. Ich begann zu laufen, unsicher auf den Beinen, doch die Hoffnung verlieh mir Kraft. Da hörte ich es.

Ein tiefes, böses Knurren drang aus seiner Brust. Wolf.

Er hatte vor der Tür gelegen und stand auf, als ich näher kam.

Ich erstarrte. Ich hatte den Hammer und wünschte mir, ich hätte die Säge mitgebracht.

Ich hatte einen dieser Aha-Momente: kämpfen oder sterben.

Vielleicht nicht ganz mit Ashleys Durchbruch zu vergleichen. Es gab auch noch andere Momente, in denen mir ein Licht aufging. Aber dieser hat mir die besten Dienste geleistet.

»Haben Sie ... irgendwann mal so einen Moment erlebt, Dr. Reams?«, fragt Ashley.

»Das habe ich«, sage ich. »Ich glaube, wir alle, die wir auf dem Weg der Besserung sind, haben solche Erlebnisse. Sie sind wie Trittsteine, auf denen wir sicheren Halt finden, bis wir zum nächsten Stein gelangen.«

»Wollten Sie je lieber sterben?«

Ich bin offen zu meinen Patienten. Die meisten kennen meinen Weg, meine Geschichte. Ich glaube, es hilft ihnen – das Wissen, dass jemand ein extremes Trauma überlebt hat und auf der anderen Seite wieder herausgekommen ist, heil (so einigermaßen) und gesund (irgendwie). Die ganze Geschichte kennen sie natürlich nicht.

»Ja«, sage ich. »Noch lange Zeit danach wusste ich nicht, wie ich weiterleben sollte.«

»Haben Sie mal versucht, sich umzubringen?«

»Nein. Am Anfang wegen meiner Eltern ... besonders wegen meiner Mutter. Später dann aus anderen Gründen.«

Sie senkt den Kopf. »Was für Gründe?«

Ich zucke die Achseln. Hier muss ich ein wenig von der Wahrheit abweichen. »Aus all den Gründen, die Menschen haben, nicht sterben zu wollen. Das Leben hat Versprechungen. Liebe. Das Glück, einfach lebendig zu sein – Essen, Musik, der Himmel, die Sterne. Du wirst auch noch dorthin kommen.«

Durst nach Vergeltung. Der Gedanke, dass ich Menschen helfen kann mit dem, was ich gelernt habe. Der Wunsch, Krebsgeschwüre aus dieser kranken Welt herauszuschneiden, so gut ich kann.

»Er fehlt mir so«, sagt sie. »Ich glaube, ein Teil von mir ist ebenfalls gestorben, als mein Vater starb. Vielleicht ein zu großer Teil.«

Ich weiß, was sie meint.

»Wir alle verlieren einen Teil unserer selbst, wenn jemand stirbt, den wir lieben. Aber wir können wieder heil werden und weiterleben. Wir können gut leben, lieben, Freude erfahren. Das bedeutet nicht, dass wir den Menschen, den wir verloren haben, nicht lieben. Es bedeutet, wir haben ihn so sehr geliebt, dass wir tun, was dieser Mensch sich für uns wünschen würde: leben und glücklich sein.«

»Ich weiß, dass er das wollen würde.« Es ist nur ein Flüstern.

»Natürlich würde er das.«

»Du bist so ein Heuchler«, sagt Tess, die neben der riesigen Vase mit frischen Hortensien steht. Heute trägt sie verblichene Jeans und eine Bauernbluse, ihr goldenes Haar fällt über ihre Schultern. »Du solltest mal anfangen, auf deinen eigenen Rat zu hören.«

Ich ignoriere sie.

Später am Tag ist es kälter geworden, am Himmel hängen dunkelgraue Wolken. Ich trage diesen schweren Umhang mit mir herum, den ich *danach* immer anlege. Ich habe das Gefühl, am Rande eines Abgrunds zu stehen, und dieser heulende, leere Ort, es ruft ihn, den anderen, herbei, summt ein tiefes B, diesen hypnotischen Ton des Universums. Ich könnte mit diesem meinem Leben zufrieden sein, damit, zu forschen und anderen Menschen über die Leere der Verzweiflung hinwegzuhelfen, sie ins Licht zu führen. Ich könnte sogar eine andere Frau lieben als dich, Lara. Aber er übernimmt zunehmend die Kontrolle. Seine Begierden und sein Verlangen nehmen mehr und mehr von meiner Aufmerksamkeit in Anspruch.

Ich möchte nach Hause. Aber stattdessen werde ich einen Auftrag ausführen. Ich steige in meinen vernünftigen, bezahlbaren Wagen und fahre los. Er denkt unablässig an dich.

»Kannst du sie nicht einfach ihr Leben leben lassen?«, fragt Tess vom Rücksitz her. »Sie hat sich für Greg entschieden. Akzeptier das doch.«

Ich kann es akzeptieren. Natürlich kann ich das.

Er ist es.

Er ist derjenige, der nicht loslassen kann.

20

Rains Kopf hämmerte, und sie fühlte sich wie gerädert. Wie konnte man bloß ständig so verdammt müde sein?

Das Bett neben ihr war leer. Greg hatte sich bis spät in die Nacht herumgewälzt und schließlich beschlossen, im Gästezimmer zu schlafen. Sie hatte sich schlafend gestellt, als sie ihn gehen hörte. Er war immer noch böse auf sie. Und machte sich Sorgen. Das konnte sie ihm kaum verdenken.

Danach hatte sie wach gelegen und gegrübelt, ihre Gedanken waren hektisch um das Erlebte gekreist. Das baufällige Haus mit der offenstehenden Tür (Ob sie die Erlaubnis erwirken konnte, das Haus zu betreten? Würde sie damit umgehen können?), die seltsame alte Frau (Wer war sie? Warum war sie vor Rain weggelaufen?), ihr Versagen gegenüber Lily (Was für eine Mutter lässt ein Kleinkind allein im Auto zurück? Und das ausgerechnet an diesem Ort?), Eugene Kreskey (ein Ungeheuer, ein Opfer, ihr schlimmster Albtraum), Tess und Hank (Würde sie je wieder Freunde wie die beiden haben? Gillian vermutlich noch am ehesten. Aber nein, diese tiefe, unbedingte Zuneigung geht verloren, wenn man erwachsen wird). Wie viele Stunden hatte sie damit zugebracht, diese Gedanken zu wälzen?

»Sie haben Glück gehabt«, hatte die Schwester in der Notaufnahme gesagt. Diese Worte hatte sie schon viel zu oft gehört. »Ihre Tochter hat eine starke lokale Reaktion auf den Stich gezeigt. Aber es war nicht lebensbedrohlich.«

Sie hatte die Hand auf Rains Schulter gelegt.

»Machen Sie sich keine Vorwürfe«, riet sie ihr. Rain blickte in ihre samtigen Augen, die Augen einer Frau, die schon viel gesehen hatte. »Man kann nicht jede einzelne Sekunde aufpassen.«

Konnte man nicht? Sollte man nicht jede verdammte Sekunde aufpassen? Denn mehr brauchte es nicht. Eine Sekunde.

Sie hörte ein Rascheln im Babyfon, ein seltsames Geräusch, das sie veranlasste, sich aufzusetzen, dann ein leises Husten.

»Guten Morgen, Sonnenschein.« Greg. »Gucken wir uns mal dieses Aua an.«

Lilys Stimme war leise, ein fragendes Gurren.

»Ach, es ist nichts«, sagte er, nachsichtig, liebevoll. »Du bist ein zähes Mädchen, genau wie deine Mama. Daddy wird deine Windeln wechseln und dir Frühstück machen, damit Mama sich noch ein bisschen ausruhen kann. Und schau mal – die Sonne ist noch nicht mal aufgegangen. Du bist eine kleine Frühaufsteherin, was?«

Er sprach mit Rain, das merkte sie. Er wusste, dass sie zuhörte. Er ermunterte sie, noch einen Moment liegen zu bleiben. *Danke*, dachte sie und ließ sich zurücksinken.

Sie hörte zu, wie er leise mit dem Kind sprach, süßen Unsinn, dann das Aufreißen der Klebestreifen, eine volle Windel, die im Abfalleimer landete. »Oh, wie nett, ein Tücherwärmer! Unsere Wischtücher damals waren kalt! Eiskalt! Ich weiß noch, was für ein Schock das immer war.«

Lily äußerte ein fasziniertes Glucksen.

Dann waren sie weg, gingen nach unten, die Treppenstufen knarrten. Rain blieb noch einen Moment liegen, dann griff sie nach ihrem Handy, das auf dem Nachttisch neben ihrem Bett lag, und begann, die Nachrichtenseiten zu überfliegen.

Auf der Pressekonferenz des FBI war nur wiederholt worden, was Rain bereits wusste. Gillian war dort gewesen. Im Fall Markham gab es immer noch keine Hinweise – keine Spuren, keine Zeugen, die Ermittlungen liefen. Keine Erwähnung einer möglichen Verbindung mit den Morden an Smith und Kreskey. Die Story war schon nicht mehr ganz aktuell. Markhams Tod war das sinnlose Ende einer traurigen, tragischen, ungerechten Geschichte. Sein Tod änderte nichts, und niemand weinte um ihn.

Christopher und Gillian hatten gestern spätabends noch zurückgerufen, und beide hatten nichts Neues zu berichten – nur dass sie sich auf einen Drink getroffen hatten. *Wie ist das denn zustande gekommen*, fragte sich Rain. Mit ungefähr achtzigprozentiger Wahrscheinlichkeit hatten sie miteinander geschlafen. Heute Abend, wenn Tante Gillian kam, um auf Lily aufzupassen, würde Rain es erfahren. Ihr wurde leichter ums Herz bei dem Gedanken, dass sie bald ihre Freundin sehen würde. Sie würde ihr alles erzählen, und sie konnten die Dinge durchsprechen.

Nachdem sie vergebens versucht hatte, noch einmal einzuschlafen, stand sie auf, warf sich einen Morgenmantel über und bürstete sich das Haar. Im Spiegel erkannte sie sich kaum wieder. Würde sie je wieder aussehen wie ein normaler Mensch, nicht völlig erschöpft, mit verquollenen Augen, von Schlafmangel gezeichnet?

Greg und Lily saßen am Tisch, Greg mit einer aufgeschlagenen Zeitung vor sich, Lily umgeben von Frühstücksflocken und klein geschnittenen Erdbeeren.

»Hallo, mein kleiner Schatz«, sagte sie, schenkte sich eine Tasse Kaffee ein und drückte Lily einen Kuss auf den Scheitel. Greg reichte ihr wortlos das Feuilleton.

»Es tut mir leid«, sagte sie.

Sie wusste nicht einmal, wofür sie sich genau entschuldigte – dass sie ihm die Briefe verheimlicht hatte, dass sie ihre Vereinbarung gebrochen hatte, zu Hause bei dem Kind zu bleiben, dass sie Lily vernachlässigt hatte. Für alles.

Er stieß die Luft aus und rieb sich den Nasenrücken.

»Nein, mir tut es leid.« Er faltete die Zeitung zusammen. Sie setzte sich neben ihn und verflocht ihre Finger mit den seinen. »Ich weiß, wie du bist, Rain. Ich weiß, was dich antreibt. Und weißt du was, das war einer der Gründe dafür, dass ich mich in dich verliebt habe. Ich habe die Leidenschaft und Hingabe immer bewundert, mit der du deinem Beruf nachgehst. Wenn du das brauchst, aus welchen Gründen auch immer, kriegen wir das schon irgendwie hin. Es ist großartig, dass sie beim Sender an dem Beitrag interessiert sind. Wir könnten das Geld wirklich gut gebrauchen. Aber wenn der Beitrag fertig ist, lass uns damit abschließen. Auch mit *ihm*.«

Sie nickte und sah zu Lily hinüber, die sich gerade eine Reiswaffel in ihr vollkommenes rosa Mündchen schob.

Sie wusste nicht, ob sie beides machen konnte. Oder ob sie es überhaupt wollte. Vielleicht war das nur wieder eine dieser Lügen, die einem verkauft wurden, etwas, nach dem man sich ausstrecken sollte. Vielleicht war es gewollt, dass man sich übernahm und auf die Nase fiel. Du kannst alles haben! Wenn du es nur angestrengt genug versuchst. Aber was war, wenn man es nicht schaffte?

»Was hältst du von Mitzi?«, schlug Greg vor. »Sie hat es doch angeboten. Wir mögen sie beide, sie war früher Erzieherin, ist eine liebevolle Großmutter. Und wohnt direkt gegenüber. Vermutlich keine Axtmörderin.«

Sie hatte längst geplant, Mitzi anzurufen, wenn Greg zur Arbeit gegangen war. »Ich rede heute mal mit ihr.«

Das Klopfen an der Tür erschreckte sie beide. Lily hörte auf zu strahlen und runzelte die Stirn.

»Es ist sechs Uhr morgens«, sagte Greg. »Wer könnte das sein?«

Rains erstarrte. Warum, hätte sie nicht sagen können. Als Greg aufstand, um zur Tür zu gehen, streckte sie die Hand nach ihm aus. Mach nicht auf, hätte sie am liebsten gesagt. Was verrückt war – natürlich musste er aufmachen. Er tätschelte ihre Hand, und sie stand auf und folgte ihm.

Eine junge Frau stand vor der Tür, hinter ihr ein großer Mann, beide unverkennbar von der Polizei – konservativ gekleidet, muskulös, durchtrainiert, ernst. Rain stand direkt hinter Greg, der eine Hand auf dem Türblatt liegen ließ, sodass sein Arm eine Barriere zwischen Rain und den Besuchern bildete.

»Laraine Winter?« Die Frau blickte sie direkt an und wies sich aus. FBI.

»Ich bin Agent Stephanie Brower. Das ist mein Partner, Agent Brian Shultz. Können wir reinkommen?«

»Worum geht's?«, fragte Greg, ohne sich von der Stelle zu rühren.

»Um den Mord an Steve Markham. Wir hätten da ein paar

Fragen. Miss Winter, Sie haben als Gerichtsreporterin über den Laney-Markham-Prozess berichtet. Wir hoffen, dass Sie uns helfen können.«

Aber das war nicht alles. Rain merkte es an der Art, wie Agent Brower sie ansah. Die FBI-Agentin hatte wässrige blaugrüne Augen und rotblondes Haar, straff aus der Stirn gebunden. Sie wusste Bescheid. Rain merkte es immer, wenn jemand ihre Geschichte kannte. Da war etwas Fragendes, eine Wachsamkeit. Sie zog den Morgenmantel enger um sich. Sie sah keinen Grund, ein schlechtes Gewissen zu haben, weil sie um sechs Uhr morgens noch im Schlafanzug war, aber sie wünschte sich, sie wäre fertig angezogen.

Als Greg sich nicht rührte, legte sie die Hand auf seinen Arm. »Schon gut«, sagte sie. »Kommen Sie rein.«

»Tut mir leid, dass wir so früh kommen«, entschuldigte sich Agent Brower und trat ins Haus. Ihr Partner folgte wie ein stummer Schatten.

»Möchten Sie einen Kaffee?«, fragte Greg mit steifer Höflichkeit.

»Nein, vielen Dank.« Auch Shultz lehnte mit einer Geste ab. Agent Brower lächelte und winkte Lily zu, die begeistert auf und ab wippte. Dieses Kind. Gab es irgendjemanden, den sie nicht mochte?

»Gehen wir hier rein«, sagte Rain und deutete ins Wohnzimmer.

Alle setzten sich, und Agent Brower begann sofort, ihre Fragen abzufeuern: War Rain im Besitz irgendwelcher Informationen über die Ermittlungen, über die sie nicht berichtet hatte? Hatte sie selbst Drohungen erhalten oder war sie Zeugin irgendwelcher Drohungen gegen Markham geworden?

»Wir hatten den Luxus, ausführlich und über eine längere Zeitspanne hinweg berichten zu können«, sagte Rain. »Wir mussten nichts Wichtiges oder Relevantes rausschneiden. Wir haben keine Drohungen erhalten, aber Markham hat garantiert viele bekommen, unter anderem die, die Laneys Familie öffentlich ausgestoßen hat.«

»War jemand im Gerichtssaal, der Ihnen verdächtig vorkam? Jemand, der täglich dort war? Ist Ihnen irgendetwas aufgefallen?«

»Es muss doch Material aus Überwachungskameras geben, oder nicht?« Falls Agent Brower aufgefallen war, dass Rain die Frage nicht direkt beantwortet hatte, zeigte sie es nicht. »Der Saal war voller Reporter und voller Kameras.«

»Das sichten wir gerade alles«, sagte die FBI-Agentin. »Ich hatte mich nur gefragt, ob Sie jemanden beobachtet haben. Ob Ihnen irgendwas aufgefallen ist, das Ihnen seltsam vorkam.«

»Nein«, log sie. »Ich habe niemanden bemerkt, der sich irgendwie verdächtig verhalten hätte.«

Warum log sie? Der Wunsch, Hank zu beschützen, war ihr in Fleisch und Blut übergegangen. Er war ein paarmal im Gerichtssaal gewesen – noch etwas zum Thema Hank, das sie vor Greg verheimlicht hatte. Es war ein Schock gewesen, ihn zu sehen, so viele Jahre nach ihrer letzten Begegnung – sie waren jetzt beide erwachsen, hatten einen Beruf, hatten scheinbar den Horror der Vergangenheit hinter sich gelassen. Auch bei der Urteilsverkündung war er dort gewesen. Es hatte zweifellos etwas mit seiner Arbeit zu tun. Er war Psychiater, ein Sachverständiger, der bei zahlreichen Prozessen ausgesagt hatte. An seiner Anwesenheit war nichts Verdächtiges. Sie hatten einander gemieden und kein einziges Mal miteinander gesprochen. Ihre letzte Begegnung war hässlich verlaufen. Sie wollte nicht mehr mit ihm reden. Nie mehr.

Kurz nach Ende des Prozesses gegen Markham waren die ersten Briefe gekommen. Im ersten Brief hatte er sich entschuldigt dafür, wie es zwischen ihnen gelaufen war, für das, was er gesagt hatte.

Die FBI-Agentin musterte sie kurz, dann sagte sie: »Sie waren eins von Eugene Kreskeys Opfern.«

»Ich habe noch Glück gehabt.« Da war es wieder, dieses Wort.

»Sie wissen natürlich, dass jemand ihn umgebracht hat.« Die FBI-Agentin beugte sich leicht vor. Rain lehnte sich zurück und rückte näher an Greg heran, der ihre Hand nahm. »Wie Steve Markham wurde er so ermordet, wie er gemordet hatte.«

»Das ist mir nicht entgangen.« Ihre Stimme klang dünn, zu leise. Sie räusperte sich und machte sie tiefer. »Tatsächlich überlege ich, ob ich etwas zu dem Thema machen soll.«

»Haben Sie schon mit der Recherche begonnen?«, fragte Agent Brower mit erhobenen Augenbrauen.

»Ich stehe noch ganz am Anfang«, sagte Rain. »Glauben Sie, dass es da einen Zusammenhang gibt?«

»Glauben Sie das?«

»Weiß ich noch nicht. Denkbar.«

Agent Shultz hatte immer noch kein Wort gesagt. Er stand auf, trat zu den Bücherregalen, nahm ein Buch heraus und drehte sich zu Rain um.

»Haben Sie noch Kontakt zu Dr. Hank Reams?«

Er hielt eins von Hanks Büchern über Trauma in der Hand. »Wir schreiben uns gelegentlich«, sagte sie. »Wir sind nicht enger befreundet.«

Das war so nahe an der Wahrheit, wie es ging. Sie überlegte, ob Greg wohl einwerfen würde: »Er ist besessen von ihr. Sie hatte eine Affäre mit ihm, als wir noch nicht verheiratet waren, aber schon zusammen. Ich habe sie aufgefordert, sich zu entscheiden, und sie hat sich für mich entschieden. Und doch. Und doch. Er schickt ihr ständig Briefe. Wir vermuten, dass er sie manchmal beobachtet, auch wenn wir das nie beweisen konnten.«

Doch Greg schwieg, den Blick auf Rain gerichtet.

Lily, die noch im Hochstuhl saß, krähte, übte sich an verschiedenen Tönen. Dank der offenen Küche hatten sie sie im Blick, sie spielte immer noch zufrieden mit ihrem Frühstück. Peng. Der Nuckelbecher wurde vom Tisch gefegt. Ein zufriedener Ausruf, ungefähr zu übersetzen mit: »Seht mal, was ich gemacht habe!« Greg stand auf, um den Becher wieder aufzuheben.

»Er hat sich bereit erklärt, uns bei der Aufklärung des Falls zu unterstützen«, sagte Agent Shultz. Seine Stimme war tief, fast rau.

Rain kämpfte gegen das Gefühl an, zu vieles gleichzeitig tun zu müssen, etwas, das ihr nur zu vertraut war – sie versuchte, aufmerksam zu verfolgen, was vorging und gleichzeitig ein Auge auf Lily zu haben, machte sich Sorgen wegen Greg, während ein anderer Teil ihres Gehirns mit bösen Erinnerungen, Ängsten und Bedauern rang, Gefühlen, die beim Gedanken an Hank immer in ihr hochkamen.

»Das ist sein Fachgebiet«, erwiderte sie bedächtig. »Er wird sicher einiges Erhellendes beisteuern können.«

»Er hat uns bereits sehr geholfen.«

Als Journalistin war Rain, glaubte sie, ziemlich gut darin,

das Verhalten anderer Menschen zu deuten. Sie hörte zu – dem, was gesagt wurde, und dem, was nicht gesagt wurde. Sie beobachtete die Körpersprache, die Haltung, die Augen. Sie fing die Mikromimik auf, die Ticks, eine ungewöhnliche Wortwahl. Agent Brower war eine harte Nuss – unbewegte Miene, durchdringender Blick, sie sah alles, doch ihre Augen verrieten nichts. Ihr Körper war entspannt, aber sie bewegte sich rasch und entschieden.

»Sie haben noch nicht gesagt, ob Sie glauben, dass zwischen den beiden Fällen eine Verbindung besteht.« Rain blieb beharrlich.

»Wie Sie schon sagten. Es wäre möglich.«

»Gibt es Spuren, die auf eine Verbindung hindeuten?«

Ein leichtes Lächeln, ein Mundwinkel hob sich kaum merklich. »Jetzt klingen Sie wie eine Journalistin.«

Rain lächelte ebenfalls. »Das bin ich ja auch, denke ich. Unter anderem.«

»Dr. Reams meint, dass ein Serienmörder – und ich behaupte nicht, dass wir es hier mit einem zu tun haben – in den meisten Fällen von tiefen persönlichen Trieben motiviert wird. Zwängen, die er nicht kontrollieren kann. Einen solchen Serienmörder habe es noch nie gegeben, sagt er.«

»Ein Mörder, der Mörder jagt.«

Ein Achselzucken. »Das klingt wie eine Schlagzeile.«

»Wie wird er vom FBI genannt?« Als Agent Brower nicht antwortete, drängte Rain: »Kommen Sie, solche Täter bekommen doch immer irgendeinen Spitznamen.«

»Ich nenne ihn den Nachtfalken.«

Wegen der Maske, dachte Rain. Die Falkenmaske. Ein Vogel, der Insekten frisst. Und nachts jagt. Nett.

»Hatten Sie jemanden in Verdacht, als Kreskey umgebracht wurde?«, fragte Agent Shultz. »Irgendwelche Theorien darüber, wer es gewesen sein könnte?«

»Um ehrlich zu sein, nein«, antwortete Rain. Noch eine Lüge. »Ich war einfach froh darüber, dass er tot war.«

»Eine Journalistin ohne Fragen, ohne Theorien. Ist mir noch nie untergekommen«, sagte Agent Brower.

»Trauma.« Rain deutete auf das Buch, das Agent Shultz immer noch in der Hand hielt. »Es kann seine Krallen in einen schlagen. Es dauert eine Weile, es zu bewältigen. Damals habe ich immer noch versucht, davor davonzulaufen, Kreskey und alles, was damit zusammenhing, zu vergessen. Als er getötet wurde, empfand ich lediglich Erleichterung darüber, dass ich den Planeten nicht mehr mit ihm zu teilen brauchte. Und ich habe erst vor Kurzem angefangen, Fragen zu stellen. Über vieles.«

Darin lag mehr Wahrheit, als sie zu offenbaren vorgehabt hatte.

Agent Brower wirkte betroffen. »Es tut mir leid«, sagte sie. »Ich wollte nicht flapsig sein.«

»Wenn mir noch was einfällt«, sagte Rain, »oder wenn ich während der Recherche auf irgendwas stoßen sollte, sind Sie die Erste, die ich anrufe.«

Agent Brower sah ihr einen Moment in die Augen, dann nickte sie leicht. »Danke, dass Sie Zeit für uns hatten.«

Agent Shultz stellte das Buch sorgfältig wieder an seinen Platz zurück. Agent Brower reichte ihr eine Karte. Und dann waren sie weg. Rain ließ sich aufs Sofa sinken, als sich die Haustür hinter ihnen schloss, völlig fertig. Ihre Gedanken rasten.

Greg, der Lily auf den Arm genommen hatte, blickte aus dem Fenster, als die FBI-Agenten in ihrem schwarzen Mittelklassewagen davonfuhren. Es war ein bewölkter Morgen.

»Wirst du je frei davon sein?«, fragte er leise, halb an sich selbst gewandt.

Sie sah sie an, die beiden, die sie liebte. Es waren gute Menschen, solide und unschuldig. Die Grundlage des Lebens, das sie sich aufgebaut hatte. Sie fühlte sich von ihnen abgetrennt, als säße sie auf einem Floß, das auf eine tückische, stürmische See hinausgetrieben wurde.

Nein, dachte sie. *Ich glaube nicht, dass ich je frei davon sein werde.*

21

Er war so mager. Wolf. Nur Zähne und Knochen. Ausgehungert. Geschlagen. Im Dunkeln eingesperrt. Vernachlässigung und Misshandlungen hatten ihn böse gemacht, genau wie Kreskey. Ich schwöre, ich konnte es sehen, als ich ihm in die seelenlosen grauen Augen sah. Alle Schichten seines Schmerzes, seiner Angst und Traurigkeit. Ich weiß, du erinnerst dich an ihn. Er wollte gern gut sein, meinst du nicht auch? Tief in seinem Herzen wünschte er sich, er wäre ein guter Hund. Aber das war er nicht. Er war eine Bestie.

Wir standen uns einen Augenblick in der zugemüllten, verdreckten Diele gegenüber. Seine Augen leuchteten im Halbdunkeln. Ich spürte, wie mein Brustkorb sich hob und senkte, wie Angst meine Kehle zuschnürte. Dann stürzte er sich auf mich. Seine Krallen klickerten auf dem harten Holzfußboden.

Ich habe gegen ihn gekämpft, Lara, mit aller Kraft und allem Willen, die in meinem mageren, zerschlagenen kleinen Körper noch übrig waren. Ich schlug ihn, biss ihn, schrie ihn an. Ich riss ihm das Fell büschelweise aus, spürte seine Zähne in meinen Beinen, meinen Armen. Er jaulte vor Schmerz, mehr als einmal. Weißt du, ich glaube, er war nicht mit dem Herzen dabei. Er wurde schnell schwach.

Endlich gelang es mir, die Hand um den Hammer zu legen,

den ich aus dem Keller mit hochgebracht hatte. Ich hob ihn und ließ ihn mit Wucht auf seinen Schädel niedersausen. Es gab ein hässliches Geräusch, Metall auf Knochen. Ich glaube, er war froh. Er bebte vor Erleichterung, als das Leben ihn verließ, und dann sackte der große Hund schlaff über mir zusammen. Beide waren wir blutig und ausgelaugt.

Ich spürte es, als er zu atmen aufhörte. Ich glaube, ich habe ihn von einem Leben voller Leiden erlöst. Es war ganz still. Ich schob den Körper des toten Hundes von mir weg und stemmte mich mühsam hoch – was, rückblickend gesehen, ein kleines Wunder war. Adrenalin und schiere Todesangst müssen mich angetrieben haben, das Frühstück der Champions. Ich taumelte zur Haustür und drehte den Knauf um.

War es zu glauben? Die Tür war offen, unverschlossen. Ich riss sie auf, geblendet von der Helligkeit der Sonne, dem weiten Grün, das sich vor mir erstreckte.

Ich glaube, es ist so:

In uns gibt es Schichten unseres Ich. Wenn alles gut geht, tritt das heile, gesunde Selbst zutage, das fehlerhafte, aber im Grunde anständige Ich, es wächst, wird genährt und geht hinaus in die Welt. Doch wenn es schlecht läuft, treten stattdessen andere Ichs zutage, die Schatten-Ichs, die sonst vielleicht ruhend geblieben wären. Manchmal brauchen wir sie, diese Dunklen in uns. Ohne sie könnten wir bestimmte Umstände nicht überleben. Es ist nur so: Wenn sie erst mal da sind, kann man sie nicht immer dazu bewegen, sich wieder zurückzuziehen.

In diesem Augenblick hätte ich weglaufen können. Ich hätte weglaufen *sollen*. Rückblickend gesehen wäre es das Richtige gewesen – Hilfe zu holen. Ich glaube, Tess könnte noch am

Leben sein, wenn ich das getan hätte. Aber stattdessen. Stattdessen drehte ich mich um, den Hammer immer noch in der Hand, und ging wieder ins Haus, um zu versuchen, Tess zu retten. Ich hatte nicht vor, sie dort zurückzulassen. Ich würde sie nicht im Stich lassen, so wie du uns im Stich gelassen hattest. Ich betrachte das als den letzten Augenblick, in dem ich das Ganze unversehrt hätte überleben können. Verletzt, traumatisiert, sogar verändert, das ja. Aber nicht gespalten.

Von irgendwo oben im Haus hörte ich ein rhythmisches Rumsen.

Ich stieg die Treppe hoch und ging in die Richtung, aus der die Geräusche kamen. Sie drangen hinter einer geschlossenen Tür am Ende des Flurs hervor, wie ich feststellte. Manchmal träume ich noch von diesem Flur, den schmuddeligen Wänden, dem verdreckten Boden. Es knirschte unter meinen Turnschuhen. Ich legte die Hand auf den Türknauf, keuchend, am ganzen Körper zitternd vor Angst, Schmerz und Erschöpfung.

Wenn ich zurückblicke, erinnere ich mich, dass helles Licht aus dem Raum drang, als ich die Tür aufzog. Licht wie flüssiges Gold. Ich erinnere mich an ein Geräusch – eine Sirene. Aber an sonst nichts. Das, was ich zu sehen bekam, was folgte in den Stunden, bevor die Polizei uns endlich fand, ist mir nicht als lineare Erinnerung zugänglich. Manchmal blitzt etwas auf, in diesem hypnagogen Zustand kurz vor dem Einschlafen. Ich sehe einen blutüberströmten Fußboden. Höre meine eigenen entsetzten Schreie. Ich habe Narben. Du ebenfalls, das weiß ich. Manchmal fahre ich mit der Hand über die Narben an meinen Armen, am Hals, den Beinen. Es ist ein Segen, diese Gedächtnislücke. Wenn Patienten sich an ihr Trauma nicht erinnern können, sage ich ihnen immer, dass sie Glück haben. Als ihr Psychiater versuche ich nicht, Erinnerungen hochzuholen, ich empfehle auch keine Hypnose. Wenn das Gehirn etwas ausgelöscht hat, denn deshalb, weil man mit dieser Erinnerung nicht umgehen könnte. Seid dankbar. Er weiß es noch, da bin ich mir sicher, aber ich nicht.

Das Nächste, an das ich mich erinnere, ist die Polizei, die die Tür aufbricht.

Kreskeys Gesicht war eine blutige Maske, als er abgeführt wurde.

»Du hast gegen ihn gekämpft, Junge«, sagte jemand – vielleicht der Notfallsanitäter. »Das ist gut.«

Man kommt nie wieder nach Hause. Nicht nach einer solchen Erfahrung. Dieser Polizist, er riet uns, uns nie, niemals entführen zu lassen. Ich verstehe jetzt, was er gemeint hat. Wenn jemand einen verschleppt, wird man nie zurückkehren, egal, ob man überlebt oder nicht.

»Du hast eine Grenze überschritten«, sagt Tess vom Rücksitz her.

»Gibt es eine Grenze?«

Diese nachdenkliche Pause. Du erinnerst dich, das war so eine Gewohnheit von ihr. Sie neigte den Kopf zur Seite, schob die Brille höher. »Etwa nicht?«

Ich lasse sie im Auto, schließe die Tür und trete in die Nacht hinaus.

Ich schultere meinen Rucksack. Ziehe die Kapuze hoch.

Es stimmt. Diesmal ist es ein wenig anders. Es hat keinen langen Prozess gegeben, keine offensichtliche Travestie der Gerechtigkeit. Es liegen keine Berge unwiderlegbarer Beweise vor. Es gibt nur den Leidensweg eines einzigen Kindes, seine nicht ganz verlässlichen Behauptungen, den nagenden Verdacht, dass auf diesem abgelegenen Besitz irgendetwas Unerfreuliches vorgehen könnte.

Und vielleicht noch etwas anderes.

Wage ich, es zuzugeben?

Ein Gelüst.

22

Gillian fegte ins Haus, ein schöner Wirbelwind, mit Tüten und Taschen beladen – Geschenke für Lily, für Rain, ihre Übernachtungstasche, ihre Laptop-Tasche.

»Uff«, stieß sie hervor, als Rain ihr die Sachen abnahm. »Was für eine Woche!«

Etwas am Anblick ihrer Freundin ließ alle festsitzende Anspannung in Rains Körper einfach dahinschmelzen. Sie waren Mitbewohnerinnen gewesen, Arbeitskolleginnen, Komplizinnen, sie kannten die besten und die schlimmsten Seiten der anderen. Gillian war eine beste Freundin, die einem das Haar aus dem Gesicht hielt, während man sich übergab, die einem die Tränen trocknete, mit der man herzlich lachen und Kartoffelchips-Gelage abhalten konnte.

»Und wo ist mein kleines Mädchen?«, fragte Gillian und ging vor Lily in die Hocke. »Ach, da ist sie ja!«

Lily hüpfte aufgeregt in ihrer Babyschaukel auf und ab.

»Oh, meine Güte, bist du groß geworden«, rief Gillian. »Und was für ein hübsches Mädchen du bist! Aber nein! Du bist brillant, stark, kompetent. Streich das ›hübsch‹. Hübsch ist langweilig.«

Rain lachte und stellte die Tüten mit den Geschenken auf den Tisch und Gils Gepäck an die Treppe.

»Mama und Papa werden miteinander ausgehen! Und wir machen einen Mädelsabend! Hurra!«

Lily kicherte entzückt, als Gillian sie abknutschte.

Rain und Gillian setzten sich zu Lily auf ihre Krabbeldecke und unterhielten sich über Bürointrigen, einen früheren Chef, gegen den Anschuldigungen wegen sexueller Belästigung erhoben worden waren (zudringliches Arschloch), Gillians Anmeldung bei dem persönlichen Online-Styling-Service Stitch Fix und ihren Entschluss, in Bitcoin zu investieren. Wie immer war es eine angeregte Unterhaltung, beide redeten ununterbrochen, ein Thema folgte auf das andere, plötzliche Themenwechsel waren die Regel. So war es seit dem College – sie konnten einfach nicht aufhören zu quasseln, wenn sie zusammen waren.

Als Lily unruhig wurde, brachte Rain die Kleine nach oben, damit sie ein Schläfchen hielt. Als sie wieder hinunterkam, machte ihre Freundin gerade Kaffee. Gillian kannte sich in Rains Küche ebenso gut aus wie umgekehrt.

»Raus mit der Sprache«, sagte Gillian. Rain hielt den Babyfon-Monitor in der Hand und verfolgte, wie Lily gegen den Schlaf ankämpfte.

»Was?« Rain, von plötzlicher Müdigkeit übermannt, ließ sich auf einen Stuhl sinken und ließ zu, dass Gillian übernahm.

»Versuch's nicht mal«, bemerkte die Freundin. »Du hast dunkle Ringe unter den Augen – irgendwas beschäftigt dich. Ich kenne diesen Blick. Erzähl mir, was du bis jetzt hast. Ich weiß von Chris, dass ihr zwei euch unterhalten habt.«

»Ach ja?«, meinte sie. »Und wann hast du das von ihm erfahren? Bei ein paar Drinks?«

»Lenk nicht ab.« Gillian hob eine Hand. »Das funktioniert bei mir nicht.«

Sie stellte den Kaffee auf den Tisch und setzte sich Rain gegenüber. Die gertenschlanke, hochgewachsene Gillian wirkte selbst ziemlich übernächtigt. Rains Blick fiel auf eins ihrer Tattoos, das unter dem Ärmel hervorzüngelte: eine Schlange, die sich um den Arm wand. Bei der Arbeit trug sie fast immer langärmelige Sachen. Gillian bereute dieses Tattoo bitter, das sie sich während des Studiums hatte stechen lassen, nach einem feuchtfröhlichen Abend mit dem Typen, mit dem sie damals zusammen gewesen war. Fast hätte sie es entfernen lassen, sich aber dann dagegen entschieden. »Ich hab schon zu viele Narben.«

Gillian legte die Hand auf Rains Hand, und alles sprudelte aus ihr heraus.

Die Unterlagen, die ihr Vater aufbewahrt hatte, wie sie darüber gebrütet hatte, ihr Besuch beim Kreskey-Haus, Lilys Wespenstich, der Besuch des FBI, der sie mit einem komischen, nervösen Gefühl zurückgelassen hatte. Gillian hörte aufmerksam zu, leicht vorgebeugt, das Kinn in die Hand gestützt. Sie nickte und gab an den richtigen Stellen zustimmende Laute von sich.

Als Rain fertig war, schwieg Gillian eine Weile und fuhr mit dem Finger am Rand ihrer Tasse entlang.

»Es ist die perfekte Story für uns«, sagte sie schließlich. »Das weißt du.«

Natürlich wusste sie das. Es war genau die Art Thema, in das sie sich festbeißen konnten, eine lange, verwickelte Geschichte, die Jahrzehnte überspannte, ein ungelöster Kriminalfall, so viele Fragen.

»Andrew wird das Thema nächste Woche in der Konferenz anbieten«, sagte Gillian. »Sie werden es annehmen. Bist du bereit dafür?«

»Ich glaube schon.« Rain warf einen Blick auf den Babyfon-Monitor.

Gillian sah aus dem Fenster und trank einen Schluck Kaffee. »Hast du schon mit ihm gesprochen?«

Als Rain nicht antwortete, fügte sie hinzu: »Er ist der logische nächste Interviewpartner. Das ist dir doch sicher klar.«

Da erzählte Rain ihr von den Briefen. Dass er ihr alle paar Wochen schrieb – lange, eloquente Briefe. Gillian wirkte nicht überrascht, sondern nickte nur nachdenklich, etwas, das sie perfektioniert hatte.

»Was steht drin? Was schreibt er?«

Rain zuckte die Achseln. »Erinnerungen an diesen Tag. Dinge, die er mir vorwirft. Manchmal Entschuldigungen für die Art, wie es zwischen uns zu Ende gegangen ist. Betrachtungen. Er schreibt über seinen Tag, sein Leben. Manchmal ist er wütend. Manchmal nostalgisch. Es ist wie ein altmodischer Briefwechsel. Nur dass ich ihm nicht antworte.«

Rain holte den Stapel aus der Küchenschublade, in die Greg ihn gelegt hatte. Sie reichte Gillian die Briefe, und die sah sie durch und vertiefte sich dann in sie.

»Richtige Briefe«, sagte sie.

»Was?«

»Handgeschrieben, auf dickem Briefpapier. Diese schöne, ausführliche Prosa.«

Rain schob den Finger unter einen geöffneten Umschlag. Hatte sie Greg nicht erzählt, dass sie die Briefe eigentlich gar nicht las? Dabei tat sie das. Immer wieder.

Hanks Handschrift war sauber und schön, aber trotzdem irgendwie maskulin. Die Sätze, mit denen er sein abgelegenes Haus und seine Arbeit schilderte, hatten eine seltsam beruhigende Wirkung, als schriebe er über eine andere Zeit und einen anderen Ort, als alles noch ruhiger gewesen war, friedlicher.

»Die übliche Methode moderner Kommunikation, insbesondere bei Leuten, die auf Partnersuche sind, sind Kurznachrichten«, bemerkte Gillian und griff nach ihrem Handy, das neben ihr auf dem Tisch lag. Seit sie hier saßen, hatte sie das bestimmt schon dreimal getan, Rain ebenfalls. Jeder checkte ständig, checkte, checkte. Worauf warteten sie bloß alle?

»Man lernt jemanden kennen, man bekommt eine Kurznachricht«, sagte Gillian. »Vielleicht klappt es. Dann gibt es weitere Nachrichten. Mehr Sex. Oder auch nicht. Man wird geghostet. Oder antwortet einfach nicht mehr.«

Sie tippte auf ihrem Smartphone herum, dann reichte sie es Rain.

Hallo, wir haben uns gestern Abend getroffen. Du hast gesagt, melde dich doch mal. Wollen wir heute zusammen was trinken?
Heute geht's nicht. Morgen?
Klingt gut. Wo und wann?
Ich schreib dir morgen.
Super!
Um welche Zeit heute Abend?
Sorry, ich kann nicht. Ich schreib dir.
Okay. Melde dich, wenn es Ende der Woche bei dir passt.
Hey, was ist los? Bist du heute Abend unterwegs?
Hallo?
Hallo?
O. K. Dann eben nicht.

»Traurig, oder?«, sagte Gillian. »Diese hohle, reduzierte Art, wie wir heutzutage miteinander reden.«

»Du hast ihn abblitzen lassen?« Rain gab ihr das Handy zurück.

Gillian zuckte die Achseln, blickte auf das Display, biss sich auf die Lippen. »Ja, hab ich wohl. So toll fand ich ihn nun auch wieder nicht.«

Sie war immer noch in Chris verliebt, Rain wusste es. Gillian wusste es. Jeder andere fiel ein wenig dagegen ab. Mit dem Thema würden sie sich gleich ausführlich befassen. Gillian wickelte sich eine Haarsträhne um den Finger und schaute aus dem Fenster.

»Aber Hank schreibt Briefe – lange, ausführliche, persönliche Briefe«, sagte sie. »Teures Briefpapier, schwarze Tinte.«

»Er ist Psychiater und Buchautor«, sagte Rain. »Kommunikation ist wichtig für ihn. Zudem ist er eine Art Dinosaurier. Er hat kein Smartphone. Als ich ihn kannte, benutzte er ein Klapphandy. Er schrieb keine SMS.«

»Warum schreibt er dir immer noch? Was will er von dir?«

Rain wusste die Antwort. Er wollte gekannt sein. War es nicht das, was jeder wollte? Menschen wollten gesehen werden, verstanden werden, angenommen sein. Daher die Social-Media-Sucht unserer Kultur – jeder buhlte um Aufmerksamkeit, schuf ein Online-Ich, das postete, um Anerkennung zu bekommen.

Sie legte einen Finger auf den dicken cremeweißen Umschlag. Seine Briefe, seine poetischen Beschreibungen, die langen, fließenden Sätze, seine Gedanken über Patienten (die er nie beim Namen nannte) und die Welt im Allgemeinen, versetzten sie zurück in diese Zeit, diese kurzen, glühenden, emotional aufgeladenen Wochen mit ihm. Als sie sich heimlich, hinter Gregs Rücken, mit ihm getroffen hatte, bevor sie sich der Tatsache hatte stellen müssen, dass er noch – eine andere Seite hatte. Gillian hatte es sofort erkannt und sie gewarnt. »Du hast einen guten Mann, der dich liebt, den du liebst. Wirf das nicht wegen diesem Typen weg. Irgendwas stimmt mit dem nicht.«

Es war schon spät gewesen, als Hank anrief und sie ihr Zimmer im Studentenwohnheim verließ, um zu seinem Loft in der Lower East Side zu fahren. Greg lernte. Sie hatten am frühen Abend zusammen etwas gegessen, und sie wusste, er würde heute nicht mehr anrufen, und einfach vorbeikommen würde er schon gar nicht.

Fast hätte sie es Greg beim Essen erzählt, fast hätte sie sich von ihm getrennt. Was auch immer das mit Hank war, es wurde immer intensiver. Selbst wenn sie mit Greg zusammen war, dachte sie an Hank. Das war nicht richtig. Ihre Gefühle hatten sie mit sich weggetragen wie ein reißender Strom, und sie wusste nicht genau, ob sie an den Ausgangspunkt zurückkehren konnte. Oder ob sie das wollte. Mit Hank fand sie den Kontakt zu einem Teil ihrer selbst, den sie vergessen hatte.

Dann stand sie vor dem Haus, in dem er wohnte, er drückte auf den Türöffner. Sie stieg die schmuddeligen Treppen hoch und trat durch die offenstehende Tür in seine Wohnung. Er stand am Fenster. Sein großer, muskulöser Körper zeichnete sich im Licht einer Straßenlaterne als Silhouette vor der blauschwarzen Nacht ab.

»Hallo«, sagte sie.

Er drehte sich zu ihr um. Da war eine gewisse Härte in seinem Gesicht. Etwas Totes in seinen Augen. Sie verspürte ein Flattern im Brustkorb, was albern war. Denn sie kannte ihn. Es schien ihr, als hätte sie ihn schon immer gekannt. Von der Vorschule bis zur Mittelstufe. Er hatte ihr aufgeholfen, als sie einmal vom Fahrrad gefallen war, und sie nach Hause zu ihrer Mutter gebracht. Sie hatte ihn gegen Max, den größten Rüpel der Schule, verteidigt und musste wegen Fluchens nachsitzen. Sie schrieb seine Aufsätze, er half ihr bei den Mathehausaufgaben. Hank war verliebt in sie, immer schon. Es war einfach etwas, dass sie schon immer gewusst hatte, noch bevor sie irgendeine Vorstellung davon hatte, was es hieß, in jemanden verliebt zu sein.

»Was ist los?«, fragte sie und trat näher, obwohl etwas in ihr riet, Abstand zu wahren. Die Tür fiel hinter ihr ins Schloss.

»Wir haben nie darüber gesprochen«, sagte er. »Nicht wirklich.«

»Worüber?«

Aber sie begriff. Es lag immer in der Luft, stand zwischen ihnen. Dieser Sommernachmittag, als die Welt sich änderte.

»Über das, was uns zugestoßen ist. Ich hab dir nie die Einzelheiten verraten.«

»Nein«, sagte sie. Eine komplizierte Mischung von Gefühlen – eine kranke Angst, Scham, Wut – stieg in ihr auf und schnürte ihr die Kehle zu.

»Über das, was mit Tess geschehen ist und mit mir«, sagte er. »In Kreskeys Haus.«

»Ich habe die Abschriften der Protokolle gelesen«, sagte sie und setzte sich an den wackeligen Küchentisch, wo er immer lernte. »Nicht damals. Später.«

Sie hatten beide im Richterzimmer ausgesagt, unter Ausschluss der Öffentlichkeit, nur in Anwesenheit der Anwälte, ihrer Eltern und des Richters. Der Gerichtssaal blieb ihnen erspart, und die Medien ließen sie größtenteils in Ruhe. Kurz darauf verließ Hanks Familie die Stadt. Rains Familie blieb. Als sie wieder in die Schule kam, fühlte sie sich gut aufgenommen, alle waren freundlich zu ihr – die Lehrer, sogar die anderen Kinder.

Und irgendwann wurde das, was geschehen war, zu einer Art Legende, einer Geistergeschichte, jedenfalls für die anderen. Sie wurde zu einer Figur in einer Geschichte, die vielleicht so passiert war, vielleicht aber auch nicht. Und so unglaublich es klang, als die Jahre vergingen, verblassten die Geschehnisse auch für sie. Dieser Tag im Wald nahm die verschleierte Qualität eines Albtraums an. Da waren die Narben, die Träume, aus denen sie schreiend erwachte, die Angst, die sie in Gegenwart fremder Männer befiel, ihre starke Bindung an ihre Mutter – danach hatte sie nie wieder bei einer Freundin übernachtet. Aber im Laufe der Jahre, durch die Therapie, mit der Hilfe ihrer Eltern, erholte sie sich. Sie blickte nach vorn. In diesem Umstand lag auch eine Schuld. Sie lebte ihr Leben, während Tess das verwehrt war.

Die Jahre vergingen. Als sie in die Highschool kam, schlichen Jugendliche sich auf das verlassene Kreskey-Grundstück, und es wurde gemunkelt, dass dort die Geister seiner Eltern umgingen, die ihn misshandelt und gequält hatten. Sie waren an einer Kohlenmonoxid-Vergiftung gestorben, einem »Unfall«, bei dem auch Kreskey fast umgekommen wäre. Wenn nur!

Hank setzte sich hin. »Aber ich *möchte* es dir erzählen.«

Sie wich vor ihm zurück. Alles an ihm war seltsam, sein

Gesichtsausdruck, seine Körpersprache. Sie schlang die Arme um ihre Taille und nickte. Denn das war sie ihm schuldig, nicht wahr? Sich seine Geschichte anzuhören, es aus seinem Mund zu hören.

Als er zum Ende kam, weinte sie. Sie weinten beide.

Sie erlebte es praktisch mit – was er gesehen hatte, was Kreskey Tess angetan hatte, Hanks Kampf mit Wolf, wie es im Haus aussah. Es war kein böser Traum. Etwas, das nie geschehen sein konnte. Sie konnte es hören, riechen und schmecken – Tess' Schreie, das Blut in ihrem eigenen Mund, das Knurren des Hundes, den Modergeruch des Baumes, in dem sie sich versteckt hielt, das feuchte Laub, wie die Abenddämmerung hereinbrach und sie immer noch unfähig war, sich zu bewegen.

Hanks Gesicht, die Wut darin, der Hass, die Schuldzuweisung – es überstieg ihre schlimmsten Befürchtungen, auch wenn sie geahnt hatte, dass er ihr gegenüber so empfinden musste.

»Es tut mir leid«, sagte sie zitternd. »Ich war noch ein Kind. Ich war im Schockzustand.«

»Wir waren alle noch Kinder«, erwiderte er.

Sie stand auf und begann, sich rückwärts auf die Tür zuzubewegen.

»Er wird bald freikommen, Lara. Hast du das gewusst? Ich habe heute einen Anruf von Detective Harper erhalten.«

Sie hatte gewusst, dass Kreskey möglicherweise freigelassen werden würde, vielleicht noch in diesem Jahr. Aber nein, niemand hatte sie informiert, dass es demnächst so weit wäre. Kälte erfasste sie, beraubte sie aller Energie. Sie lehnte sich gegen die Wand.

»Denkst du jemals darüber nach?«, fragte er. »Hast du dich je gefragt, wer leben darf und wer sterben muss? Und warum?«

Sie schwieg.

»Wer trifft diese Entscheidungen? Er war hinter dir her«, fuhr er fort, als sie fassungslos schwieg. »Warum hat er stattdessen Tess erwischt?«

»Darauf habe ich keine Antwort.«

»War es, weil du stärker warst? Weil du dich gewehrt hast und sie nicht?«

»Das ist alles so kompliziert«, sagte sie. Die Bilder kamen zurück. Die Brücke – wie Tess die Abkürzung durch den Wald nehmen wollte, während Rain die Warnungen ihrer Mutter im Kopf hatte. Wie sie aus purer Faulheit nachgegeben hatte. Kreskey am Bachlauf. Wolf. »Ich erinnere mich nur noch an Bruchstücke. Aber wir haben uns beide gewehrt, und wir haben den Kampf verloren. Er hätte uns beide verschleppt. Doch dann bist du gekommen.«

»Und deshalb hat er stattdessen mich erwischt.«

Sein Blick war gnadenlos. Sie fühlte sich ganz klein und beschämt vor ihm. Sie wusste, was Kreskey ihm angetan hatte; sie hatte die Narben auf seinem Körper gesehen, sie hatte sie berührt.

»Ich erinnere mich nicht, wie alles abgelaufen ist.« Ihre Stimme war nur ein Flüstern. Wie lange war sie in Therapie gewesen, wie viele Stunden hatte sie damit zugebracht, diesen Tag zu verarbeiten. Und jetzt war alles wieder da, lebendig und deutlich, und sie fühlte sich leer und ausgehöhlt. »Wie ich davongekommen bin.«

»Was hast du gedacht, als du zugesehen hast, wie er uns verschleppte?«

»Gar nichts«, antwortete sie. Das war die Wahrheit. »Ich war weggetreten, im Schockzustand. Ich kann mich an kaum etwas erinnern, nur an unscharfe Einzelheiten.«

»Hast du dir selbst vergeben, Lara?«

»Nein«, sagte sie wahrheitsgemäß.

Seine Miene veränderte sich. Er beugte sich vor und vergrub das Gesicht in den Händen. Als er wieder aufblickte, war die harte Maske verschwunden, und er war wieder Hank.

Er setzte sich gerader hin und blickte sich wie verwirrt um. Als sein Blick auf sie fiel, stand er auf und ging auf sie zu, streckte die Hand aus.

»Hey«, sagte er, ganz offensichtlich verwirrt über die Situation. »Seit wann bist du hier?«

Sie wich vor ihm zurück, strebte zur Tür; das wurde ja mit jedem Augenblick seltsamer. Was war hier gerade passiert?

»Was ist los?« Er streckte die Hand nach ihr aus. »Hey, weinst du?«

»Soll das ein Witz sein?«, sagte sie.

Plötzlich wirkte er ängstlich, und er schien zu bemerken, dass er kein Hemd trug. Er griff sich eins, das über dem Sofa hing, und zog es über. Er ging zum Kühlschrank, nahm zwei Dosen Bier heraus, öffnete sie und schob ihr eine zu. Sie blieb, wo sie war, und beobachtete ihn.

»Ich ... äh«, begann er und blickte zu Boden. »Ich scheine mich gerade nicht orientieren zu können. Seit wann bist du hier?«

Er warf einen Blick auf die Uhr. »So spät ist es?«

Sie wollte gehen, aber sie blieb. Sie setzte sich auf einen der Hocker am Küchentresen und nahm einen großen Schluck von dem Bier, das er ihr angeboten hatte.

»Du hast angerufen.« Sie fühlte sich innerlich ganz zittrig. »Ich bin gekommen.«

»Wie lange bist du schon hier?«

»Eine ganze Weile.«

»Worüber haben wir gesprochen?«

»Über Kreskey«, sagte sie. »Über das, was wir erlebt haben ... was du erlebt hast.«

Er rieb sich den Kopf. »Warum siehst du so ... ängstlich aus?«

Sie wusste nicht, was sie sagen sollte. Er war wieder Hank. Der Mann, der eben mit ihr in diesem Raum gewesen war, war jemand anders gewesen – andere Stimme, andere Körpersprache, andere Ausstrahlung. Völlig unterschiedlich.

»Du warst jemand anders«, sagte sie. »Jemand, der voller Zorn auf mich war.«

Er schüttelte den Kopf. »Nein.«

Er lief ein paarmal ruhelos auf und ab.

»Was ist das Letzte, an das du dich erinnerst?«, fragte sie.

»Ich bekam einen Anruf von Detective Harper«, sagte er. »Erinnerst du dich an ihn?«

Sie nickte. Der Detective, der ihr die Erinnerung entlockt hatte, der Mann, der Hank gerettet hatte.

»Er hat mir erzählt, dass Kreskey bald entlassen wird.«

»Und dann?«

Er ließ sich aufs Sofa sinken. »Ich hab eine totale Mattscheibe. Ich erinnere mich nicht mal, wie das Telefonat geendet hat.«

»Ist dir so was schon mal passiert?«

Er saß einfach da, ohne zu antworten. Sie schnappte sich ihren Mantel, der über dem Stuhl hing.

»Es tut mir leid«, sagte sie. »Es tut mir leid, dass ich weggelaufen bin und mich versteckt habe. Es tut mir leid, dass ich an jenem Tag nicht mehr oder besser oder stärker war. Es tut mir leid, dass er dir und Tess das angetan hat. Ich schleppe es seitdem mit mir herum. Wenn ich die Zeit zurückdrehen und hundert Dinge ändern könnte, würde ich es tun.«

»Lara.« Traurig, reuevoll.

»Aber so, wie es ist, bleibt mir nur, zu akzeptieren, dass ich überlebt habe und Tess nicht. Kreskey, ein psychisch gestörter Mann, hat dir schreckliche Dinge angetan, die seelische Schäden bei dir angerichtet haben. Aber ich war ein verängstigtes Kind. Und schwer verletzt. Ich wünschte, es wäre alles anders gekommen. Aber ich kann die Vergangenheit nicht ungeschehen machen, das ist unmöglich. Ich habe damit abgeschlossen und schaue nach vorn. Das solltest du auch tun.«

Er schaute sie an, sein Gesicht war aschgrau und traurig. »Geh nicht«, bat er. »Natürlich gebe ich nicht dir die Schuld. Bitte.«

Doch das, was er gesagt hatte, die Worte, die er ausgesprochen hatte – sie waren wie ein Gift. Jedes Mal, wenn sie ihn ansah, würde sie diese Worte hören. Sie würde wissen, dass er trotz aller Zuneigung irgendwo tief im Unterbewusstsein voller Hass gegen sie war. Sie hatte den Hass in seinen Augen brennen sehen, in die Linien seines Gesichts eingegraben. Er gab ihr die Schuld. Sie brachte es nicht über sich, ihn anzusehen.

»Leb wohl, Hank.«

Sie ging, ließ die Wohnungstür hinter sich zufallen und rannte die Treppen hinunter.

»Ein Teil von ihm ist immer noch dort«, erklärte sie Gillian. »Er versucht immer noch zu verstehen, was mit uns passiert ist.«

»Ein Teil von ihm?«

»Es gibt zwei Hanks. Den Arzt, den Autor, den Kommentator – der ist heil und gesund. Er hilft Menschen, ihr Trauma zu bewältigen, er setzt seine Erfahrungen ein, um Gutes zu bewirken.«

»Okay.« Gillian runzelte besorgt die Stirn.

»Aber es gibt einen Teil von ihm, der immer noch voller Wut ist – Wut auf Kreskey, auf mich.«

»Wenn du sagst, ein Teil von ihm, meinst du ...«

»Es gibt zwei Hanks«, wiederholte Rain.

»Du machst mir Angst«, sagte Gillian. »Du meinst, er hat eine dissoziative Persönlichkeitsstörung? Ist gespalten?«

»In gewisser Weise, vielleicht«, gab sie zu. »Es ist dieser Hank, der mir schreibt, glaube ich – meistens, oder manchmal, ich weiß es nicht so genau.«

Sie begann, in den Briefen zu blättern. »Warum?«, fragte Gillian nach einer Weile. »Warum behältst du sie? Warum liest du sie?«

Rain griff nach einem der Briefe und starrte auf das steife, cremeweiße, mit seiner schönen Schrift bedeckte Papier.

»Weil er einsam ist«, sagte sie. »Weil er außer mir der Einzige ist, der von denen, die an jenem Tag dort waren, noch am Leben ist. Und weil ein Teil von mir, ein großer Teil, sich wünscht, ich könnte zurückgehen und ihn retten.«

»Aber das kannst du nicht. Wie du zu ihm gesagt hast. Wir können nicht zurückgehen, nur vorwärts.«

»Ich weiß.«

Gillian holte tief Luft und stieß sie wieder aus. Das Gesicht der Freundin verriet Besorgnis, aber auch die gefährliche Erregung einer Journalistin, die sich mit einer großen Story konfrontiert sieht. Das war die Macht dieser Arbeit – indem man die Wahrheit recherchierte, sie in Worte fasste und niederschrieb, ordnete man das Chaos der Welt. Wenn man die Kontrolle über die Erzählung bekam, hörte sie auf, einen zu bestimmen. Hoffte Rain jedenfalls.

23

Die Heldenreise. Es gibt viele Helden in der Mythologie der Menschheit und unzählige Fahrten, zu denen sie aufgebrochen sind. Aber es gibt nur eine Geschichte. Ein junger Mann – ja, in der klassischen Mythologie ist es immer ein Mann – hört den Ruf. Ihm wird klargemacht, dass eine schwierige, abenteuerliche Aufgabe vor ihm liegt. Er zögert, dem Ruf zu folgen – er ist zu jung, zu schwach, kann die Aufgabe nicht bewältigen. Aber der Ruf lässt sich nicht ignorieren, und schließlich muss er ihm folgen. Und so beginnen die Prüfungen – der Kampf, der Schmerz, der Verlust. All diese Auseinandersetzungen bereiten ihn auf den letzten Kampf vor, wo er seinem eigentlichen Gegner gegenübersteht, einem inneren oder äußeren Feind. Alles, was er durchgemacht hat, hat ihn stark gemacht. Er ist bereit für den großen Kampf.

Meine Reise begann mit Eugene Kreskey.

Bevor wir mit ihm zusammentrafen, war er schon einmal in die Psychiatrie eingewiesen worden, nach dem Tod seiner Eltern. Es wurde allgemein angenommen, dass er einen Mord mit anschließendem Suizid geplant hatte, indem er die Gasheizung manipulierte, damit sich das Haus mit dem tödlichen Kohlenmonoxid füllte. Aber das konnte nicht bewiesen werden, und er wurde nicht angeklagt. Er kam in die Obhut des Jugendamts, was vermutlich weit besser war, als von zwei sadistischen Monstern großgezogen zu werden, die einen zwölf Jahre lang im Keller eingesperrt halten. Ich habe die Fallakten gelesen. Er war lammfromm, es gab keine Anzeichen für gewalttätiges Verhalten. Durch eine Entwicklungsverzögerung hatte er das emotionale Niveau eines Heranwachsenden und einen IQ von ungefähr 70 – nicht geistig behindert, aber er konnte nur ungefähr so viel begreifen wie ein Zwölfjähriger.

Mit zweiundzwanzig wurde er entlassen, bekam eine sozialtherapeutische Beraterin zugewiesen, die ihn zu Hause und am Arbeitsplatz besuchen sollte, und nahm eine Arbeit in der Kfz-Werkstatt eines Cousins an. Dort sah er dich, Lara.

Er folgte dir in diesem Sommer, wie wir jetzt wissen. Vielleicht wochenlang. Er kannte deine Gewohnheiten, er wusste, wie du deine Tage verbringst. Abends beobachtete er, wie das Licht in deinem Schlafzimmerfenster ausging.

Was hast du nur an dir?

Seinen Ärzten erzählte er, dass du aussahst wie das Mädchen, das ihn in seinen Träumen besuchte – rabenschwarzes Haar, weiße Haut, diese hellblauen Augen. Schneewittchen nannte er sie. Die Prinzessin aus dem Märchen, die Zwerge liebte. Man muss nicht Freud sein, weißt du, um zu kapieren, was hinter diesem Mist steckt. Sie liebte ihn, dieses Mädchen aus seinen Träumen, auch wenn sonst niemand es tat.

Du hättest ihn angelächelt, süß und unschuldig, sagte der einsame, unterentwickelte Kreskey. Eine Einladung, dachte er. Er wollte dich in das Haus bringen, in dem seine Eltern ihn gequält hatten. Er stellte sich vor, dass du für ihn kochen und sauber machen würdest, dass du ihn ins Bett bringen und ihm vorlesen würdest. Du würdest die süße, hübsche, mädchenhafte Mutter sein, die er nie gehabt hatte. Aber du hast dich gewehrt und seinem Hund wehgetan, du hattest eine große Klappe und warst überhaupt nicht nett. Und er wurde wütend. Tess oder mich wollte er nie haben.

Es wurde eine Prozessunfähigkeit festgestellt, da er nicht in der Lage sei, zwischen seinen Träumen und der Realität zu unterscheiden, zwischen den Stimmen in seinem Kopf und denen außerhalb. Er wurde also nie wegen des Mordes an Tess, dem tätlichen Angriff auf uns und meiner Entführung vor Gericht gestellt. In der Tat litt er an paranoider Schizophrenie. Doch nach zehn Jahren medikamentöser Behandlung, Therapie und Freigang wurde entschieden, dass er bereit für ein Rehabilitationszentrum sei. Betreutes Wohnen, ein eigenes Zimmer, ein Job als Hausmeister.

Das konnte ich nicht hinnehmen. Er konnte es nicht.

Wie du weißt, habe ich damals noch studiert. Es würde noch ein Jahr dauern, bevor ich meinen Doktor machte. Ich schrieb an meiner Dissertation über das Geschenk der gespaltenen Psyche, die es einem traumatisierten Verstand ermöglichen kann, Schrecken und Misshandlungen zu überleben. Wie ein solcher Mensch, der unter den seelischen Folgen einer Traumatisierung leidet, auch wenn er nie wieder ganz heil werden kann, mit angemessener Therapie und gelegentlicher Gabe von Psychopharmaka in der Gesellschaft funktionieren kann. Wer sollte das besser wissen als ich? Obwohl man vermutlich einwenden könnte, dass ich nicht direkt bestens funktioniere.

Nachdem ich den Tag an der Uni verbracht hatte, wobei ich darauf achtete, mein Arbeitspensum nicht zu vernachlässigen, fuhr ich an den Abenden Richtung Norden. Ich begann, ihn zu beschatten.

Er war sogar noch massiger als früher, ein großes, schwerfälliges Scheusal. Er hatte seine Haare verloren. Seine Haut war grau, er hatte Hängebacken, die Augen waren tot. Die Medikamente. Er bewegte sich, als trüge er eine große Last auf den Schultern, ein Joch – er ging gebeugt, langsam und schleppend. Wochenlang bewegte er sich nur zwischen der Einrichtung, einem trostlosen Wohnblock außerhalb der Stadt, und dem Bürogebäude der Baufirma hin und her, bei der er nachts als Hausmeister arbeitete. Ein Kleinbus fuhr ihn dorthin und holte ihn wieder ab.

Doch dann, eines Nachts, beobachtete ich, wie er das Bürogebäude zu Fuß durch den Hinterausgang verließ. Er ging zweieinhalb Kilometer zu diesem Haus, dem Haus, in das er Tess und mich gebracht hatte. Er blieb fast zwei Stunden dort. Stand einfach im Vorgarten und starrte. Was für Gedanken gingen ihm durch den Kopf? Was für Stimmen hörte er? Dann trottete er schwerfällig zurück und beendete seine Arbeit. Der Kleinbus holte ihn um fünf Uhr morgens ab, Stunden, bevor die Angestellten zur Arbeit kommen würden.

Ich wusste, was ich zu tun hatte. Ich würde nicht zulassen, dass er noch einer lebenden Seele wehtat. Damit würde dieser andere Teil von mir nicht leben können.

Es gibt die Welt, in der du lebst, Lara, und es gibt die Welt, in der ich lebe. Du lebst im Licht. Deine glückliche kleine Familie. Deine Freunde. Dein beruflicher Ehrgeiz. Ja, ich weiß, dass du diese Ambitionen noch hast. Diese Leidenschaft zu wissen, zu verstehen, die Wahrheit aufzudecken, die Geschichten von Menschen zu finden und zu erzählen. Vielleicht bist du auf einem kleinen häuslichen Urlaub, aber auf Dauer Hausfrau und Mutter sein? Das ist nichts für dich. Nicht, dass irgendwas daran auszusetzen wäre. Ich glaube, die Welt wäre ein besserer Ort, wenn jemand zu Hause bliebe, wenn es jemandes Vollzeitjob wäre, da zu sein, besonders in diesen frühen Jahren, die uns prägen. Wie würde die Welt aussehen, wenn wir alle eine liebende Mutter oder einen liebenden Vater zu Hause hätten, einen Menschen, der glücklich und zufrieden ist, der einen liebt und nährt, kocht und sauber macht? Natürlich sieht die Welt anders aus. Unter den jungen Leuten, die zu mir kommen, gibt es so viele, die schrecklichen Misshandlungen ausgesetzt waren und sind – körperlichen, verbalen und seelischen. Und es gibt so viel Vernachlässigung. Wir wenden uns von unseren Kindern ab, während wir uns selbst verwöhnen, unseren Lastern und Süchten nachgeben, unablässig auf unsere diversen Geräte starren, die Karriereleiter hinaufsteigen. Wir erzählen uns, dass wir das alles ja nur für sie tun. Aber das stimmt nicht. Sie brauchen das ganze Spielzeug nicht, die iPads und Range Rovers. Was sie brauchen, ist unsere Aufmerksamkeit.

Ich will damit sagen, dass ich dich bewundere, Rain. Ich sehe, wie du mit ihr umgehst. Aufmerksam, liebevoll. Du starrst nicht unentwegt auf dein Handy wie die anderen Mütter auf dem Spielplatz. Einmal habe ich eine Frau gesehen, die an diesem Ding klebte, während ihr kleines Kind sich an ihrem Bein festklammerte und schrie und schrie. Als wollte es sagen: Was siehst du dir da an? Warum beachtest du mich nicht? Als sie das Kind endlich auf den Arm nahm, griff es begierig nach dem Smartphone. Was ist so besonders an diesem Ding, muss das kleine Mädchen sich gefragt haben. Warum beachtet Mama es mehr als mich?

Ich beobachte, wie du mit deinem Buggy deine Laufrunden drehst, ihn durch den Park schiebst. Du bist ein schönes Mädchen, das bist du schon immer gewesen. Keine blonde Barbie, keine Plastikpuppe. Nichts Offenherziges. Nichts Auffälliges, Schrilles. Schneewittchen. Du betörst mit deiner Schönheit, deiner Güte. Ich weiß, warum Kreskey dich beobachtet hat. Warum er dich in sein kleines Häuschen im Wald mitnehmen und für sich selbst behalten wollte. Das, mehr als alles andere, ist die Fantasievorstellung des vernachlässigten Mannes. Von Schönheit und Güte geliebt und umsorgt zu werden. Die Mutterliebe zu bekommen, die ihm vorenthalten wurde.

Meine Mutter hat mich geliebt. Sie blieb eine Zeit lang zu Hause und kehrte in den Beruf zurück, als ich in die Schule kam. Sie hat mir vorgelesen und mich in die Arme genommen, wenn ich weinte. Sie hat mir die Knie verbunden und mir beigebracht, für mich einzustehen, wenn die Rabauken mich tyrannisierten. Mein Vater spielte Fangen mit mir und ging mit mir ins Kino. Er sah abends immer noch mal nach mir. Dieser Junge, dieser Hank, dem geht es gut – er hat überlebt und gedieh. Es ist der andere, der Hank, der durch das Trauma geschaffen wurde. Der ist das Problem.

Meine heutige Patientin ist Grace, die unter Bulimie leidet. Schneiden tut sie sich auch. Mit einer Rasierklinge, die sie im Ärmel versteckt hält, ritzt sie sich die Innenseiten ihrer Oberschenkel auf.

»Warum?«, habe ich sie in einer unserer früheren Sitzungen gefragt. »Was denkst du, wenn du die Entscheidung triffst, dich selbst zu verletzen?«

Sie schien überrascht, als hätte sie nie jemand nach dem Grund für ihr Tun gefragt. Es überraschte sie, es als Entscheidung zu betrachten. Sie wusste erst nicht, wie sie darauf antworten sollte. Sie blieb stumm, und ich wartete, ließ sie in Ruhe die Frage und das, was sich daraus ergab, verarbeiten.

»Es betäubt den anderen Schmerz«, sagte sie schließlich. »Den inneren.«

»Und hilft es?«

Wieder einen Moment Schweigen. »Vielleicht für eine Weile. Aber es gibt immer mehr Schmerz.«

»Wenn du Schmerz empfindest, welche anderen Möglichkeiten gäbe es, außer mit einer Rasierklinge an dein Fleisch zu gehen?«

Es war ein Durchbruch für sie, der Gedanke, dass sie einen Grund dafür hatte, das zu tun, dass sie die Wahl hatte, sich nicht selbst zu verletzen.

Heute sitzt sie in meiner Praxis. Voller, rosiger – sie heilt. Sie rollt sich immer zu einem Ball zusammen, als versuche sie, sich so klein wie möglich zu machen. Ihre Mutter ist eine kalte, anmutige Schönheit. Sie ist über und über mit Diamanten und teuren Stoffen behängt, eine dieser Frauen, die Selbstvertrauen ausstrahlen. Sie fühlt sich wohl in ihrem zierlichen, perfekten Körper. Auch Grace ist eine Schönheit. Ihr blondes Haar ist eine wilde Mähne, ihre Gliedmaßen sind lang und fohlenhaft. »Sie hat doch alles bekommen.« Das war das Erste, was ihre Mutter zu mir sagte. »Ich habe ihr alles gegeben. Ich bin zu Hause geblieben, ich war immer da. Wir sind um die ganze Welt gereist, sie hat alles, was man für Geld kaufen kann, alle Möglichkeiten stehen ihr offen. Warum war das nicht genug?«

»Es war genug«, versicherte ich ihr. Darum geht es nicht. Darum geht es bei einer psychischen Erkrankung nicht. Wir alle sind ein unglaublich komplexes Netz aus Genen und Umwelt, Angeborenem und Erworbenen. Ein Ereignis, das ein Kind seelisch verkrüppelt, verleiht einem anderen Flügel. Ein Trauma, das einen Menschen zerbricht, verleiht einem anderen übernatürliche Charakterstärke. Wir können nicht mit Logik und dem Intellekt an unser Menschsein herangehen. Wir können nur versuchen, uns selbst zu verstehen, das Zerbrochene zu heilen, die Verletzten wieder stark zu machen.

Grace hebt ihren Rock und zeigt mir ihre Oberschenkel. Sie will mich nicht provozieren, auch wenn viele meiner jungen Patientinnen das tun. Für Grace bin ich kein Mann, bloß ein freundlicher Lehrer, ein Freund. Ihre Schenkel sind weiß und samtweich, die Narben verblassen.

»Sehen Sie?«

»Sehr schön«, sage ich. »Keine unkontrollierbaren Anwandlungen?«

Sie zuckt die Achseln, nimmt ihr langes Haar im Nacken zusammen, streicht es auf eine Seite.

»Ich atme«, sagt sie. »Ich sage mein Mantra: Ich bin genug. Ich bin mehr als genug. Ich muss niemand anders sein als ich selbst.«

Wir haben uns dieses Mantra gemeinsam überlegt. Sie bekommt auch Medikamente. Eine leichte Dosis von Angstlösern, die ich allmählich schleichend absetzen werde. Manchmal verschreibe ich Medikamente, um die Situation zu entschärfen, aber ich bringe meinen Patienten gern Techniken zur Bewältigung von Ängsten bei, damit sie sich nicht im Chaos ihrer Gedanken verlieren. Ich lehre sie zu meditieren, zu schreiben, zu malen. Bei manchen empfehle ich rigoroses Training, insbesondere bei meinen jungen männlichen Patienten. Körperliche Anstrengung, die Hirnchemikalien, die dadurch ausgeschüttet werden, und die Erschöpfung danach sind wunderbar dazu angetan, den Geist zu beruhigen. Ich selbst bin Langstreckenläufer, laufe über verschlungene Pfade durch die Wälder, an den gewundenen Straßen dieser Stadt entlang, hinauf in die Ausläufer der hohen Berge, die uns umgeben. Manchmal, wenn ich besonders unruhig bin, laufe ich in der Woche gut und gern um die hundert Kilometer.

»Schön, Grace«, sage ich. »Gute Arbeit an dir selbst, Mädchen. Du wirkst viel stärker. Ich bin superstolz auf dich.«

Sie lächelt breit. Wenn nur mehr Erwachsene das wüssten: Fordern ist okay, aber ein kleines Lob bringt bei Kindern und Jugendlichen unendlich viel.

»Danke, Dr. Reams. Danke, dass Sie mir helfen.«

Nachdem sie gegangen ist, schreibe ich Rechnungen und mache die Ablage. Ich tippe meine Notizen ab. Ich bin organisiert und effizient. Das war ich immer schon – ich war ein guter Student, ich bin ein guter Arzt. Ich war auch ein guter Freund, nicht wahr? Und ein guter Liebhaber. Vielleicht wäre ich auch ein guter Partner, Ehemann, Vater geworden. Meinst du nicht auch, Lara? Hätte sein können.

Ich habe den Toyota in einem Parkhaus stehen, das etwa eine Stunde entfernt ist. Ich fahre mit meinem roten Volvo dorthin und stelle ihn ab. Ich bin aufmerksam, wachsam, seit das FBI an meine Tür geklopft hat. Ich glaube nicht, dass sie mich beobachten. Mittlerweile glaube ich, dass Agent Brower wirklich nur meine Hilfe wollte, dass sie auf der Suche nach jemandem war, der wissen könnte, was psychologisch nicht mehr nachvollziehbar zu sein scheint. Warum tun Menschen das, was sie tun? Ist es nicht das, was wir im Grunde alle herauszufinden versuchen – Ermittler, Ärzte, Schriftsteller? Versuchen wir nicht alle nur, die Rätsel zu lösen, die wir selbst uns aufgeben?

Sie war noch nicht wieder bei mir und hat auch nicht angerufen. Trotzdem. In den letzten Tagen habe ich mich an meine normale Routine gehalten. Ich war in der Praxis und zu Hause. Ich treffe mich mit niemandem. Du bist mein einziger Freund. (Und du bist keine besonders gute Freundin, stimmt's?) Manchmal führe ich meine Sprechstundenhilfe zum Essen aus, und an dem Tag, an dem wir länger Sprechstunde haben, gehen wir gelegentlich noch kurz was trinken, bevor sie nach Hause zu ihrer Familie fährt. Ich überwache die Sicherheitskameras bei mir zu Hause, die die Straße zeigen, behalte den Rückspiegel im Auge. Falls mir jemand folgt, macht er seine Sache sehr gut. Und ich glaube nicht, dass heutzutage noch irgendjemand so gut in irgendetwas ist.

Trotzdem. Man kann nicht vorsichtig genug sein. Ich verlasse das Parkhaus und gehe zu Fuß zu meinem Fitnessstudio, das etwa eine Meile entfernt ist. Durch den Park, durchs Stadtzentrum. Es ist eine ruhige Kleinstadt, um diese Zeit sind nicht mehr sonderlich viele Leute unterwegs. Das Fitnessstudio befindet sich in einem alten Lagerhaus. Es gehört nicht zu einer der üblichen Ketten. Hier gibt es keine Muskelprotze in neonfarbener Sportkleidung, keine dröhnende Musik, keine Fernseher an jedem Gerät und in jeder Ecke. In der Mitte ist ein großer Boxring, es gibt einen Bereich mit Freihanteln, einige Reihen Laufbänder und Fahrrad-Ergometer fürs Herz-Kreislauf-Ausdauertraining. Es ist ein Studio für ernsthafte Bodybuilder – hier gehen viele Polizisten und Feuerwehrleute hin, Rettungssanitäter, Kampfsportler.

»Doc«, sagt die junge Frau am Empfang. Sie ist ebenso groß wie jeder Mann, den ich kenne, definierte Muskeln, breiter Hals, mausbraunes Haar, fast bis zur Kopfhaut geschoren. Sexueller Missbrauch in der Kindheit würde ich sagen, wenn ich eine Vermutung wagen sollte.

»Marin«, sage ich. »Wie geht's?«

»Kann nicht klagen.« Aber ihre Augen sind traurig. Es ist immer in den Augen, wenn man weiß, worauf man achten muss. Nicht nur die Augen, sondern die Gesichtsmuskeln, die fast unmerklich zucken und tanzen.

»Was ist heute dran?«, fragt sie.

»Schultern und Rücken.«

»Sag Bescheid, wenn ich dich spotten soll.«

Ich habe einen brutalen, mörderischen Trainingsplan zusätzlich zu meinem Laufprogramm. Nur so kann ich den anderen in Schach halten, durch Erschöpfung. Heute werde ich anderthalb Stunden trainieren, Latissimus, Trapezmuskel, Deltas, alle wichtigen Muskelgruppen. Rudergerät, Klimmzüge, Kreuzheben mit Langhantel. Ich lege so viele Gewichte auf, wie ich gerade noch schaffen kann, powere mich aus, bis ich zittrig das Handtuch werfen muss. Danach noch vierzig Minuten leichtes Tempo auf dem Fahrrad-Ergometer, und zum Auto zurück laufe ich. Ich habe auch einen Personal Trainer. Mit dem arbeite ich zweimal die Woche – er hält mich beweglich, macht Dehn- und Gleichgewichtsübungen, damit ich nicht steif werde wie einige der Leute hier. Einige sind bereit, mit mir in den Ring zu steigen, andere winken ab. Kämpfen, das Adrenalin, bringt eine andere Seite an mir zum Vorschein, und manche spüren das, obwohl ich hier noch nie die Kontrolle verloren habe.

Als ich mit meinem Programm durch bin, merke ich, dass ich der Letzte bin und das Studio eigentlich schon seit zehn Minuten geschlossen hat.

Marin sitzt geduldig am Empfang, Tasche und Mantel neben sich. Sie hat sich auf dem Bürostuhl zurückgelehnt, der aussieht, als würde er gleich unter ihrem Gewicht zusammenbrechen, und liest. Eins von meinen Büchern, sehe ich, als ich näher komme. Eins über Trauma natürlich.

»Tut mir leid«, sage ich. »Ich hab die Zeit vergessen.«

»Passiert mir auch ständig«, sagt sie. Sie hält das Buch hoch. »Das hilft mir. Danke.«

Ich nicke. »Das freut mich.«

Ich greife in die Manteltasche und gebe ihr meine Karte. »Ich habe eine Praxis«, sage ich. »Wenn du mal reden willst.«

Sie lächelt und nimmt die Karte. »Das kann ich mir nicht leisten, Doc.«

»Wir finden schon eine Lösung«, biete ich an. Ihr Blick gleitet zur Seite, und mir wird klar, wie das geklungen haben muss. »Ich meine, du bezahlst, was du dir leisten kannst.«

Sie presst die Lippen zusammen. »Danke.«

Sie wird das Angebot nicht annehmen, das kann ich sehen. Manche Leute wollen nicht reden. Sie können nicht vertrauen. Ihnen fehlen die Worte. Sie wollen diese Worte nicht ausgesprochen hören. Und das ist völlig in Ordnung, findest du nicht? Wünschst du nicht auch, du hättest nie einer lebenden Seele erzählen müssen, was dir zugestoßen ist? Wünschst du nicht auch, du könntest es einfach vergessen?

»Soll ich dich noch zum Auto begleiten?«

Sie wirft mir einen Blick zu, taxiert mich lächelnd von oben bis unten. Sie ist ein paar Zentimeter größer als ich und vielleicht noch ein paar Pfund schwerer. »Nimm's mir nicht übel, Doc. Aber vielleicht sollte ich *dich* zu deinem Auto begleiten.«

Ich muss lachen. »Berechtigter Einwand.«

Ich ziehe meinen imaginären Hut vor ihr und trete in die kühle Nacht hinaus.

Als ich wieder beim Parkhaus angelangt bin, bin ich mir sicher, dass mir niemand folgt. Ich lasse den Volvo auf dem Stellplatz stehen und steige in den Toyota.

Tess ist da, als ich aus dem Parkhaus fahre, sie sitzt neben mir. Heute ist sie ein Kind, dünn und bibbernd. Ich bin ihr dankbar, weißt du. Dafür, dass sie bei mir bleibt.

In der kleinen, von Katastrophen heimgesuchten japanischen Stadt Otsuchi gab es ein Erdbeben, gefolgt von einem Tsunami, was zu schweren Reaktorstörfällen führte. Über zehn Prozent der Bevölkerung starben. Ein junger Mann stellte eine Telefonzelle mit einem alten, nicht angeschlossenen Telefon in den Garten, damit er seinen geliebten verstorbenen Cousin anrufen und so seine Trauer bewältigen konnte. Er nannte es ein Windtelefon. Nach einer Weile kamen auch andere Bewohner der Stadt, Hinterbliebene der vielen Opfer der Katastrophe, die versuchten, auf diese Weise ihre verstorbenen Angehörigen zu erreichen. Ich habe ein Feature darüber im Radio gehört. Es berührt mich, wie wir aneinander festhalten, dass wir so verzweifelt bemüht sind, diejenigen zu finden, die uns genommen wurden.

Ich weiß, dass auch du noch an sie denkst, Rain. Denn diese gemeinsame Zeit, diese Freundschaften, sind etwas Besonderes. Erwachsene tun die Liebe ab, die Kinder füreinander empfinden. Aber es gibt nichts Reineres, keine Liebe nimmt den anderen so an, keine Zuneigung ist unbedingter als die, die junge Menschen füreinander empfinden. In dem Alter weiß man noch nicht, wie viel Schmerz das mit sich bringen kann. Wir haben noch nicht gelernt, den größten Teil von uns zurückzuhalten, damit wir es überstehen können, wenn Schluss ist.

Vielleicht ist das der Grund, aus dem ich sie nicht gehen lassen kann. Warum ich dich nicht gehen lassen kann. Seitdem hat mir niemand mehr so am Herzen gelegen. Du hast mir erklärt, dass du das traurig findest. Vielleicht, sagtest du, würde ich mich nicht so an die Vergangenheit klammern, wenn ich mir ein Leben aufbauen könnte. Aber ich frage mich, ob das stimmt.

»Lass mich gehen«, sagt Tess. »Gib den Plan auf.«

»Das kann ich nicht.«

»Kannst du nicht?«, fragt sie. »Oder kann *er* nicht?«

»In letzter Zeit ist der Unterschied zwischen uns nicht mehr so deutlich.«

»Vielleicht solltest du deshalb mal zum Psychiater gehen.«

Wir fahren eine ganze Weile, es ist schon spät.

»Was würdest du zu einem deiner Patienten sagen, wenn der sich so verhält?«, fragt sie.

»Ich könnte es nicht gutheißen«, räume ich ein. »Das ist ein kriminelles Verhalten. Ich würde meinem Patienten raten, sofort damit aufzuhören. Ich würde ihn melden müssen, um ihn davon abzuhalten, anderen Schaden zuzufügen.«

Sie nickt ernsthaft. »Arzt, heile dich selbst.«

»Ich habe heute Lara gesehen«, erzähle ich ihr.

»Sie liebt dich nicht«, antwortet sie.

Sie war immer so ehrlich, weißt du noch? Niemals grausam, nur ein unschuldiges Feststellen von Fakten. »Das hat sie nie getan. Nicht mal, als wir noch klein waren und du die Augen nicht von ihr lassen konntest. Einmal hast du versucht, ihre Hand zu halten, bei dieser Rollschuh-Party am Valentinstag.

Oder dieses Kristallherz, das du ihr zum Geburtstag geschenkt hast«, fährt sie fort. »Weißt du noch, wie stolz du darauf warst, wie du alle Läden abgeklappert hast, um das perfekte Geschenk zu finden. Und was hat sie damit gemacht?«

»Sie hat es liegen lassen«, gebe ich zu. »Sie hat es vergessen.«

Tess nickt bedeutungsvoll. Es tut immer noch weh. Wenn das nicht traurig ist. Wir waren damals zehn.

»Und sie fand diesen Gothic-Typen toll, der diese furchtbaren Gedichte verfasste und nicht mal wusste, dass es sie gab.«

Ich erinnere mich. Dieser Typ. Er war ein solches Arschloch. Was hast du bloß in ihm gesehen?

»Sie hätte mich lieben können, später, als wir uns wiedertrafen.«

Diese Wochen mit dir, sie sind wie ein Film, den ich im Kopf ablaufen lasse. Dein Duft, deine Haut, dein Körper in meinem Bett, der Klang deines Lachens, dein seidiges Haar. Es war ein flüchtiger Blick in eine Welt, die mir immer noch offenstand: Liebe, eine Familie, Kinder. Menschen zu helfen, um meinen eigenen Schmerz zu lindern. Nicht das andere – die Obsessionen, die geheimen Pläne.

»Aber ihn nicht«, sagt Tess. »Du hast zugelassen, dass er sie verschreckt.«

»Nein. Er ist nicht liebenswert. Er ist wie ein Kettenhund.«

»Ich war in dich verliebt«, sagt sie leise. »Und ihn liebe ich auch. Er hat so angestrengt versucht, uns zu retten.«

Sie streckt die Hand aus und berührt mein Gesicht. Ihre Finger sind eiskalt auf meiner Haut, und ich erschaudere. Sie sieht verletzt aus, dann verschwindet sie, Sternenstaub. Ich sehe auf den leeren Sitz neben mir. Ich bin mir nicht hundertprozentig sicher, was sie ist. Eine Geistererscheinung. Eine Halluzination. Die Verkörperung meiner tiefen und absoluten Einsamkeit. Ich grüble nicht lange darüber nach. Sie ist eben, was sie ist.

Arzt, heile dich selbst?

Leicht gesagt.

Das Haus liegt abgeschieden – muss es wohl auch. Ich stelle den Wagen am Rand der versteckten Zufahrtsstraße ab, dicht an den Bäumen, damit er von der Straße aus nicht sichtbar ist. Dann gehe ich durch den Wald.

Die Temperatur fällt. Der Winter kommt später in dieser Zeit des Klimawandels, in der das Wetter überall auf der Welt verrücktspielt. Doch dann kommt die Kälte wie ein Überfall aus dem Hinterhalt und bringt völlig neue Superstürme mit sich wie den »Bombenzyklon«, der uns Ende der Woche treffen soll. Vielleicht sind das aber auch nur neue Namen für diese Wetterphänomene, und irgendeine Marketingabteilung denkt sich Begriffe aus, die möglichst viel Panik verbreiten sollen. Menschen, die in Angst versetzt werden, konsumieren mehr, sie machen Hamsterkäufe und kaufen Generatoren.

Das Grundstück ist mir mittlerweile vertraut. Ich kenne alle Ausgänge und Eingänge des stattlichen Hauses. Wie ich gehört habe, muss es hier irgendwo noch ein anderes Gebäude geben. Aber das muss ich erst noch finden. Deshalb bin ich hier. Eine Patientin von mir war als Pflegekind hier untergebracht. Sie behauptet Dinge, die keiner glaubt – schockierende Geschichten von Unterernährung, Kindern, die tagelang in ihrem Zimmer eingesperrt werden, von Folter, körperlich und seelisch. Es wurden Ermittlungen eingeleitet, aber ohne Ergebnis. Das Mädchen, ein junges Ding mit schweren seelischen Schäden, gilt als pathologische Lügnerin. Sie hat ein Vorstrafenregister, kleinere Vergehen – Ladendiebstahl, Marihuana-Besitz, versuchte Prostitution. Aber ich weiß, wie ein Mensch aussieht, der traumatisiert ist. Sie wurde gebrochen. Die Frage ist nur – wer hat ihr das angetan? Und kann er (oder sie – ja, manchmal), davon abgehalten werden, noch weitere Kinder zu zerstören?

Als ich durch den Wald streife, höre ich ihre schlurfenden Schritte hinter mir.

»Das ist doch nur eine Ausrede«, sagt Tess. »Er brennt darauf, es wieder zu tun. Und ich glaube nicht, dass du ihn zurückhalten kannst.«

Vielleicht hat sie recht.

24

Gillian winkte ihnen nach, eine schmale Gestalt im hell erleuchteten Rechteck der Tür. Lily schlief bereits. Rain hatte sie gestillt und ins Bett gebracht. Die Kleine hatte einen tiefen Schlaf. Wenn Tante Gillian nicht allzu oft ins Kinderzimmer kam, nach ihr sah und herumtappte, wozu sie neigte, würde sie die Nacht durchschlafen.

Sie waren noch nicht mal auf die Hauptstraße eingebogen, als Rain schon auf die App schaute. Lily lag auf dem Rücken, die Ärmchen oben, den Kopf zur Seite gesackt, mit geöffnetem Mund. Der Schlaf der Unschuldigen, tief und friedlich.

»Du checkst doch nicht etwa jetzt schon die App«, sagte Greg mit einem Seitenblick. Am Stoppschild nahm er ihr das Handy ab und starrte einen Moment auf das Baby, dann schaute er sie an.

»Tut mir leid«, sagte sie.

Regeln für den Paarabend: Nicht nur über das Baby reden. Nicht ständig zwanghaft auf die App schauen. Nicht der ständigen Müdigkeit nachgeben und früh wieder nach Hause fahren. Alle Geräte auf *Bitte nicht stören*, abgesehen von Gillians Nummer. Keine Posts in den sozialen Medien.

»Wie haben unsere Eltern das bloß gemacht?«, fragte Greg. »Sie hatten keine Technik, nicht so wie wir heute.«

»Ich nehme an, sie haben einfach getan, was nötig war. Und sich gedacht, dass im Notfall schon jemand anrufen wird.«

Was wäre gewesen, wenn ihre Eltern diese Technik gehabt hätten? Vielleicht würden sie dann alle ihre Kinder in derselben Stadt großziehen, sie, Tess und Hank, wie so viele der Leute, die sie kannte. Sie sah ihre Posts auf Facebook: Die Kinder gingen auf dieselbe Schule wie ihre Eltern, zu den gleichen Stadtfesten und Fußballspielen. Miniaturversionen der Leute, die sie kannte, sie spielten in denselben Parks, besuchten im Herbst die Cider-Kelterei und im Frühjahr das Schafschur-Festival. Vielleicht hätte Tess Hank geheiratet, für den sie ihr Leben lang geschwärmt hatte. Vielleicht hätte Hank aufgehört, immer nur Rain anzusehen, vielleicht hätte er Tess eines Tages bemerkt.

»Woran denkst du?«, fragte Greg und legte seine Hand auf ihr Bein.

»An nichts.« Sie sah ihn an und versuchte zu lächeln. »Ich war bloß mit den Gedanken abgeschweift.«

»Also, was macht die Story?«, fragte er. »Hast du schon was von Andrew gehört?«

Die Atmosphäre zwischen ihnen war immer noch aufgeladen. Da war seine Sorge, seine Verärgerung wegen der Briefe, ihr Beharren darauf, diese Story unbedingt machen zu wollen, vielleicht aus den falschen Gründen, ihre Schuldgefühle wegen Lily, der Besuch vom FBI, ihre Unterlassungssünden. Er hatte das Thema der Briefe noch nicht wieder angesprochen, obwohl es in der Luft lag. Und was gab es da auch zu bereden? Sie hatte gelogen oder zumindest etwas Wichtiges verschwiegen. Sie hatte keine Ausreden vorgebracht, sich nicht einmal richtig entschuldigt. Er war ärgerlich, verwirrt – natürlich war er das. Sie wusste nicht, wie sie das alles wieder in Ordnung bringen sollte. Gillian hatte sie es erklären können, aber sie wusste nicht, ob Greg es verstehen würde.

Sie hatte so ein Gefühl, dass es nicht der beste Paarabend werden würde, den sie je gehabt hatten.

Manchmal gab es an einem solchen Abend nur Streit. Im Alltag waren sie beide durch Job und Kind völlig in Anspruch genommen, und wenn sie mal Zeit für sich hatten, kam alles hoch, was sich angestaut hatte – sie parkten irgendwo und schrien sich an.

Ab und zu hielten sie auch irgendwo – am Aussichtspunkt, einmal auf dem Parkplatz der geschlossenen Stadtbibliothek – und vögelten auf dem Rücksitz, roh, verzweifelt, wild. Dann lachten sie über sich selbst, holten sich einen Burger oder gingen in eine Bar und nahmen ein paar Drinks. Einmal hatten sie ein Taxi nach Hause genommen. Gott sei Dank war Gillian da gewesen, die noch auf war, als das Baby wach wurde.

»Er stellt das Projekt nächste Woche vor«, antwortete Rain. »Bis dahin lasse ich es langsam angehen.«

Das war eine Halbwahrheit. Sie ließ es nicht langsam angehen. Sie hatte sich mit Henry in Verbindung gesetzt und mit einer alten Kollegin, die einen sehr erfolgreichen Podcast angefangen hatte. Sie hatte ein paar Domains reserviert – *rainwinter.com*, *winterstories.com*, *murrayandwinter.com* und einige andere. Sie hatte einen zeitlichen Ablauf erstellt und eine Liste der Personen, die sie interviewen wollte. Alles in den wenigen ruhigen Momenten, wenn Lily schlief, mit ihren Spielsachen beschäftigt war oder sicher in ihrem Hochstuhl saß und aß. Rain würde das durchziehen, mit oder ohne das National

News Radio. Es war, als säße sie in einem außer Kontrolle geratenen Schnellzug.

Sie kämpfte gegen den Drang an, schon wieder auf die App zu schauen, obwohl sie das zuletzt vor nicht mal vier Minuten getan hatte. Sie sah stattdessen ihren Mann an, seine wilde Mähne, die präsidiale Kieferpartie, die eindrucksvoll breiten Schultern. Sie ergriff seine Hand und verschränkte ihre Finger mit den seinen. *Denkt daran, einander zu berühren*, hatte ein Artikel zum Thema *Trotz Baby ein Liebespaar bleiben!* geraten.

Oft konnten sie noch immer nicht die Finger voneinander lassen. Selbst nach so vielen Jahren konnte allein sein Anblick sie ganz rappelig vor Begehren machen. *Wenn beide vor allem auf das Kind konzentriert sind, ist es leicht, den Partner aus den Augen zu verlieren*, hatte der Artikel gewarnt. Warum las sie dieses Zeug überhaupt?

Doch die einfache Geste reichte, ihn zum Lächeln zu bringen, und die Anspannung in ihren eigenen Schultern löste sich ein wenig. Sein Ton wurde weicher.

Er bog ab und fuhr durch die Stadt.

Sie drehte die Heizung höher; ihr war furchtbar kalt. Die Temperatur war rapide gefallen. Überall glitzerten Halloween-Dekorationen. Von den Straßenlaternen hingen Hexen auf Besen, Fledermäuse und Katzen mit Buckel. Der kleine Platz war in ein Kürbisfeld verwandelt worden. Am Wochenende war hier Markt, auf dem es Cider und Ahornsirup-Kekse und Tüten mit Candy Corn gab. Gillian und sie würden morgen mit Lily hingehen – Greg war an der Reihe mit Ausschlafen.

»Ich habe heute ein bisschen recherchiert«, sagte er. »Über Kreskey.«

Sie war überrascht und doch wieder nicht. Sie wusste, wie

sein Verstand arbeitete, nämlich ziemlich genau wie ihrer. Vermutlich war er nach dem Besuch der FBI-Agenten aufgebracht in den Sender gefahren und hatte angefangen, der Sache nachzugehen, die ihn ärgerte. Ein Versuch, das Rätsel einer Vergangenheit zu lösen, die sich immer wieder in ihre Gegenwart hineinschob.

»Es gibt jede Menge Informationen über ihn.« Greg hielt den Blick auf die Straße gerichtet, aber sie sah einen Muskel in seiner Wange zucken.

»Ja.« Sie verspürte den vertrauten Schauder des Unbehagens, der sie immer überkam, wenn sie über ihn reden musste.

Kreskey gehörte zu den Mördern, die eine Anhängerschaft hatten, aus welchen Gründen auch immer. Zwar war er technisch gesehen kein Serienmörder, aber irgendetwas an seiner Geschichte sorgte dafür, dass die Leute immer wieder auf ihn zurückkamen. Es gab eine Dokumentation, die bei einem der großen Sender ausgestrahlt worden war, und jede Menge Features. Kreskey hatte eine eigene Seite auf einer besonders üblen Website, *thekillernextdoor.net*, die sich mit bekannten Mördern, ihrer Geschichte und ihrer gegenwärtigen Lage befasste. Auf dieser Website hatten die Täter Anhänger, Fanclubs. Wenn sie noch am Leben waren, konnten sie aus dem Gefängnis heraus einen Blog beisteuern. Rain hatte diese Website schon viel zu oft besucht, und oft fühlte sie sich danach auf unbestimmte Weise krank, wie besudelt.

»Detective Harper«, sagte Greg. »Der Polizist, der Hank gerettet und Kreskey festgenommen hat. Zehn Jahre später hat er im Mordfall Kreskey ermittelt. Er lebt noch, er wohnt ganz in der Nähe deines Vaters.«

»Wie alt er jetzt?«, fragte sie, obwohl sie die Antwort kannte.

Als junges Mädchen hatte sie ihn als alten Mann wahrgenommen, aber schließlich kamen einem in dem Alter alle Erwachsenen lächerlich alt vor, fast wie Wesen auf einer anderen Existenzebene, der mythischen Welt der »Erwachsenen«. Erst als sie selbst erwachsen war (angeblich), erkannte sie, wie viele Leute immer noch in der Kindheit lebten, sich daran festklammerten. Sie selbst eingeschlossen.

»Er ist über siebzig«, sagte Greg. »Er ist längst im Ruhestand, arbeitet aber immer noch als Privatdetektiv. Ich dachte, er wäre vielleicht ein guter Kontakt für dich.«

Detective Harper stand ganz oben auf der Liste, die sie zusammengestellt hatte. Sie waren lose in Kontakt geblieben, und sie waren verbunden durch die Geschehnisse damals, die folgenden Jahre. Er hatte sie gefunden. Sie teilten etwas, das nur wenige Menschen teilten. Aber sie wollte nicht den Eindruck erwecken, sie wolle oder brauche Gregs Hilfe nicht.

»Danke, das ist eine gute Idee.« Dann fügte sie hinzu: »Es tut mir leid. Ich weiß, das muss schwer für dich sein.«

Greg war zum Aussichtspunkt gefahren und parkte den Wagen. Sie saßen da und betrachteten die funkelnden Lichter ihrer Stadt unter ihnen. Rain überlegte, welcher dieser Lichtpunkte wohl ihr Haus war.

»Mir tut es auch leid.« Er drückte ihre Hand. »Ich verstehe schon, dass es für dich noch viel schwerer ist.«

Er sah einen Moment aus dem Seitenfenster, und sie wartete. Dann sagte er: »Ich werde wütend, bin furchtbar frustriert – weil ich dich nicht beschützen kann. Ich war da, auf dieser Website, habe über ihn gelesen, über die Misshandlungen, die er als Kind erdulden musste, was ihn zu einem Monster gemacht hat und …«

Er beendete den Satz nicht, sondern schüttelte nur niedergeschlagen den Kopf. »Am liebsten würde ich die Zeit zurückdrehen, weißt du? Es verhindern. Ich möchte dich retten. Deine Freundin Tess. Sogar Hank. Wenn ich nur diesen einen Moment aus euer aller Leben streichen könnte. Es ist dumm. Ich konnte dich damals nicht beschützen, und jetzt kann ich es nur begrenzt. Wie soll ich dann Lily beschützen können?«

Er presste den Mund zu einem zornigen Strich zusammen und wandte den Blick ab.

»So bist du eben«, sagte sie und rieb seine Schulter. »Du bist jemand, der immer alles in Ordnung bringen will. Ein Beschützer. Aber wir können uns nicht immer gegenseitig beschützen. Wir können einander nur lieben.«

»Das ist nicht genug.«

»Es muss genügen.«

»Und Kreskey«, sagte er nach einer Weile.

»Was ist mit ihm?«

Er zeichnete mit dem Finger die Linie ihrer Wange nach, strich ihr das Haar aus dem Gesicht.

»Die Misshandlungen«, sagte er. »Die Polizei hat ihn im Keller gefunden. Er wurde im Keller eingesperrt, tagelang, sogar wochenlang, ohne Nahrung, ohne Sonne. Er war zwölf. Er war nie zur Schule gegangen. Seine Mutter hat ihm Lesen und Schreiben beigebracht und behauptet, sie würde ihn aus religiösen Gründen zu Hause unterrichten. Andere Kinder kannte er nur aus dem Supermarkt, vom Sehen. Er hatte falsch zusammengeheilte Knochenbrüche, Narben von Zigaretten, die auf seinem Arm ausgedrückt worden waren. Sein linkes Trommelfell war von irgendwas durchbohrt worden. Was wäre, wenn man sogar noch weiter zurückgehen und *ihn* retten könnte?«

Seine Worte hallten im Wageninnern nach.

Was wäre, wenn?

Wenn nur.

Diese schwarze Spirale ins Nichts.

»Die Ermittlungen nach Kreskeys Ermordung«, bemerkte Greg, nachdem sie eine Weile geschwiegen hatten. »Sie waren ziemlich ... halbherzig.«

»Wie meinst du das?« Sie spürte, wie ihr Körper sich ein wenig versteifte, und zwang sich, sich zu entspannen.

»Es wurde nicht gerade viel Energie reingesteckt. Es gab ein paar lustlose Befragungen: andere Ex-Sträflinge in der Einrichtung, Ärzte, die ihn behandelt hatten, eine Frau, deren Land ans Grundstück der Kreskeys angrenzt.«

Die verhutzelte alte Frau mit Hut und Stock, eine Kamera um den Hals. Wie schnell sie sich zwischen den Bäumen hindurchbewegt hatte, wie schnell sie verschwunden war. War sie das?

»Wie heißt sie?«, fragte Rain. »Die Nachbarin.«

»Greta Miller.«

»Lebt sie noch?«

»Sie lebt noch. Sie wohnt immer noch im Nachbarhaus.«

»Hat sie in der Nacht irgendwas gesehen?«

»Das ist ja das Merkwürdige«, sagte Greg. »Es gab keine Aufzeichnung und kein Protokoll von ihrer Befragung. Ich meine, klar, in kleinen Polizeidienststellen geht schon mal was verloren. Niemand ist so organisiert und genau, wie man es sich wünschen würde, besonders, wenn etwas schon so lange her ist. Aber alles andere war vorhanden.«

Greta Miller. Was hatte sie gesehen?

»Aber niemand wurde je vorgeladen, niemand wurde angeklagt. Keine Spuren. Keine wirklichen Verdächtigen. In gewisser Weise erinnert mich das an den Markham-Mord«, fuhr er fort. »Es wird schon nicht mehr darüber berichtet, ›die Ermittlungen werden fortgesetzt‹. Verstehst du? Es interessiert niemanden. Als wären alle nur froh, dass er weg ist.«

Ja.

Während ihres Genesungsprozesses hatte sie mit der Vorstellung zu kämpfen gehabt, dass Kreskey immer noch an sie dachte. Immer noch von ihr träumte. Es gab sie in seinen Fantasien, so als wäre eine Version von ihr in ihm gefangen. Sie hatte sich immer gefragt: Was tut er mir in seinen Träumen an? Sie konnte immer noch seine Stimme hören, seine Hände spüren, den harten Schock seines Faustschlags. Als Kreskey starb, starb auch der Teil von ihr, den er in seinen Fantasien festhielt. Sie war frei.

»Aber es ist doch gerade dieser Kreislauf aus Misshandlungen, Gewalt und Mord«, sagte Greg. »Wenn wir den nicht verstehen, werden wir nie den nächsten Kreskey aus seinem Umfeld herausholen können, wir werden nie den nächsten Hank, die nächste Tess und Lara retten können.«

»Vielleicht tue ich deshalb das, was ich tue«, sagte Rain. »Das denkt jedenfalls mein Vater, und Tess' Mutter auch.«

»Du versuchst zu verstehen.«

»Ja. Weil Monster im Dunkeln leben und gedeihen. Hank tut das auch, glaube ich. Ich glaube, wir versuchen beide zu verstehen, etwas in Ordnung zu bringen, vorzubeugen.«

Er starrte nach vorn und nickte leicht.

»Also.« Er griff nach einem dicken Aktenordner, der auf dem Rücksitz lag. »Das ist das Ergebnis meiner bisherigen Recherche. Ich bin dabei, ich werde tun, was ich kann. Ich stehe hinter dir. Ich unterstütze dich. Wir schaffen das schon. Wir werden dafür sorgen, dass Lily alles hat, was sie braucht. Und du ebenfalls.«

Sie nahm den Aktenordner, legte ihn auf den Schoß, klappte ihn auf und blätterte darin. Dann klappte sie ihn wieder zu und sah ihren Mann an. Sie wusste sehr gut, wie viele Stunden Arbeit dahintersteckten, wie viele Telefonate, Bitten um Information. Zeit, die er nicht hatte. Sie beugte sich vor und gab ihm einen langen, innigen Kuss.

»Wegen der Briefe«, sagte sie, als sie sich von ihm gelöst hatte. Sie hatte sie wieder in die Schublade gelegt, in der sie sie aufbewahrte. Sie wollte sie nicht haben. Sie konnte sich nicht von ihnen trennen. »Ich hätte dir das nicht verheimlichen dürfen.«

»Warum hast du es dann getan?«

»Wie könnte ich dir etwas begreiflich machen, was ich selbst kaum verstehe?«

»Ich verstehe, dass du mit ihm verbunden bist«, erwiderte er. »Und dass du dir das nicht ausgesucht hast. Ich verstehe, dass du irgendwie das Gefühl hast, du wärst ihm etwas schuldig. Aber du bist ihm nichts schuldig, Rain. Wir brauchen dich, Lily und ich. Wir brauchen dich hier bei uns. Ich habe es dir schon mal gesagt, vor langer Zeit. Ich werde dich nicht mit ihm teilen.«

Greg wusste fast alles über ihre Zeit mit Hank. Sie hatte es ihm erzählt, weil sie wollte, dass er sie kannte, all ihre Schwächen und Unzulänglichkeiten, die Fehler, die sie gemacht hatte, die Dämonen, mit denen sie rang. Er war wütend gewesen, verletzt, und eine Zeit lang dachte sie, sie hätte ihn verloren. Doch er hatte ihr verziehen. »Wir sind alle unvollkommen, oder? Wir machen alle Fehler.« Dann hatte er ihr ein paar seiner Verfehlungen gebeichtet. Einmal hatte er ein Mädchen in einer Bar geküsst. Rain eine Lüge erzählt. Kleinigkeiten, verglichen mit dem, was sie getan hatte. Sie verzieh ihm ebenfalls. Sie hatten reinen Tisch gemacht, bevor sie ihr gemeinsames Leben begannen, größtenteils. Manche Gefühle, einige Details behielt sie für sich.

»Ich bin hier«, sagte sie. »Bei dir. Bei ihr. Versprochen. Ich liebe dich.«

Er zog sie an sich und küsste sie hart, dann dieses Killer-Lächeln. »Beweis es.«

Das tat sie.

Später am Abend – Gillian schlief im Gästezimmer, Lily in ihrem Bettchen und Greg schnarchte – ging Rain mit dem Aktenordner ins Arbeitszimmer und begann, die Unterlagen zu sichten, Polizeiberichte, Zeitungsartikel, Fotos und Artikel bis zurück zu der Woche, in der alles angefangen hatte. Es gab sogar ein Foto von ihr, das sie nicht kannte. Sie sah klein und verängstigt darauf aus, als sie am Arm ihres Vaters die Treppen zum Gericht hochstieg, um vor dem Richter ihre Aussage zu machen. Rain hatte kaum noch Erinnerungen an diese Zeit, sie war verloren in einem Nebel aus Trauma und Traurigkeit. Das Mädchen auf dem Foto kam ihr wie eine Fremde vor.

Sie gab den Namen Greta Miller in die Suchmaske ein. Eine Website war der erste Treffer.

Greta Miller war Naturfotografin, auf Vögel spezialisiert. Die Startseite wurde beherrscht vom Foto einer Krähe auf einem Zaunpfahl, dahinter ein schneebedecktes Feld. Das Gelb des Krähenauges wirkte erstaunlich hell in der Skala der

Grautöne. Dieses Auge, scharf und sehend, schien Rain direkt anzustarren.

Irgendetwas draußen erregte ihre Aufmerksamkeit – was war es gewesen? Ein Licht, ein Geräusch? Eine Art sechster Sinn? Sie stand vom Schreibtisch auf und ging zum Fenster, wobei sie sich seitlich hielt, um nicht gesehen zu werden.

Als sie die Vorhänge zurückschob, sah sie es. Auf der anderen Straßenseite, ein wenig versetzt, stand ein beiger Toyota Corolla. Sie konnte gerade noch die kräftige Gestalt eines Mannes auf dem Fahrersitz ausmachen.

Ihr Herz machte einen Satz und begann zu hämmern.

Sie stolperte über den Treppenläufer und schlich die Treppe hinunter. Als sie bei der Haustür angekommen war, die Alarmanlage ausgeschaltet hatte und in die Nacht hinaustrat, fuhr das Auto gerade davon, langsam und gemächlich. Ihr Atem ging flach, als sie verfolgte, wie es im Dunkel der Nacht verschwand.

Sollte sie Greg aufwecken, der sich nur Sorgen machen würde? Die FBI-Agentin anrufen und ihr sagen: Ich glaube, Hank stalkt mich in seiner Freizeit? Wenn sie sich irrte, würde sie ihm noch mehr Kummer bereiten, als sie es bereits getan hatte. Die Polizei rufen und sagen, sie habe ein verdächtiges Fahrzeug bemerkt? In dieser Gegend – sicher, wohlhabend und ruhig – würde tatsächlich eine Streife kommen. Die Polizisten würden sie ernst nehmen, einen Bericht schreiben, sogar freundlich sein und Anteilnahme zeigen. Aber was dann?

Sie blieb in der Kälte stehen, die Arme fest um sich geschlungen, beobachtete die Nacht und spürte ein nagendes Angstgefühl.

25

Detective Harper war mittlerweile ein alter Mann mit vollem schlohweißem Haar. Er empfing sie an der Tür seines bescheidenen Hauses und umarmte Rain, als wären sie alte Freunde. Er wirkte kleiner, als sie ihn in Erinnerung hatte. In ihrer Vorstellung war er immer eine hünenhafte Gestalt mit dröhnender Stimme gewesen. Doch seine Bewegungen waren immer noch leicht und mühelos, er schien gesund und fit zu sein. Er hatte immer noch diesen klaren, intelligenten Blick, das verschmitzte Lächeln.

»Wie schön, Sie zu sehen«, sagte er. »Wir haben uns nicht mehr gesehen, seit …«

»Seit der Ermordung von Eugene Kreskey.«

Er sah zu Boden, auf die Backsteine seiner Veranda, und richtete dann seinen aufmerksamen Blick wieder auf Rain.

»Ist jetzt auch schon lange her«, meinte er.

Sie stellte Gillian vor, die neben ihr stand. Er ergriff ihre Hand, und in seine Augen trat dieser schafsähnliche Ausdruck, den Männer bekommen, wenn ihnen gefällt, was sie sehen.

»Ich höre mir immer Ihr Morgenmagazin an«, sagte der Detective. »Der Sender hat eine liberale Ausrichtung, die mir nicht gefällt. Aber ich liebe den Klang Ihrer Stimme.«

Flirtete der alte Bursche etwa?

»Vielen Dank«, sagte Gillian und intensivierte die Wattzahl ihres Lächelns noch. Sie wusste, wie man mit einer Gewährsperson umgeht.

»Stören wir auch bestimmt nicht?«, fragte Rain.

»Wenn Sie sich wieder mit diesem Tag beschäftigen wollen, Miss Winter«, sagte er, »bin ich an Ihrer Seite.«

Es war nicht so, dass sie sich damit beschäftigen *wollte*. Sie musste es tun.

Rain und Gillian waren mit Lily zum Kürbismarkt gefahren und hatten sie dann in Gregs Obhut gelassen. Gillian hatte darauf gedrängt, dass sie das Interview mit Harper gleich heute machten, nachdem sie am Morgen beim Kaffee Gregs Rechercheergebnisse durchgegangen war. Rain empfand ein tiefes Widerstreben bei dem Gedanken, den Detective wiederzusehen. Obwohl er derjenige war, der sie gerettet hatte, war sein Gesicht untrennbar mit einigen der schlimmsten Tage ihres Lebens verbunden. Und aus einer Reihe von Gründen hätte sie es vorgezogen, allein mit ihm zu sprechen.

Doch Gillian war sehr gut darin, die Dinge voranzutreiben; wenn sie wollte, dass etwas passierte, passierte es meistens auch. Sie hatte Rain keine Ruhe gelassen, bis sie Harper anrief, und er hatte sich überraschenderweise bereit erklärt, am Nachmittag mit ihnen zu sprechen. Sie wurde von der Strömung der Story mitgerissen. So war das eben. Das hatte sie doch gewusst, oder etwa nicht?

Harper führte sie durch einen düsteren Flur ins Wohnzimmer.

Sie nahmen auf einer Sitzgarnitur mit eingebauten Fernsehsesseln und Getränkehaltern Platz. Ein riesiger Flachbildschirm nahm den größten Teil der Wand über einer alten Anrichte ein. Überall standen Fotos, auch an den Wänden hingen Bilder – Harpers Enkel vermutlich, er selbst mit dem Bürgermeister, ein Hochzeitsbild, auf dem er unglaublich jung und kraftvoll aussah, die Braut ein Engel in Weiß. Harper beim Militär, mit seinem Zug. Vietnam, oder? Daran glaubte sie sich zu erinnern. Sportandenken, Wimpel an der Wand, Ehrenmedaillen, sein Detective-Abzeichen in einem Sammlerrahmen, alles, was sich so in einem gern gelebten Leben ansammelte. Das Fenster ging auf einen großen Garten hinaus, der von alten Bäumen beschattet wurde. Eine Schaukel und ein Sandkasten standen für spielende Kinder bereit.

»Macht es Ihnen etwas aus, wenn ich das Gespräch aufzeichne?«, fragte Rain und stellte das Aufnahmegerät auf den Couchtisch.

Er zögerte ganz kurz und fixierte sie wieder mit diesem Blick. Der wachsame Polizist. »Wo wird das gesendet werden?«

»Das steht noch nicht fest«, entgegnete Gillian. »Es wird Teil eines umfassenderen Features sein, die Geschichte des Mordes an Tess Barker und zugleich eine Auslotung möglicher Zusammenhänge mit den Morden an Eugene Kreskey, Wayne Garret Smith und Steve Markham, die möglicherweise von einem selbst ernannten Vollstrecker begangen wurden.«

»Ein selbst ernannter Vollstrecker«, sagte er und lehnte sich zurück. »Gibt es neue Entwicklungen in diesen Fällen?«

»Nein. Noch nicht. Wie gesagt, wir erkunden lediglich mögliche Zusammenhänge.«

»Wenn die Medien anfangen, nach Verbindungen zu suchen, endet es meiner Erfahrung nach meistens damit, dass jemand verletzt wird«, sagte er. »Und wenn es um alte Fälle geht, wird normalerweise kein gutes Haar an den Ermittlungen gelassen, und die örtlichen Polizisten stehen da wie Idioten.«

»So ein Bericht wird das nicht«, versicherte Gillian. Sie beugte sich vor und lächelte ihr ganz besonderes Lächeln – höflich, bezaubernd. Diese großen Augen, die vertrauliche Art, wie sie seinen Arm berührte. Rain sah, wie der alte Mann dahinschmolz.

»Und Sie werden Gelegenheit haben, sich die Endfassung anzuhören, bevor es veröffentlicht wird. Falls es veröffentlicht wird.«

Was nicht heißt, dass Sie auch nur ein Wort daran ändern können, klar. Aber sie war nicht verpflichtet, das hinzufügen. Sie reden, wir berichten. So waren die Regeln, und jeder wusste das. Die Befragten konnten nicht in die redigierte Fassung eingreifen, auch wenn das Interview ihnen am Ende nicht gefiel.

Nachricht von Greg, die dritte in einer Stunde:

Wo ist Mondbär?
Sieh unter ihrem Bettchen nach?
Hab ihn!

Detective Harper nickte Rain zu, und sie drückte die Aufnahmetaste.

»Fangen wir am Anfang an. Erzählen Sie mir, wie es war, als Sie mich zum ersten Mal sahen.«

Er schloss kurz die Augen, als würde er auf seine Erinnerungen zugreifen. Auch Rain erinnerte sich, sie sah sein Gesicht vor sich, glattrasiert, die freundlichen Augen.

Hallo, Lara Winter, bist du das? Jetzt ist alles wieder gut, Mädchen. Es ist alles gut.

»Der Anruf kam gegen Mittag«, begann er. »Ihre Mutter, Miss Winter, hatte bei Ihrem Freund Hank Reams angerufen. Als sich niemand meldete, fuhr sie hin, um nach dem Rechten zu sehen. Niemand war da, also fing sie an, die Gegend abzusuchen. Es war Hanks Rad. Sie entdeckte sein umgestürztes Rad auf dem Weg, der zur Brücke führte. Sie ging in das nächstgelegene Haus und rief die Polizei.«

Rain nickte. Das stimmte mit dem überein, was sie wusste, gehört oder etwa hundertmal gelesen hatte.

»Wir haben sehr schnell alle Kräfte mobilisiert«, fuhr er fort. »Vermisste Kinder, eine kleine Stadt. Binnen einer Stunde hatten wir die meisten unserer Leute, ein paar Kollegen aus anderen Dienststellen, etwa hundert Freiwillige und etliche Feuerwehrleute zusammengetrommelt und durchsuchten diesen Wald.«

Er schüttelte den Kopf. »Die Uhr beginnt sofort zu ticken, wie Sie sicher wissen. Man hat fünf Stunden, um sie lebendig wieder nach Hause zu bringen, heißt es. Wir bildeten einen Krisenstab, fingen an, mit allen zu reden, die wir finden konnten.«

Eine Wolke schob sich vor die Sonne, im Zimmer wurde es düster.

»Aber es war schon fast dunkel, als wir Sie fanden. Sie waren direkt unter unserer Nase. Wie hatten wir Sie nur übersehen können?«

Er starrte aus dem Fenster.

»Es beschäftigt mich immer noch, wissen Sie, diese fünf Stunden, die tickende Uhr. Wie hätten wir schneller sein können? Welchen Unterschied hätten zwei Stunden weniger gemacht oder auch nur eine Stunde?«

Rain spürte, wie die vertrauten Gefühle in ihr hochstiegen, und sie schluckte sie hinunter.

Ja, was wäre gewesen, wenn sie es geschafft hätte, wegzulaufen oder auch nur zu antworten, als sie die Stimmen hörte, die nach ihr riefen? »Eine Stunde früher, und Tess hätte überlebt«, sagte Hank. Und ihm wäre der schlimmste Teil seines Martyriums erspart geblieben.

Aber sie war wie erstarrt gewesen, tief im Schockzustand, ihre Stimme wie in Eis eingeschlossen. Das Winter-Mädchen.

»Es war pures Glück, dass ich Sie gefunden habe, Sie waren so tief in diesem Baumstamm versteckt. Ich sah etwas aufblitzen, die letzten Sonnenstrahlen des Tages kamen hinter den Wolken hervor, und da waren Sie. Zusammengekauert. Ich werde diesen Anblick nie vergessen.«

»Diesen Anblick?«

»Ihre Augen«, sagte er. »Ich habe diesen Blick schon bei Männern nach Kampfhandlungen gesehen – Männer, die viel größer und stärker waren als Sie damals. Menschen, die Schrecken gesehen und erlebt hatten, die sie veränderten. Sie melden sich ab, ihr Kopf wird leer. Es ist fast wie ein Neustart des Gehirns, wissen Sie? Wenn das Programm wieder läuft, ist man jemand anders. Ich hätte am liebsten geweint, das weiß ich noch. Sie waren noch so jung. Dieser Blick hatte bei einem so jungen Menschen nichts verloren.«

»Posttraumatische Belastungsstörung.«

Er nickte zustimmend. »Ja, so nennen sie es heute. Nach Vietnam bekam es einen Namen, eine Liste von Symptomen, Behandlungsmethoden. Und das ist gut, so bekommen Leute die Hilfe, die sie brauchen. Aber für manche dieser Männer war es zu viel. Medikamente, Therapie, ja. Aber es gibt Dinge, die kann man nicht wieder vergessen, wenn man sie gesehen hat. Es gibt Dinge, die man nicht hinter sich lassen kann. Entweder lebt man damit. Oder es verfolgt einen. Oder man lässt zu, dass es einen umbringt.«

Er lehnte sich zurück, der Sessel knarrte unter seinem Gewicht.

»Es ist, als wäre man nicht auf dem Schlachtfeld gestorben, aber irgendwie doch. Man weiß es nur noch nicht.«

Er verstummte. Rain und Gillian warteten. Draußen waren Rufe zu hören. Kinder, die sie auf der Straße hatte spielen sehen. Lachen. Dann, in der Ferne, eine Sirene. Ihre Gedanken schweiften kurz zu Greg und Lily ab. Was, wenn es einen Unfall gab? Ein Feuer ausbrach? *Hör auf damit*, befahl sie sich. *Konzentrier dich.*

»Wir brauchten noch ein paar Stunden, um Sie wieder zu uns zu locken und herauszufinden, was Sie gesehen hatten, was Sie wussten. Ganz ehrlich? Ich war mir nicht sicher, ob Sie überhaupt zurückkommen würden. Sie waren verletzt – schwer verletzt, verloren immer wieder das Bewusstsein. Sie haben gezittert, als herrschte eine arktische Kälte. Darüber wird sie nie hinwegkommen, habe ich gedacht.«

Er sah sie ruhig und fest an, mit einem Blick, der alles sah.

»Aber nun schauen Sie sich an«, sagte er mit einem väterlichen Lächeln. »Sie sind erwachsen. Haben eine Familie, einen guten Beruf. Das ist das einzig Gute an all dem. Dass er euch nicht alle gekriegt hat.«

»Und das ist Ihr Verdienst«, warf Gillian ein. »Sie haben sie gerettet, und Hank ebenfalls.«

»Wie gesagt, es war Glück. Es war pures Glück, dass das Licht gerade in diesem Moment auf den Baum fiel. Dürfte ich fragen, warum jetzt? Warum wollen Sie sich wieder damit beschäftigen?«

Sie entschied sich für ein wenig Ehrlichkeit. Man konnte Leute nur dazu bringen, sich zu öffnen, wenn man selbst offen war. Sie würde ihm so viel sagen, wie sie konnte.

»Der Mord an Steve Markham und auch am Boston-Boogeyman. Das ließ mich an Kreskey denken. Es hat mich in diese Zeit und an diesen Ort zurückgebracht – etwas, das ich tief in mir vergraben hatte. Es hat mich dazu gebracht, mir Fragen über Gerechtigkeit zu stellen und mich zu fragen, wie Männer wie Kreskey zu dem wurden, was sie sind, und wie man sie aufhält. Und ...« Sie sprach den Satz nicht zu Ende.

»Egal, wie oft wir es in Gedanken wiedererleben, wir können nicht ändern, was passiert ist«, sagte er. »Ist ätzend, stimmt's?«

»Ich fühle mich immer noch schuldig wegen diesem Tag«, sagte sie, obwohl sie das gar nicht vorgehabt hatte. Sie spürte Gillians Augen auf sich.

Harper sah sie forschend an, ein vielschichtiger Blick. Er wusste Dinge über sie, die niemand sonst wusste, nicht einmal Gillian.

»Überleben ist keine Schande, Miss Winter. Wir tun es alle, jeden Tag, überleben. Das Gehirn – und das wurde sehr lange Zeit nicht verstanden – tut, was nötig ist, um den Rest des Körpers am Leben zu erhalten. Es geht nicht um Willenskraft oder Tapferkeit oder sonst irgendwas. Sie waren ein kleines, schmales Ding. Wenn Sie nicht weggerannt wären, wären Sie jetzt ebenfalls tot. Worin sollte da die Gerechtigkeit liegen?«

Die Standuhr im Flur schlug die volle Stunde.

»Also, irgendwann«, sagte sie und kehrte zum Interview zurück, »erinnerte ich mich daran, wo ich Eugene Kreskey schon mal gesehen hatte, wer er war. Und dann …«

Er richtete sich aus seiner bequemen Position auf. »Sobald Sie die Werkstatt erwähnt und ihn beschrieben haben, wussten wir Bescheid. Wir hatten Kreskey auf dem Schirm, seit er aus der Psychiatrie entlassen worden war. Wir alle erinnerten uns an ihn. Dann rasten wir los, fünf von uns, zu diesem Haus, als wäre der Teufel hinter uns her. Ich erinnere mich, ich hatte das Gefühl, es wäre weit über hundert Kilometer entfernt, dass wir zu langsam fuhren, obwohl das Gaspedal durchgedrückt war. Die Straße vor uns schien sich immer länger zu erstrecken.

Dann waren wir dort. Wir klopften und riefen ›Polizei‹, aber schließlich brachen wir einfach die Tür auf. Wir haben vermutlich gegen hundert Vorschriften verstoßen. Es war uns egal – wir dachten nur an diese beiden Kinder.«

Rain lauschte atemlos.

»Was für ein Ort, ich schwöre, ich kann die Energie dort immer noch spüren – all dieser Schmerz, der Tod. Es ist, als würde es aus dem Boden aufsteigen.«

Sie war Pragmatikerin – sie glaubte nicht an Geister oder Spukerscheinungen. Wenn Leute anfingen, von »Energien« zu reden, bekam sie einen glasigen Blick, sozusagen. Aber sie wusste, was er meinte, sie hatte es selbst gespürt. Die Bösartigkeit dieses Ortes, er klebte noch an ihrer Haut.

In Detective Harpers Augen standen Tränen.

»Was er diesem Mädchen angetan hat. Was er ihr angetan hat. Für ihn war sie überhaupt kein Mensch. Bloß eine Puppe. Und Hank Reams. Mann, nur eine Stunde früher.«

Rain spürte, wie ihr ebenfalls Tränen in die Augen traten, und sie wünschte sich so sehr, dass die Umstände an diesem Tag anders gewesen wären. Es hätte gereicht, wenn nur eine Sache anders gelaufen wäre.

Wenn Tess' Mutter nicht hätte arbeiten müssen.

Wenn sie auf Rains Mutter gehört hätten, die sie davor gewarnt hatte, durch den Wald zu gehen. Wenn einer von ihnen ein Handy gehabt hätte. Wenn Hank weggelaufen wäre, anstatt zu versuchen, sie zu retten. Sie vergrub das Gesicht in den Händen und merkte, dass Gillian den Arm um ihre Schultern legte. Vielleicht war das alles ein Fehler. Wie könnte sie die Geschichte gut erzählen, wenn es immer noch so schmerzte? Wenn die Erinnerungen immer noch brannten.

Gillian übernahm und stellte Fragen über die Festnahme und den Prozess.

»Also«, fragte sie abschließend, »wie war Kreskey so?«

»Er war ein Kind, das wissen Sie«, antwortete Harper. »Kreskey. Ich meine, er war ein Ungeheuer ... riesig.« Er hob die Arme, um Kreskeys Umfang anzudeuten.

»Er hatte den glasigen, starren Blick eines Sadisten, da war eine Krankheit tief, tief innen. Aber er konnte kaum lesen und schreiben; bevor er zwölf wurde, hatte er nie eine Schule von innen gesehen. In dem Haus war nicht mal ein Fernseher. Er wusste nicht, wer gerade Präsident war. Im Vernehmungsraum bat er um Papier und Buntstifte. Er war schüchtern, sprach mit leiser Stimme, sehr höflich – ›bitte‹ und ›danke‹.«

»Haben Sie ihm die Sachen gegeben?«, fragte Gillian. »Papier und Buntstifte?«

»Ja«, sagte der Detective. »Wir haben uns gefragt, was wohl jemand, der gerade ein Kind ermordet und zwei weitere gefoltert hatte, was in aller Welt so jemand mit Buntstiften wollen könnte.«

»Und was hat er gezeichnet?«, fragte Rain, obwohl sie die Antwort bereits kannte.

Er sah Rain an und senkte den Blick. »Er hat Bilder von Lara Winter gemalt. Immer und immer wieder. Reizende Bilder: Sie spielte mit ihm, backte Kekse mit ihm, ging mit ihm durch den Wald.«

Rain hatte diese Bilder gesehen, die meisten jedenfalls. Sie hatte Henry gebeten, sie ihr zu zeigen, nachdem er ihr davon erzählt hatte, und widerstrebend hatte er ihr die Angaben geschickt, die sie brauchte, um ins Darknet zu gelangen und die Bilder zu finden. Harper hatte recht: Es waren die Bilder eines Kleinkinds, zweidimensional, schlicht. Kreskey war wie ein Kind gewesen, ein wahnsinniges, mörderisches Kind.

»Es war ... traurig, vermutlich. Verstörend. Kreskey war ein kranker Arsch, entschuldigen Sie meine Ausdrucksweise. Ihm war nicht mehr zu helfen, seine Hardware war beschädigt, unwiderruflich.«

»Und als er zehn Jahre später ermordet wurde«, sagte Rain, »wie haben Sie sich da gefühlt?«

Harper zuckte die Achseln, und seine Züge verhärteten sich ein wenig. Er warf Rain einen Blick zu, und sie senkte die Augen.

»Ich würde lügen, wenn ich behaupten wollte, dass nicht ein bisschen Erleichterung im Spiel war«, sagte er nach einem Moment des Nachdenkens. »Ich habe mich gegen seine Entlassung aus der forensischen Psychiatrie gewehrt, sogar in diese betreute Freigänger-Einrichtung. Das Sicherheitsniveau war minimal. Die dachten wohl, er wäre so lammfromm, so mit Medikamenten vollgepumpt, dass er keine große Bedrohung darstellte.«

»Aber das war nicht der Eindruck, den Sie hatten.«

»Ich dachte, es sei nur eine Frage der Zeit, dass er sich ein neues Opfer suchte. Wir waren uns seiner bewusst, formulieren wir es mal so.«

»Sie haben ihn beobachten lassen.«

Harper schien sich unbehaglich zu fühlen. »Na ja, dafür hatten wir nicht genug Leute. Und selbst wenn, die Überstunden hätten unser Budget gesprengt. Doch einige von uns haben ihn in ihrer Freizeit beobachtet. Wir haben eine Gruppe gegründet. Es war nicht genug, aber es war zumindest etwas.«

Sie konnte spüren, wie Gillian aufmerkte.

»Wow«, sagte ihre Freundin. Sie war eine Meisterin des kontrollierten überschwänglichen Ausrufs – niemals übertrieben, es klang total ehrlich und aufrichtig. »Das ist wirklich toll. Sie alle haben sich die Zeit genommen, ihn zu beobachten, um ihre Stadt zu beschützen.«

Erwartungsgemäß plusterte er sich ein wenig auf. »Bei dem Job hat man nicht Feierabend, wenn man nach Hause geht. Man hört nie auf, Polizist zu sein, nicht mal, wenn man im Ruhestand ist.«

»Hat irgendjemand ihn an dem Abend beobachtet, an dem er ermordet wurde?«, fragte Rain.

Sie sah die Andeutung eines Lächelns über Harpers Gesicht huschen.

»Nein, an dem Abend nicht. Unglücklicherweise gab es da eine Lücke in der Überwachung. Mein Enkel feierte seinen Highschool-Abschluss, und einer der anderen wollte mit seiner Frau ausgehen. Und Kreskey hatte sich auch seit seiner Freilassung anständig verhalten. Um ehrlich zu sein, wir waren weniger besorgt als kurz nach seiner Freilassung. Ich meine, der Mann war dermaßen mit Medikamenten vollgepumpt, er war wie ein lebender Toter.«

»Sie haben in dem Mordfall ermittelt«, sagte Rain.

Er beugte sich vor. »Ja, wenn man es eine Ermittlung nennen will.«

»Soll heißen?«

»Ich meine damit, es gab keine Spuren und keine Zeugen. Der Täter hat es geplant, präzise ausgeführt und keine Spuren von sich zurückgelassen. Wir haben alles nach Vorschrift gemacht, die Nachbarn befragt und ein paar der gefährlicheren Typen aus der Einrichtung, in der er lebte. Wir haben das Haus eine Zeit lang beobachtet. Wir sind nie auf irgendeine Spur oder irgendwelche Verdächtigen gestoßen. Die Ermittlungen sind im Sande verlaufen.«

Er wies mit dem Kopf Richtung Küche. »Ich bewahre meine alten Fallakten da hinten auf. Manchmal gehe ich sie durch. Lara, Tess, Hank, Kreskey. Es gibt Fälle, die einen nicht loslassen, und ich kann sehen, dass es auch Sie nicht loslässt. Es gibt Fälle, die verfolgen einen.«

»Können Sie uns sagen, wie er getötet wurde?«, fragte Gillian.

Er warf Rain einen Blick zu, als wollte er sagen: Wollen Sie das wirklich wissen? Rain kannte die Antwort bereits. Aber sie wollte, dass er es aussprach, wegen der Story.

»Es wirkte nicht so, als hätte er sich groß gewehrt, was ich nicht ganz verstand. Kreskey war ein großer Kerl.« Er hob die Hand, hielt die Faust so, als umfasste er eine Waffe. »Es war ein Messerstich. Direkt ins Herz.«

Rain war erstaunt, als ihr plötzlich übel wurde, Schweiß trat ihr auf die Stirn.

»Es tut mir leid«, sagte er. Vielleicht hatte er ihren Gesichtsausdruck mitbekommen. »Es verändert einen, wenn man weiß, wozu Menschen fähig sind, nicht wahr?«

Das tut es, dachte Rain. *Natürlich tut es das.*

»Hatten Sie irgendwelche Theorien darüber, wer ihn umgebracht haben könnte?«, fragte Gillian.

Etwas senkte sich über Harpers Gesicht, eine Art Schleier, ein Schild.

»Nein«, sagte er knapp. »Ich habe nicht die leiseste Ahnung. Wie gesagt, wir haben alles ganz nach Vorschrift gemacht. Manchmal bekommt man einfach die Antworten nicht, die man sucht.«

»Wir konnten uns die Protokolle der Vernehmungen besorgen, die damals durchgeführt wurden. Eins fehlte. Das von Greta Miller, der Nachbarin der Kreskeys.«

Detective Harper lachte leise. »Greta«, sagte er. »Keine Ahnung, was mit dem Protokoll passiert ist, aber es war eine kurze Befragung, soweit ich mich erinnere. Ich kann gern in meiner Akte nachsehen, aber ich habe mir nicht viele Notizen gemacht. Sie wollte uns erst gar nicht reinlassen, aber schließlich kam sie doch an die Tür und erklärte, sie habe nichts gesehen. Sie hat uns praktisch rausgeworfen. Sie meinte, es käme ja auch nie jemand von uns, wenn sie anrief, weil Jugendliche beim Kreskey-Haus feierten und jede Menge Müll hinterließen, also warum sollte sie uns helfen wollen?«

»Sie konnte also von ihrem Haus aus hören, wenn Leute beim Kreskey-Haus waren?«, fragte Gillian.

»Vielleicht«, sagte er. »Geräusche tragen manchmal weit,

besonders in nebligen Nächten. Aber sie ist ständig draußen auf den Waldwegen unterwegs, macht Fotos von Vögeln. Sie ist ein bisschen plemplem, wenn Sie mich fragen.«

Er tippte sich mit dem Finger an die Schläfe.

»Sie hat allerdings schon irgendwelche Preise gewonnen, ist offenbar eine ziemlich große Nummer auf dem Gebiet.«

Wieder piepste Rains Smartphone. Sie holte es aus der Tasche.

»Entschuldigung«, sagte sie.

Sie will die Milch nicht trinken, die du abgepumpt hast, und sie ist wirklich sehr unruhig. Wann kommst du zurück??

Rain spürte Verärgerung in sich aufsteigen. Sie waren kaum zwei Stunden weg. Konnte er nicht mal ein paar Stunden allein zurechtkommen?

Der pensionierte Detective nutzte die Ablenkung und stand auf, um den Raum zu verlassen. »Möchtet ihr zwei Mädels einen Kaffee?«, sagte er über die Schulter.

»Gern«, erwiderte Gillian und sah Rain mit erhobenen Augenbrauen an. »Alles in Ordnung?«

Sie zeigte Gillian die Nachricht, und die verdrehte die Augen. Da war es wieder, dieser brutale Spagat zwischen den beiden Teilen ihrer selbst.

»Lassen Sie mich helfen«, rief Gillian dem Detective nach und folgte ihm in die Küche. Sie konnte auch mit ihrem Smartphone aufnehmen – das zweifellos auf »Nicht stören« geschaltet war.

Ich brauche noch eine Stunde, schrieb Rain Greg zurück. *Wir sind mitten in einem Interview.*

Die Antwort kam sofort. *Oh. Okay.*

Sein Unmut war spürbar. Bloß zwei kleine Wörtchen, aber irgendwie war es ihm gelungen, damit zu vermitteln, dass er überfordert war und wollte, dass sie sofort zurückkam. Was war aus dem »Ich werde alles tun, um dir zu helfen« geworden? *Reiß dich zusammen und steh deinen Mann, Schatz.*

Sie stellte zumindest den Benachrichtigungston leiser und folgte Gillian und Harper in die Küche. Als sie durch die Tür trat, hatte sie das Gefühl, mit einer Zeitmaschine in die Siebzigerjahre gereist zu sein – alter Linoleumfußboden und alte, avocadogrüne Küchengeräte, die dringend erneuert werden mussten. Auf der Arbeitsplatte standen zahlreiche Medizinfläschchen aufgereiht.

»Ich habe schon mit vielen Polizisten gesprochen«, sagte Gillian gerade. Sie saß auf einem grünen Drehstuhl und hatte den Ellbogen auf die Glasplatte eines Tulip-Esstischs gestützt. »Und mir ist noch nie einer begegnet, der keine Theorie zu den Fällen hatte, die ihn auch nach Jahren nachts nicht schlafen lassen.«

»Dieser nicht«, entgegnete er. »Und verstehen Sie mich nicht falsch. Es sind die Kinder, das, was mit ihnen allen passiert ist, was mich immer noch umtreibt. Nicht Kreskey.«

Er drehte sich zu Gillian und Rain um, die jetzt beide am Küchentisch saßen. »Ich weiß, das ist nicht politisch korrekt oder was auch immer. Heutzutage haben die Liberalen das Sagen, und es geht immer nur um die Rechte der Gefangenen und die Frage, wie wir ticken. Rehabilitation. Schulbildung. Berufsausbildung. Aber es gibt etwas, das Polizisten, Soldaten und manche Ärzte wissen und das andere Leute nicht zu verstehen scheinen … oder nicht verstehen wollen.«

»Und das wäre?«, fragte Rain und schob Gillians aufnehmendes Smartphone näher an ihn heran.

Mit einer Kälte, die sie bereits an ihm erlebt hatte, sagte Detective Harper: »Manche Leute sind tot besser dran.«

26

Es ist da«, sagt sie. »Ich schwöre es.«
»Ich glaube dir.«

Und das tue ich. Ich glaube ihr. Zumindest glaube ich, dass sie es glaubt. Doch meine Durchsuchung des Grundstücks hat nichts ergeben. Es gibt nur das Haus, und ich habe nie jemanden kommen und gehen sehen. Keine anderen Gebäude. Ich war bis spät in der Nacht dort und bin erschöpft, weil ich kaum drei Stunden geschlafen habe. Natürlich weiß sie davon nichts.

Dieses Mädchen, sie ist so dünn und so angespannt, dass ich sie am liebsten in eine Decke gehüllt hätte. Ihre liebevolle, besorgte Pflegemutter Jen, jünger als die meisten Pflegemütter, sitzt draußen im Wartezimmer. Es ist eine Notfallsitzung, weil Angel Albträume hat – entsetzlich böse Träume, aus denen sie schreiend und untröstlich erwacht.

Angel behauptet, von ihrer früheren Pflegefamilie misshandelt worden zu sein und dass andere Pflegekinder ebenfalls misshandelt wurden. Ihre neue Pflegemutter hat das schon vor einer Weile der Polizei gemeldet, aber niemand hat irgendwas unternommen. Es gab eine oberflächliche Durchsuchung von Haus und Grundstück, und es wurde gegen die Familie ermittelt, bei der sie untergebracht war, bevor sie zu dem Paar kam, bei dem sie jetzt ist. Aber es wurden keine Hinweise gefunden, die ihre Darstellung bestätigt hätten.

»Da war noch jemand, als ich weggelaufen bin. Ein Junge.«

»Wie war sein Name?«

Sie schüttelt den Kopf. »Ich weiß es nicht. Er war jünger als ich, glaube ich. Er hat nicht viel geredet. Er hatte ein Muttermal auf der Schulter, das aussah wie ein Herz. Also habe ich ihn Val genannt, als Abkürzung für Valentin.«

Sie ist sehr kreativ. Das macht sie zu einer guten Lügnerin.

»Er ist in meinen Träumen, Dr. Reams ... allein und verängstigt«, sagt sie. »Jemand muss ihn retten!«

Sie beugt sich vor, mit großen, verzweifelten Augen. Irgendwo ist ein Misston, aber ich kann es nicht einordnen. Es könnte sein, dass sie daran gewöhnt ist, dass ihr nicht geglaubt wird, ihre Worte abgetan werden. Es könnte sein, dass sie lügt und sich Geschichten ausdenkt, um Aufmerksamkeit zu bekommen. Ich bin für alle Möglichkeiten offen.

»Ich werde ein paar Anrufe tätigen«, sage ich. »Darauf drängen, dass noch mal genauer hingesehen wird.«

»Und was ist, wenn es zu spät ist?«

Wir wissen beide, wie es sich anfühlt, wenn die Hilfe zu spät kommt, nicht wahr, Lara?

»Alles, was wir tun können, ist, es zu versuchen.«

Sie richtet sich auf, zieht ihre Beine zu sich auf die Couch und rollt sich zu einem Ball zusammen, umarmt sich selbst. Sie starrt aus dem Fenster, und ich stelle fest, dass das Herbstfarben-Schauspiel verblasst ist, die Blätter sind braun geworden und fallen ab. Bald werden die Bäume kahl sein. Winter. Das Winter-Mädchen, haben sie dich in den Medien nicht immer so genannt?

»Wir sind nicht einfach Abfall, wissen Sie«, sagt Angel mit plötzlichem Zorn. »Nur weil unsere Eltern uns nicht wollten oder zu verkorkst waren, um uns großzuziehen. Wir sind Menschen.«

»Ja«, sage ich sanft. »Natürlich.«

»Aber, also, Sie verstehen das, oder? Den Leuten ist es egal. Wenn ihn niemand findet und ein Jahr später jemand über seine Knochen stolpert, dann wird es Tränen und Blumen geben und alles. Aber niemandem ist er wichtig genug, um jetzt nach ihm zu suchen.«

»Es ist nicht allen egal – mich kümmert es. Und deine Pflegemutter, Jen, sie hat gesagt, dass sie dich adoptieren wollen, und schon erste Schritte eingeleitet. Du bist ihr wichtig. Ich glaube, das weißt du. Es sind die Abläufe in den Institutionen, die das System manchmal unmenschlich erscheinen lassen. Aber, vertrau mir, es gibt viele, denen es nicht egal ist.«

Sie schüttelt den Kopf, und ihr Blick wird hart. Die Wut in ihrem Gesicht gefällt mir nicht. Sie ist zu jung, um so abgebrüht zu sein, so zermürbt.

»Glauben Sie, sie sagt die Wahrheit?«, fragt ihre Pflegemutter Jen mich, als Angel, wie hypnotisiert von ihrem neuen iPad, im Wartezimmer sitzt. Wenn ich Eltern eine Sache raten könnte, wäre es, diese Geräte loszuwerden oder den Gebrauch zumindest strikt einzuschränken. Sie machen unsere Kinder zu einer Generation von Abhängigen.

Ich bin vorsichtig mit meiner Antwort, weil ich in der Tat glaube, dass Angel bei dieser ersten Pflegefamilie irgendetwas zugestoßen ist. Ich weiß nur nicht genau, was. »Ich weiß, dass sie es glaubt«, sage ich. »Ich kann mich irren, aber ich glaube nicht, dass sie lügt.«

»Sie ist so zerbrechlich.« Eine Träne entwischt und läuft Jen die Wange hinunter, bevor sie sie abwischen kann. »Ich will ihr nur helfen, wieder heil zu werden und in die Zukunft zu blicken ... einer Zukunft mit uns.«

Ich reiche ihr den Taschentuch-Spender; ich habe einen Verbrauch von einer Box pro Monat.

»Wir werden das erreichen«, verspreche ich ihr. »Sie ist stark.«

Jen und ihr Mann William sind Traum-Pflegeeltern, wohlhabende Leute, die keine eigenen Kinder haben können und sich im staatlichen Jugendfürsorgesystem nach verlassenen älteren Kindern umgesehen haben, anstatt zu versuchen, privat oder im Ausland ein Baby zu adoptieren. Es ist ein harter Weg, für den sie sich da entschieden haben, und er könnte zu Leid und großem Kummer führen.

»Ich war auch ein Heimkind«, sagt Jen. »Habe ich das je erwähnt?«

»Nein«, sage ich. »Aber das erklärt vermutlich Ihren Wunsch, Angel zu sich nach Hause zu holen, in Ihr Leben. Die meisten Menschen hätten nicht die Kraft oder die Geduld, sich eines Problemkindes anzunehmen.«

Sie nickt und betupft ihre Augen.

»Ich wurde von Pflegefamilie zu Pflegefamilie weitergereicht«, sagt sie und drückt ihre Lederhandtasche an sich. Man würde es nie vermuten, wenn man sie so anschaut. Sie sieht aus wie eine Frau, die in ein privilegiertes Leben hineingeboren wurde, die nichts anderes kennt – feine Gesichtszüge, teuer frisiert und gekleidet. »Als ich volljährig wurde, habe ich mir das Studium selbst finanziert, und auf dem College lernte ich William kennen. Wir haben uns ein Leben aufgebaut, eine Familie, nur wir zwei. Seine Familie hat mich mehr oder weniger adoptiert, ich habe jetzt Schwestern und Cousinen, Eltern. Das möchte ich auch jemand anderem ermöglichen. Ich war wie Angel. Tief innen drin bin ich es vielleicht immer noch.«

»Sie kann viel von Ihrer Kraft und Widerstandsfähigkeit lernen«, sage ich. »Reden Sie mit ihr. Erzählen Sie ihr von Ihren Erfahrungen, selbst von den schlimmen. Manchmal hilft das mehr als alles andere, das Beispiel von jemandem, der Ähnliches durchgemacht hat wie man selbst und dem es jetzt gut geht.«

Sie lächelt dankbar.

»Sie sind ein netter Mensch, Dr. Reams«, sagt sie. »Sind Sie eigentlich verheiratet?«

Die Frage verblüfft mich. Es geht hier nicht um mich. Tut es nie. Das gehört zu den Dingen, die mir an meinem Beruf so gefallen, dass ich hinter der Hilfe für andere verschwinden kann. Ich bin geschult darin, meine Gefühle zu beobachten, mich von ihnen zu distanzieren, mich auf die Menschen in meiner Obhut zu konzentrieren. Und Menschen, die leiden, besonders Kinder und Jugendliche, neigen nicht dazu, sich groß Gedanken über andere zu machen. Ich bin jemand, der immer ein offenes Ohr hat, ich bin eine starke, tröstende Stimme, eine Quelle guter Ratschläge und Unterweisung. Kein Mensch mit eigenen Bedürfnissen und Gefühlen.

»Nein«, antworte ich und spüre, wie ich rot werde. Es ist mit einem leichten Makel behaftet, nicht verheiratet oder in einer festen Beziehung zu sein. Ich habe es mir verwehrt, das Leben als Ehemann und Vater, als Liebhaber, sogar als guter Freund. Ich habe mich anderen Dingen gewidmet – hauptsächlich meiner Arbeit und meinen dunkleren Aktivitäten. Außerdem gibt es da noch meinen alten Freund. Ich kann ihn sogar in diesem Moment an meinem Bewusstsein zerren fühlen. Er fühlt sich nicht wohl mit Intimität, und starke Gefühle erschweren es, ihn zu ignorieren oder zu beherrschen.

»Hank«, jammert meine Mutter immer. »Du bist ein so attraktiver Mann, gut situiert, freundlich. Warum kannst du nicht jemanden kennenlernen?«

Sie möchte das für mich, dass ich liebe und geliebt werde. Ich habe aufgehört, es für mich selbst zu wünschen.

»Ich hoffe, das ist jetzt nicht unpassend«, sagt Jen. »Wir veranstalten eine Party für Angel, eine Art Willkommensfeier, damit sie unsere Freunde und die Familie kennenlernen kann. Wir hätten gern, dass Sie auch kommen.«

Sie schiebt eine Karte über das Beistelltischchen zwischen der Couch, auf der sie sitzt, und meinem Stuhl.

»Ich werde versuchen, es möglich zu machen«, sage ich.

»Danke.«

Ich schaue auf die Einladung, sie ist auf rosa Papier gedruckt. *Ihr/Sie seid/sind herzlich zu dieser Feier eingeladen, auf der wir Angel in unserem Heim und unserem Leben willkommen heißen*, steht darauf.

»Das ist eine schöne Sache«, sage ich. »Wichtig für sie.«

»Sie scheint nervös zu sein deswegen. Sie macht sich Sorgen, dass die Leute sie nicht mögen könnten. ›Sie werden dich bestimmt mögen‹, habe ich ihr versichert. Aber es geht eigentlich auch nicht darum, was die Gäste denken werden, sondern, dass Angel die Leute kennenlernt, die zu ihrem neuen Leben dazugehören werden.«

Ich verstehe Angels Ängste. Menschen, die von einem

Trauma gezeichnet sind, fühlen sich immer abgetrennt von anderen.

»Jemand, der nicht viel Liebe oder Aufmerksamkeit erfahren hat, kann sich zunächst unwohl damit fühlen«, erkläre ich. »Aber ich glaube, sie wird da hineinwachsen.«

Ich weiß, wie Angel sich fühlt. Intimität kann schmerzlich sein, die Nähe, der Trost, den sie bietet. Wenn man immer nur darauf wartet, dass es wieder vorbei ist, kann man es fast nicht ertragen, es überhaupt zu haben. So habe ich mich mit dir gefühlt, Lara. Unsere Lust, diese tiefen Momente, die wir teilten, die Vereinigung unserer Körper, das war für mich ebenso sehr eine Qual wie Ekstase. Ich glaube, mir war von Anfang an klar, dass er dir wehtun würde, dass ich ihn nicht würde davon abhalten können. Jetzt versuche ich nur noch, ihn davon abzuhalten, andere zu verletzen, die es nicht verdient haben.

»Ich bedränge Angel doch nicht zu sehr? Versuche es zu angestrengt? William meint, dass ich zu sehr die Helikoptermutter bin.«

»Drängen ist in Ordnung, solange Sie sie trösten, wenn sie strauchelt, und ihr helfen, es weiter zu versuchen.«

»Es wäre vielleicht hilfreich, wenn Sie dort wären«, sagt sie. Schüchtern, und es ist eine Frage.

»Ich werde dort sein«, verspreche ich.

Ich werfe einen Blick auf meinen Terminkalender, ein altmodisches Ungetüm aus Leder und Papier, der auf dem Schreibtisch liegt. Die Wochentage sind vollgestopft mit Terminen, jede einzelne Spalte ist mit Gekritzel gefüllt. Die Wochenenden hingegen sind total leer, Seite um Seite nichts. »Leb dein Leben, Hank. Liebe, lache, such dir eine Frau, gründe eine Familie. Schaff dir zumindest einen Hund an. Auf diese

Weise kannst du Tess ehren. Nicht so.« Das war dein weiser Ratschlag beim letzten Mal, als wir miteinander gesprochen haben. Ist jetzt auch schon lange her.

Ich trage die Party ein, die Zeit, die Adresse. *Es ist im Grunde keine persönliche Einladung*, versichere ich mir. *Es geht eher darum, Angel einen möglicherweise schwierigen Übergang zu erleichtern.*

»Werden Sie weiterhin nachforschen? Wegen Angels Geschichte.«

»Es gibt da noch jemanden, den ich anrufen kann.«

Sie hat aufgehört, ihre Handtasche zu umklammern, stellt sie auf den Boden und beugt sich vor.

»Ich frage mich, ob wir es nicht vielleicht einfach dabei bewenden lassen sollten?« Sorgenfalten sind in ihre Stirn eingegraben.

»Warum?«

»Weil ich will, dass sie nach vorn blickt. Wenn da tatsächlich irgendwas passiert ist und sie Zeugin war, hält sie das dann nicht in der Vergangenheit fest, lässt sie das Trauma und die Misshandlungen immer wieder erleben?«

Ich verstehe sie. Sie möchte Angels Wiederherstellung beschleunigen, möglichst bald zu einer Art Normalität finden. Aber die Sache ist die – man kann nicht einfach die intakten Teile nehmen und versuchen, sie zu einer Persönlichkeit zusammenzukleben. Man muss auch alle zerbrochenen, beschädigten Teile mitnehmen. Wenn Angel dort irgendetwas zugestoßen ist und sich niemand damit befasst, schlimmer noch, wenn ihr nicht geglaubt wird, ist das eine Wunde, die möglicherweise nicht heilen wird. Das erkläre ich Jen.

Sie hört zu und nickt langsam. An der Art, wie ihr Blick nach links weggleitet, kann ich erkennen, dass Erinnerungen in ihr hochkommen. Das Blut ist ihr aus dem Gesicht gewichen, also nehme ich an, dass es keine guten Erinnerungen sind.

»Aber wir bekommen nicht immer Gerechtigkeit, nicht wahr?«, sagt sie dann. »Unrecht wird nicht immer wiedergutgemacht. Und böse Menschen kommen mit den schlimmsten Dingen davon, und das ständig. Klammern wir uns daran fest, benutzen es als Grund, nicht damit abzuschließen und das Leben zu leben, das vor uns liegen könnte? Bleiben wir zerbrochen, weil die Menschen, die uns beschädigt haben, nicht das bekamen, was sie verdient hätten?«

Die Hitze steigt mir ins Gesicht, und ich stelle fest, dass ich ihr nicht in die Augen schauen kann. Ich richte den Blick auf den Kristall-Briefbeschwerer, der auf meinem Schreibtisch liegt. Wenn das Licht darauffällt, wirft er zersplitterte Regenbogenfarben auf die Wand hinter mir.

Ja, denke ich, nicht ohne einen Anflug von Scham. *Ja, in der Tat, manche Leute tun genau das.*

27

Echt jetzt?

Das Haar ihres Mannes war wirr und zerzaust, sein Hemd mit zerdrückter Avocado bekleckert, und erst die Küche – ein buntes Durcheinander aus Lilys Plastikgeschirr, Trinkbechern, Utensilien, Gregs Kaffeetasse und seinem Teller. Auf dem Fußboden ein Hindernis-Parcours aus Spielsachen. Die Folgen eines Kind-Hurrikans.

»Wow«, bemerkte Rain und stellte ihre Tasche ab. »Vier Stunden?«

»Ich glaube, ich geh mal nach oben und packe«, sagte Gillian diplomatisch.

Greg übergab Rain das Kind und ließ sich mit einem tiefen Aufseufzen aufs Sofa sinken.

Es wäre komisch gewesen, wenn es nicht auch irgendwie ärgerlich gewesen wäre. War sein Gehirn einfach anders gepolt? Lag das ganze Fürsorge-Dings einfach nicht in der männlichen DNA?

Rain wischte Lily das Gesicht ab und machte sich daran, die Küche aufzuräumen, mit dem Baby auf ihrer Hüfte. Es dauerte etwa eine Minute, alles sauber zu machen und zu wischen, und das, obwohl Lily immer nach allem griff.

»Es ist nicht so, als wäre es schwer«, sagte er, den Arm

über die Augen gelegt. »Nicht auf schlimme Weise, aber man kommt zu nichts anderem.« Seine Stimme klang ungläubig. »Ich hab nicht mal geduscht«, fuhr er fort, während Rain das herumliegende Spielzeug aufsammelte und in den Weidenkorb warf. »Ich meine ... ich konnte nicht mal duschen!«

Vier Stunden. Rain lächelte, machte die Geschirrspülmaschine zu und stellte sie an, ohne Lily abzusetzen.

»Dada!«, sagte Lily kichernd und zeigte auf ihren Vater.

»Ich hab's verstanden«, sagte sie und versuchte, den Sarkasmus aus ihrer Stimme herauszuhalten. »Es ist ziemlich anstrengend. Wenn du ein wenig mehr Übung hast, wirst du sicher besser darin werden.«

Er sah sie unter seinen Arm hervor an.

Sie nahm Abstand davon, sich bei ihm zu bedanken. Er war kein Babysitter, er war Lilys Vater. Sich um das eigene Kind zu kümmern, war kein Gefallen, auch kein zusätzlicher Punkt auf der Liste der Pflichten. So war es eben, wenn man ein Kind hatte.

Als sie wieder zu Greg hinübersah, war er eingeschlafen. Wie hatte er das geschafft? Sofort einzuschlafen, sobald er saß, mitten im Gespräch? Einfach – weg. Es musste an den Genen liegen. Alle, die anders dachten, hatten eindeutig keinen Mann und kein Kind zu Hause.

Sie ließ ihn schnarchen, brachte Lily nach oben und badete sie. Aber in Gedanken war sie immer noch bei Detective Harper, dem Ausdruck auf seinem Gesicht, dem, was er gesagt hatte.

Manche Leute sind tot besser dran.

Kalte Worte, hart und verurteilend.

Aber hatte er recht?

War die Welt ein besserer Ort, weil Leute wie Markham, Kreskey und Smith nicht länger in ihr waren? Sie wusch Lily, die fröhlich mit ihrer Gummiente planschte, die Haare.

Bilder wirbelten ihr durch den Kopf, Tatortberichte und Tatortfotos, der Mann mit der Falkenmaske, das Gesicht von Detective Harper, als er in den hohlen Baum schaute. Agent Brower und ihr scharfer Blick, ihre Fragen. Die Stapel Unterlagen, die sie von Greg und von ihrem Vater hatte – Zeitungsausschnitte, Protokolle, Notizen.

Was war der Kern dieser Story? Rache? Gerechtigkeit? Wollte da jemand mit jemandem abrechnen? Oder versuchte einer, die Welt vor bösen Männern zu retten? Gab es einen Zusammenhang? Wer? Was? Wann? Wo? *Warum?*

Sie hob Lily, die dagegen protestierte, das warme Wasser verlassen zu müssen, aus der Wanne und trocknete ihren vollkommenen rundlichen kleinen Körper ab – diese sahnige Haut, die perfekten Füßchen, die Seestern-Hände. Die Rundung ihrer Wange, der Duft ihres seidigen Haares. Zärtlich cremte Rain sie ein. Das Baby gluckste jetzt und sah mit strahlenden Augen zu ihr auf. Neue Windel, Schlafanzug an, strampelnde Beinchen. *Mamamamma.*

Konnte ein Kind, das so geliebt wurde, so umsorgt wurde, zu einem Monster werden?

Greg hatte gestern Abend gesagt: »Was wäre, wenn man sogar noch weiter zurückgehen und *ihn* retten könnte?« Manchmal schien es im Leben nur Fragen ohne Antworten zu geben.

Holzscheite knisterten im Kamin, und vor ihnen standen große Gläser mit Wein, als Gillian und sie später ihre Notizen durchgingen, die überall auf dem Couchtisch verteilt waren.

Sie analysierten das Interview mit Detective Harper, hörten sich Teile davon an, spielten es Greg vor.

»Er verbirgt irgendwas«, stellte er fest.

»Dachten wir uns auch«, sagte Gillian.

»Vielleicht verbirgt er nur, dass er einen Scheißjob gemacht hat«, meinte Rain. »Seiner Ansicht nach hatte jemand der Welt einen Gefallen getan. Also hat er sich keine große Mühe gegeben, den Täter zu finden.«

Greg zuckte die Achseln. »Vielleicht hat er recht.«

»Das ist doch total daneben«, rief Gillian, stets die humanistische Idealistin. »Kreskey war ein Mensch, und er wurde kaltblütig ermordet. Dazu hat niemand das Recht. Tut mir leid, Rain. Es gibt keine Entschuldigung für das, was er dir und Hank angetan hat, und Tess. Aber hat deshalb jemand das Recht, ihn umzubringen? Wenn wir alle rumliefen und jeden abmurksten, der Unrecht getan hat, wer wären dann die Guten?«

»Und was wäre richtig?«, konterte Greg. »Dass die Steuerzahler ihn, einen Kindermörder, für den Rest seines Lebens durchfüttern?«

Rain schwieg. Sie verstanden es nicht, nicht wirklich. Für die beiden war das alles abstrakt. Sie hatten nie seine Faust auf ihrem Fleisch gefühlt oder die Hände von irgendjemandem, der ihnen Böses wollte. Sie hatten Kreskey nie in die Augen geblickt und gesehen, was sie gesehen hatte – Schmerz, Wut, eine Art bösartiger Angst, Traurigkeit. Es war ursprünglich, primitiv und erfüllte sie mit Schrecken. Doch es war menschlich, wiedererkennbar. Das war es, was die Leute sich nie vorstellen mochten, wie nahe wir alle sogar den mörderischsten, wahnsinnigsten Menschen waren. Glaubte sie, dass Eugene

Kreskey wegen seiner Taten den Tod verdient gehabt hatte? Vielleicht. Vielleicht nicht.

Gillian trank einen Schluck Wein und starrte ins Feuer. Ihre Taschen waren bereits gepackt, sie standen neben der Haustür. Rain wusste, dass sie sich gleich ein Taxi rufen und nach Hause fahren würde. Vorhin in der Küche, als sie zusammen gekocht hatten, hatte Gillian mehrmals jemandem geschrieben, heimlich unter dem Tisch. Ihr geplantes Projekt hatte sie so in Anspruch genommen, dass sie überhaupt nicht über Chris Wright gesprochen hatten.

Als sie aus dem Fenster schaute, sah sie einen Kleinbus, der langsam die Straße entlangfuhr. Sie dachte an den Wagen, den sie gestern Nacht gesehen hatte. Mittlerweile hatte sie genügend Abstand gewonnen, um zu denken, dass sie vermutlich überreagiert hatte. Ein häufiges Modell, wahrscheinlich war es nichts.

Oder *er* war es gewesen. Der sie beobachtete, ständig beobachtete.

Der Gedanke beunruhigte sie nicht so, wie er es hätte müssen. So wie es zweifellos Greg beunruhigen würde. Wenn er davon wüsste, würde er die Polizei rufen. Das ist Stalking, würde er sagen, und das ist immer der Anfang von etwas Schlimmerem.

Das Beobachten. Die Briefe. Es war seine Art, bei ihr zu bleiben, obwohl sie nicht zusammen sein konnten, nicht in diesem Leben. Nicht in dem Leben, das Kreskey für sie geschaffen hatte. Es war unmöglich, es jemand anderem begreiflich machen zu wollen.

Sie trat ans Fenster, während Gillian und Greg sich unterhielten.

Die Straße lag ruhig da, nirgendwo parkte ein unbekannter Wagen. Keine Fremden lauerten in den Schatten.

Es gab zwei Hanks. Den Hank, der es bewältigt hatte, und den, der es nicht bewältigt hatte. Wo war er heute Abend?

Sie gesellte sich wieder zu ihrem Mann und ihrer Freundin, klappte ihren Laptop auf und scrollte durch die Instagram-Seite, die sie entdeckt hatte. Greta Miller hatte schöne, friedliche Fotos von Vögeln des Nordens eingestellt – die Schwarzkopfmeise, den Rotschwanzbussard, das Rotkehlchen, die Schwalbe, die Amerikanische Krähe. Die Fotos waren scharf und detailreich – man sah die schimmernde Textur blauschwarzen Gefieders, ein Knopfauge, glänzend wie Glas, eine zarte Vogelklaue auf einem Birkenzweig, eine flaumige rostfarbene Eule, die aus einem hohlen Baum hervorspähte.

Sie hatte versucht, Greta Miller anzurufen. Die Nummer hatte sie im Online-Telefonverzeichnis ausfindig gemacht. Es hatte geklingelt und geklingelt, und es war nicht möglich gewesen, eine Nachricht zu hinterlassen. Auf Gretas Website war eine E-Mail-Adresse angegeben, doch es gab nur eine automatische Antwort, die klarstellte, dass Greta nicht auf Mails reagiere, ihre Fotos bei einer örtlichen Galerie erhältlich seien und Anfragen zu Aufträgen an ihre Agenten Lang & Lang in New York City zu richten seien. Sie befinde sich quasi im Ruhestand.

Rain, als Kind der modernen Welt, war erschüttert. Wollte denn nicht jeder ständig und zu jeder Zeit erreichbar sein? Konnte das Internet einen nicht in einer Millisekunde mit jedem verbinden? Sie hinterließ eine Nachricht auf Instagram. Greta Miller hatte offenbar keine Lust, sich mit Facebook oder Twitter abzugeben.

Eine von den Introvertierten. Und dem Himmel sei Dank für die. Alle Journalisten wussten, dass es die Einzigen waren, die aufmerksam waren. Die Einzigen, die nicht wie hypnotisiert von ihren Geräten waren, nicht unablässig telefonierten, auf irgendeine sinnlose App starrten oder in irgendein zeitaufwendiges Spiel vertieft waren. Sie beobachteten ihre Umwelt.

Rain gab den Namen bei Google ein und suchte nach Fotos, auf denen Greta Miller zu sehen war. Die einzigen Bilder von ihr waren zwanzig Jahre alt. Als junge Frau war sie schlank und zierlich gewesen, feine Züge, Rehaugen, rotbraunes Haar – es könnte die Frau sein, die Rain im Wald gesehen hatte. Aber sicher war sie sich nicht. Sie würde es auf die altmodische Weise angehen und Greta Miller einen Besuch abstatten müssen.

Sie brauchte eine Ablenkung. »Also«, sagte sie und klappte den Laptop zu. »Was ist mit Chris?«

Gillian, die mit ihrem Handy beschäftigt war, sah Rain mit einem rätselhaften Lächeln an. »Das würdest du wohl gern wissen, was?«

»Ich dachte, es wäre aus«, bemerkte Greg und leerte sein zweites Glas Rotwein.

»Ist es auch.« Es klang endgültig. Gillian wickelte sich eine Strähne ihres honigfarbenen Haars um den Finger. Und fügte hinzu: »Oder es war aus. Die Wahrheit ist, ich weiß nicht, was wir da machen.«

»Ist er es, der dir ständig schreibt?« Rain ließ nicht locker.

Greg räusperte sich. »Klingt nach einem Mädelsgespräch. Ich seh mal nach Lily. Dann hau ich mich vor den Fernseher und guck mir das Spiel an.«

Er drückte Rain einen Kuss auf den Scheitel und verabschiedete sich mit einem lässigen Winken von Gillian.

»Du kannst von Glück sagen«, bemerkte Gillian, als er oben war. Wieder dieses Wort. Die glückliche Rain Winter. »Er ist ein guter Mann.«

»Du hättest ihn ja haben können«, rief Rain ihr in Erinnerung. Gillian war eine Weile mit ihm ausgegangen, bevor sie zum nächsten Mann überging – dem Typen mit den Tattoos.

Gillian winkte mit einem Lachen ab und trank einen Schluck Wein. »Ach, warum sollte ich mich für einen klugen, freundlichen, rechtschaffenen Mann entscheiden, wenn ich einen bösen Jungen haben konnte, der mich zu einem Tattoo überredet, das ich für den Rest meines Lebens bereuen werde?«

»Chris ist ein guter Typ«, meinte Rain.

Gillian sah sie mit zusammengekniffenen Augen an. »Ist er das? Manchmal scheint er ein guter Kerl zu sein. Manchmal ist er ein Arschloch. Distanziert. Unfähig, mit wahrer Nähe umzugehen. Bestimmend, ein wenig. Dann abwesend.«

Vielleicht haben wir alle multiple Ichs. Der Trick war, jemanden zu finden, mit dem man leben konnte – mit allen seinen Ichs.

»Hast du mit ihm geschlafen?«, bohrte Rain nach.

»Der Mann hat eine supererotische Ausstrahlung«, sagte Gillian und verdrehte die Augen. Sie lehnte sich zurück und verschränkte die schmalen, durchtrainierten Arme hinter dem Kopf. »Wahnsinn! Das ist ja das Problem. Wenn er seine Hände auf mich legt, schmelze ich dahin.«

»Vielleicht liebt ihr euch.« Sie meinte es so. Es bedeutete allerdings nicht notwendigerweise, dass es funktionieren würde. »Ich hoffe, er bessert sich und verhält sich wie der Mann, den du verdient hast.«

Gillian erhob ihr Glas, und sie stießen miteinander an. »Auf die Männer, die wir verdienen.«

»Prost«, sagte Rain.

»Okay, was kommt als Nächstes?«

»Ich werde Greta Miller besuchen.«

»Und ich lese deinen Entwurf und das Exposé durch, korrigiere es und gebe es Andrew für die Redaktionskonferenz.«

Teamwork.

»Danke«, sagte Rain.

»Wofür?«

»Dafür, dass du du bist. Dass du eine großartige Freundin bist, eine Komplizin. Für alles.«

Gillian senkte den Kopf, und als sie aufblickte, standen ihr Tränen in den Augen. »Nein, meine Freundin. Ich danke dir. Ich muss ehrlich sein – dieses Jahr ohne dich. Das war furchtbar. Grässlich. Ich bin froh, dass ich dich wiederhabe.«

Rain half ihr, ihre Sachen zusammenzusuchen, und sie warteten auf der Veranda auf das Taxi.

»Sei einfach vorsichtig, ja?«, sagte Gillian.

Rain blickte in die Nacht hinaus. Kein geheimnisvolles Auto kam die Straße entlanggefahren. Keine Ungeheuer lauerten im Schatten.

»Vorsichtig?«

»Er ist wie Treibsand«, sagte sie. »Das weißt du. Du hast ein Leben, ein gutes Leben. Lass nicht zu, dass er dich runterzieht.«

Rain brauchte ihre Freundin nicht zu fragen, von was oder wem sie redete. Natürlich bin ich vorsichtig, hätte sie erwidern können. Natürlich würde sie nicht zulassen, dass Hank oder diese Story ihr wundervolles Leben zerstörte. Aber sie machte sich nicht die Mühe, so zu tun, als wisse sie nicht, was für einen gefährlichen Weg sie eingeschlagen hatte.

»Das wird er nicht. Versprochen.« Es fühlte sich an wie ein Schwur, den sie nicht würde halten können.

»Ich verspreche es«, wiederholte sie.

28

Es muss irgendwie in der Luft liegen – alle meinen Patienten haben zu kämpfen. Mein sonst so ruhiger Samstag füllt sich mit Notfallsitzungen.

Patrick, niedergeschlagen nach seinem katastrophalen Schulball-Date, hat sich verschlossen wie ein Grab. Wir haben eine stumme Stunde in meiner Praxis verbracht, während er aufmalte, was an dem Abend passiert war. Die Zeichnungen – Kohle auf dickem weißem Papier – strahlen Verzweiflung und Hilflosigkeit aus. Auf dem letzten Bild sitzt er allein da, das Gesicht in den Händen vergraben. Ich begreife. Er hat keine Ahnung, wie er in der Welt zurechtkommen soll, wie er auf dem trügerischen Terrain zwischenmenschlicher Beziehungen bestehen soll.

»Es tut mir leid, dass es nicht so gelaufen ist, wie du erwartet hast«, sage ich erneut. »Versuch, es nicht persönlich zu nehmen. In der Geschichte der Schulbälle bist du nur einer von Hunderttausenden, deren Abend furchtbar schiefgelaufen ist, das versichere ich dir. Es lag nicht an dir.«

Nichts. Nicht einmal ein Verdrehen der Augen. Ich bin nicht gerade erfreut darüber, dass er sich so abkapselt. Ich habe seine aufgelöste Tante gebeten, mich heute Abend anzurufen, wenn er da nicht rauskommt. Er ist schon seit einer Woche so. Watet in Trübsal, versinkt immer tiefer in Verzweiflung, anstatt sich herauszuarbeiten – kein gutes Zeichen.

Grace hat wieder angefangen, sich zu schneiden. Ihre Mutter hat die verräterischen blutverschmierten Wattebäusche in ihrem Papierkorb gefunden.

»Es ist meine Schuld«, gestand sie am Telefon. »Ich habe ihr erlaubt, eine Stunde auf Instagram zu gehen. Sie hat mich angefleht, und ich habe nachgegeben. Sie hat gesagt, dass sie sich vorkommt wie ein Freak, isoliert von allen, die sie kennt, weil sie nicht ins Internet darf. Es ginge ihr besser, sie sei jetzt stärker. Also habe ich nachgegeben.«

»Es ist nicht Ihre Schuld«, versichere ich ihr. »Sie tun Ihr Bestes, das tun wir alle. Die Entscheidung liegt bei Grace. Wir können nur versuchen, ihr zu helfen, bessere Entscheidungen zu treffen. Ihr das nötige Rüstzeug an die Hand geben, mit ihren Angstzuständen umzugehen.«

»Wir sind die erste Elterngeneration, die damit umgehen muss«, sagt sie. »Ich wünschte, ich könnte alle diese Geräte nehmen und in Brand stecken.«

»Es war noch nie leicht für Jugendliche, ihren Platz in der Welt zu finden. Aber ja, durch die sozialen Medien, das Internet allgemein, wird es noch schwerer, weil ihre Freunde ein angeblich perfektes Leben präsentieren können, weil es so viele Informationen gibt, die nicht unbedingt wahr sind. Und es fällt Kindern und Jugendlichen furchtbar schwer zu verstehen, dass etwas, was sie sehen, nicht die Wirklichkeit ist.«

»Es ist schwer für uns alle«, sagt sie. Es klingt wehmütig und verloren.

Du weißt doch noch, wie es war, nicht wahr, Lara? Sich so

furchtbar unsicher zu sein, wer man ist, wie die eigene Stellung in der bizarren Sozialstruktur der Teen-Kultur ist. Ich glaube, heute ist es noch schlimmer. Ich würde im Zeitalter der sozialen Netzwerke kein Jugendlicher sein wollen. Versuch mal, ein richtiger Mensch zu sein, wenn alle um dich herum Avatare sind – ein multidimensionales Mädchen in einer Welt geschönter Papierpuppen.

»Bringen Sie sie her«, sage ich. »Ich kann Ihnen einen Termin um zwei in der Praxis anbieten, wenn Ihnen das passt.«

»Danke, Doktor.«

Ich werde zu spät zu Angels Party kommen, aber das lässt sich nicht ändern.

Als Graces Mutter aufgelegt hat, wähle ich eine andere Nummer. Ich sage immer noch »wählen«, du auch? Ich weiß nicht, ob man das überhaupt noch sagt. Das heißt wohl, dass ich alt werde.

»Andrea Barnes.«

»Hallo, hier ist Hank Reams.«

»Oh. Hank«, sagt sie. Es klingt nicht so, als wäre sie erfreut, von mir zu hören. Kann ich ihr nicht verdenken. »Wie geht's?«

»Mir geht's gut. Ich kann nicht klagen«, sage ich. Was gelogen ist. Ich habe zahlreiche Klagen, wie du weißt. »Und dir?«

»Gut«, versichert sie mit falscher Munterkeit. »Sehr gut. Was kann ich für dich tun?«

Andrea und ich hatten mal was miteinander, ganz kurz. Es ging nicht gut aus, was für all meine Beziehungen zuzutreffen scheint. Ich hätte sie nie angerufen, wenn sie nicht meine letzte Chance wäre, etwas über Angels frühere Pflegestelle in

Erfahrung zu bringen. Ich erzähle Andrea von Angels Behauptungen, nenne die relevanten Namen und Details. Als ich fertig bin, schweigt sie eine Weile, und ich höre, wie sie auf der Tastatur herumklackert.

»Wie es aussieht, wurde den Anschuldigungen nachgegangen«, sagt sie schließlich. »Es konnte kein Fehlverhalten seitens der Pflegeeltern festgestellt werden.«

»Ja«, sage ich. »Ich weiß.«

»Aber?«

»Ich bekomme es einfach nicht aus dem Kopf«, erkläre ich. »Sie ist zutiefst traumatisiert. Und dafür bekannt, Lügengeschichten zu erzählen. Aber irgendwas an ihrer Geschichte lässt mir keine Ruhe. Sie sagt, da wäre ein Junge gewesen, der in einem Keller eingesperrt war.«

»Nach dem, was ich hier sehe – und es dauert immer lange, bis alles auf den neuesten Stand gebracht ist – wurde seit Angel kein Kind mehr bei ihnen in Pflege gegeben. In den letzten drei Jahren waren fünfzehn Kinder bei ihnen untergebracht. Keine Misshandlungsvorwürfe. Offenbar lehnen sie es seit Angel ab, weitere Pflegekinder aufzunehmen.«

Andrea ist Kinderrechtsanwältin. Es ist eine harte, schwierige Arbeit mit wenigen schönen Erfolgen und vernichtenden, Albträume auslösenden Niederlagen. Sie ist jemand, der sich leidenschaftlich, entschlossen und beharrlich für Kinder einsetzt, die durch das Raster eines Systems gefallen sind, dem nicht immer gelingt, sie zu beschützen. Sie ist diejenige, die man anruft, wenn alle anderen aufgegeben haben.

»Ich werde es mir ein wenig näher ansehen«, sagt sie. »War es das, was du von mir wolltest?«

»Ja«, sage ich. »Nicht als Gefallen. Ich zahle selbstverständlich dein Honorar.«

»Das ist nicht nötig. Aber du weißt sicher, dass es relativ häufig zu Falschanschuldigungen gegen Pflegeeltern kommt. Es steht eins zu vier, dass Pflegeeltern mit irgendwelchen Anschuldigungen konfrontiert werden.«

»Das ist mir klar. Ich möchte nur meiner Sorgfaltspflicht gegenüber diesem Mädchen nachkommen. Und gegenüber allen anderen Kindern, die dort möglicherweise landen werden.«

Sie ist wieder verstummt; ich höre das Klackern ihrer Tastatur. »In Ordnung«, sagt sie. »Gib mir ein paar Tage. Ich ruf dich an.«

Sie legt auf, und ich starre das Telefon in meiner Hand an. Ich bekenne mich zu dem vertrauten Gefühl von Verwirrung, das mich immer überkommt, wenn es um Beziehungen geht. Arzt-Patient-Beziehung, gut. Das verstehe ich, da gibt es klare Regeln und Verhaltensmuster. Aber Freundschaften, romantische Beziehungen, sogar Familie – da bin ich ein Elefant im Porzellanladen.

Ich weiß nicht genau, warum Andrea auf Distanz gegangen ist. Es gab nie ein klares Ende. Um ehrlich zu sein, es gab auch nie einen klaren Anfang. Nach einer besonders brutalen Niederlage vor Gericht – ein Kind wurde seinem gewalttätigen Vater zugesprochen – waren wir zusammen etwas trinken und landeten irgendwann bei mir. Danach waren wir ein paar Mal essen, und es gab noch ein paar weitere angenehme (wie ich fand) sexuelle Begegnungen. Dann »ghostete« sie mich praktisch – nennt »man« das nicht heute so? Antwortete nicht mehr auf meine Anrufe und Nachrichten. Ich hakte nicht nach, weil – ja, warum? Vielleicht aus Respekt vor den Grenzen anderer, aber vielleicht wollte ich auch im Grunde gar nicht wissen, warum eine so intelligente, sensible, attraktive Frau nichts mehr mit mir zu tun haben wollte.

Es liegt nicht nur an Kreskey und dem, was mir widerfahren ist.

Ich war auch vorher schon ziemlich linkisch – nur Tess und dich, euch habe ich immer verstanden. Mit meiner Mutter kam ich gut zurecht, tue ich immer noch. Sie lebt jetzt in Florida, ist Yogalehrerin und hat einen neuen Freund, der gut zu ihr ist. Sie und mein Vater haben sich nach der Sache mit Kreskey und unserem Umzug scheiden lassen. Manchmal erkundigt sie sich nach dir, Lara.

Mit meinem Vater habe ich nicht so viel Kontakt. Ich hatte immer den unbestimmten Eindruck, dass meinem Vater, dem Ingenieur und Sportfanatiker, sein magerer, ungelenker, hochintelligenter Sohn ein bisschen peinlich war. »Immer nur Einsen, überdurchschnittliche Testergebnisse, und du kannst nicht mal mit dem Schläger den Ball treffen?« Als ob das eine irgendwas mit dem anderen zu tun hätte. Selbst jetzt noch scheinen ihn meine Doktortitel, meine Bücher und Fernsehauftritte ein wenig zu verunsichern, als wäre ich eine Gleichung, die er partout nicht lösen kann. Wenn wir einmal im Monat miteinander telefonieren, erzählt er immer von irgendwelchen Mannschaften, die irgendwelche Play-offs spielen werden. Ich erinnere ihn dann behutsam daran, dass ich das Sportgeschehen nicht verfolge. Und es scheint, als wäre das jedes Mal eine neue Enttäuschung für ihn. Chemie. Manchmal stimmt sie einfach nicht, und das gilt sogar für Eltern und Kinder.

Wenn ich zurückgehen und mein inneres Kind heilen könnte, was offen gestanden das Geringste meiner Probleme ist, würde ich diesem Hank sagen, was ich auch zu meinen gestörten Patienten sage: Sei einfach du selbst. Es ist völlig okay, das exzentrische, linkische, einmalige Individuum mit Fehlern und Schwächen zu sein, das du bist. Auch wenn es nicht so aussieht, alle um dich herum haben mit ähnlichen Problemen zu kämpfen. Vielleicht sorgt sich der Footballstar heimlich, dass er dumm sein könnte; vielleicht befürchtet dieses superheiße Mädchen, dass das alles ist, was an ihr dran ist, und der Junge, der sogar noch intelligenter ist als du, wünscht sich, er wäre superheiß und sportlich. Was immer du bist, es ist nie genug.

Aber ich kann diesen verlorenen Jungen nicht heilen. Und auch wenn Tess mich dazu drängt, mich selbst kann ich auch nicht heilen. Ich weiß nicht, warum Andrea mich geghostet hat. Es war sicher meine Schuld. Lara, ich weiß, du würdest mir da zustimmen. Ich bin beschädigte Ware, und sie ist eine kluge Frau. Vermutlich hat sie es gespürt, genau wie du.

Nach der Sitzung mit Grace zwinge ich mich dazu, zu Angels Party zu gehen. Es erfordert eine gewaltige Anstrengung, aus dem Auto zu steigen, den Gartenweg hinaufzugehen und an die Tür zu klopfen. Zweimal wäre ich fast umgekehrt. Aber ich möchte Angel, Jen und William unterstützen. So wenige meiner Geschichten haben ein glückliches Ende. Ich möchte, dass dies eine von ihnen wird.

»Dr. Reams!«, sagt Jen, als sie lächelnd die Tür öffnet, sehr hübsch in einem rosa Kleid. »Ich hätte nicht gedacht, dass Sie kommen würden! Sie sind schüchtern, oder?«

Ich lächle. »Manchmal«, gebe ich zu.

Sie führt mich hinein. In dem stilvollen Wohnzimmer ist eine Anzahl lächelnder, glücklicher Menschen versammelt. Angel sitzt neben einer älteren Frau, die ihr offenbar die Bilder in einem Fotoalbum zeigt. Es gibt Luftballons und Blumen, einen Kuchen mit Marzipanrosen, ein paar Geschenke. Angel, die sonst so verkrampft, die Knie zur Brust hochgezogen, auf meiner Couch hockt, macht einen entspannten Eindruck. Sie sitzt dicht neben der Dame auf dem Sofa, interessiert und zugewandt. Sie lächelt und winkt mir zu.

»Das ist Williams Mutter«, erklärt Jen. »Sie kann sehr gut mit Angel umgehen.«

Die nächste Stunde werde ich von Jen herumgeführt, die mich allen als »den Mann, der Angel gerettet hat« vorstellt. Was natürlich übertrieben ist, aber es ist nett, dass sie das sagt. Ich unterhalte mich und esse, ganz wie ein normaler Mensch. Das sind nette Menschen, freundlich und offen, keine Spur von dysfunktional. Sicher, nichts ist vollkommen, und alle Familien haben ihre Probleme. Aber diese Menschen sind gesund – warmherzig und großzügig.

»Dr. Reams«, sagt Jen, als ich mich gerade mit William unterhalte. Er redet über Golf, und ich nicke höflich. »Ich wollte Ihnen jemanden vorstellen.«

Oh, jetzt verstehe ich. Die junge Frau, die Jen mir vorstellt – sie ist reizend. Wage ich es zu sagen? Sie sieht ein bisschen aus wie du. Diese Kombination aus rabenschwarzem Haar und blauen Augen macht mich immer ganz schwach. »Das ist meine Freundin Beth.«

Beth lächelt und reicht mir die Hand. Sie scheint sich auf Partys ebenso wenig wohlzufühlen wie ich, aber ihr Händedruck ist warm und fest. Sie trägt ein silbernes Unendlichkeitssymbol an einer Kette um den Hals. »Ich habe schon viel von Ihnen gehört.«

»Beth ist klinische Psychiaterin, spezialisiert auf kriminelles Verhalten.«

Vielleicht ist Jen intuitiver, als ihr selbst klar ist.

»Kein leichter Job«, sage ich.

Beth nickt zustimmend. »Kann hart sein.«

Fast sofort sind wir in ein intensives Gespräch vertieft und vergessen den Rest der Welt. Wir reden über ihre Arbeit und darüber, dass sie zum Ausgleich Yoga macht und meditiert, dass ich zum Stressabbau laufe und Gerätetraining mache. Wir reden über meine Bücher – sie ist ein Fan, was immer erfreulich ist. Das männliche Ego und so. Doch es bedeutet auch, dass sie meine Geschichte kennt. Das ist peinlich, oder? Wenn Leute es wissen, und du weißt, dass sie es wissen, es aber noch nicht offen angesprochen wurde.

Für eine kleine Weile, mit ihr, vergesse ich alles, was sonst so in meinem Leben vorgeht.

Doch dann beginnt es sich heranzuschleichen.

Als die Sonne allmählich sinkt und der Nachmittag zum frühen Abend wird, fängt *er* an, rastlos zu werden. Ich kann fühlen, wie er in seinem Käfig hin und her läuft. Ich versuche, gleichmäßig zu atmen, mich von ihm zu distanzieren. Trotzdem wird er immer unruhiger. Wir haben heute noch Arbeit vor uns.

Sie redet, und ich schaue sie an. Fast bin ich versucht, es sein zu lassen. Ich könnte beschließen, auf Andreas Anruf zu warten und dann weiterzusehen. Es auf dem offiziellen Weg zu versuchen, dem juristischen Weg. Tess' Warnungen, mein eigenes Eingeständnis meines Verhaltens, klingen mir in den Ohren.

Und dann ist da noch Agent Brower, ihr wissender Blick.

Fast hätte ich Beth gefragt, ob wir noch etwas zusammen trinken wollen, die Unterhaltung fortsetzen. Es war ein eindeutiger Verkupplungsversuch von Jen, und es hat funktioniert. Aber ich fühle seine Gegenwart, seine Anspannung wächst, und ich beginne, auf Distanz zu gehen. Wie die meisten Leute in unserem Berufsfeld kann Beth sich gut in andere Menschen einfühlen, sie spürt meine Stimmungsveränderung und reagiert entsprechend.

Sie gibt mir ihre Karte. »Ich würde unser Gespräch gern irgendwann fortsetzen.«

»Ich ebenfalls«, sage ich und gebe ihr meine Karte. Werde ich sie anrufen? Ich bezweifle es. Nicht, dass ich es nicht gewollt hätte. »Es war wirklich schön, Sie kennenzulernen.«

Sie lächelt und errötet, dann dreht sie sich zu jemandem um, der ihr die Hand auf den Arm gelegt hat.

Ich danke Angels Mutter. »Nicht böse sein«, flüstert sie. »Ich dachte nur, Sie zwei wären einfach perfekt füreinander.«

Kümmern Sie sich um Ihre eigenen Angelegenheiten, kann ich ihn fast blaffen hören.

»Sie ist wirklich etwas ganz Besonderes«, sage ich. »Vielen Dank.«

Und dann bin ich weg, zur Tür hinaus.

Später, als ich mir meiner selbst wieder bewusst werde, ist es nach Mitternacht, und ich parke vor deinem Haus. Ich bin verblüfft, als ich dich am Fenster stehen sehe und dann ein paar Minuten später an der Tür. Ich fahre langsam an, mit hämmerndem Herzen – weil ich dich gesehen habe und weil ich mich frage, wie ich hierhergekommen bin und was er heute Abend wohl noch getan hat. Was er in Zukunft noch alles tun könnte, wenn ich ihn nicht unter Kontrolle bekomme.

29

Schuldgefühle. War es so gedacht, dass man sich als Mutter ständig schuldig fühlte, dass es praktisch der Unterbau der ganzen Erfahrung war? Wohl kaum, da war sich Rain ziemlich sicher. Vermutlich lag es nur an ihr. Die stämmige Mitzi war ein Engel, die Traum-Kinderbetreuung jeder Mutter, lächelnd, offensichtlich ganz vernarrt in Lily. Die Kleine war ihr praktisch in die Arme gehüpft. Und trotzdem fühlte Rain sich, als hätte sie ihren Körper verlassen, während sie den akribisch genauen Plan durchging, den sie aufgestellt hatte. Mitzi hörte zu und nickte, eine plumpe, beringte Hand hatte sie auf Rains Schulter gelegt.

»Wahrscheinlich wird sie die Avocado und die Süßkartoffel essen. Wenn nicht, die abgepumpte Muttermilch steht hier« (ja, sie hatte es wieder getan, sich an die verdammte Maschine angeschlossen und sich gemolken wie eine Kuh). »Halten Sie das Fläschchen nur unter warmes Wasser, damit es nicht so kalt ist. Sie brauchen es nicht zu erhitzen.«

»Ja«, sagte Mitzi ohne eine Spur von Ungeduld. »Unbedingt.«

Mitzi war dreifache Mutter und sechsfache Großmutter. Zwei der Enkelkinder hatte sie großgezogen, da ihre Tochter, eine Anwältin, eine eigene kleine Kanzlei im Stadtzentrum hatte. Zudem war sie pensionierte Vorschullehrerin. Dennoch erinnerte Rain sie oben im Kinderzimmer daran, dass in Lilys Bettchen nichts liegen durfte außer dem Schlafsack und ihrem Stoffbilderbuch (das Rain nach Lilys erstem Geburtstag erlaubt hatte). Die Gefahr eines plötzlichen Kindstods war längst vorbei, besonders jetzt, wo Lily sich umdrehen, aufsetzen und sich sogar zum Stehen hochziehen konnte, aber Rain hielt sich trotzdem immer noch strikt an die Regeln für den sicheren Babyschlafplatz.

»Ich glaube, das wäre alles«, schloss sie mit einem Seufzer.

Lily streckte die Ärmchen nach ihr aus, und sie nahm Mitzi das Kind ab und setzte es sich auf die Hüfte. »Ma Ma.« Sie liebkoste Lily und zog in Erwägung, ihre Nachmittagstermine abzusagen.

»Ich weiß«, sagte Mitzi und legte eine Hand auf das Baby, die andere auf Rains Arm. »Es ist schwer. Aber denken Sie daran – es ist wichtig, so viel wie möglich bei den Kindern zu sein, aber es ist auch wichtig für unsere kleinen Mädchen, eine Mutter zu haben, die ihre Träume verwirklicht, die in ihrem Beruf aufgeht.«

Wieder diese unmöglichen Anforderungen. Sei die ganze Zeit bei deinem Kind. Aber verfolge auch deine beruflichen Ziele. Sei die beste Mutter, aber verwirkliche deine Träume. Und außerdem – sei scharf und sexy, ständig total versessen darauf, es mit deinem Mann zu treiben. Vergiss nicht, Sport zu machen, sei superschlank, hab einen perfekt organisierten Haushalt und räum diese Unordnung auf!

»Und hatten Sie nicht gesagt, dass Sie bloß drei Stunden weg sein werden, Liebes?«

»Ungefähr drei Stunden.«

Mitzi sah Lily liebevoll an. »Ich glaube, das schaffen wir.«

Sicher, die Trennungsangst würde erst in ein paar Monaten so richtig einsetzen, aber es wäre schon schön gewesen, wenn Lily zumindest bemerkt hätte, dass Rain das Haus verließ. Sie war allerdings so fasziniert von den Lego-Duplo-Steinen, die Mitzi vor ihr ausgebreitet hatte, dass sie nicht einmal aufblickte, als Rain nach einem Abschiedskuss zur Tür hinausschlüpfte.

Als sie im Auto saß, checkte sie die Heimüberwachungskamera. Halb wünschte sie, Mitzi würde bereits auf dem Sofa liegen, mit einer brennenden Zigarette und einer geöffneten Dose Bier. Dann könnte sie zurückrennen, um ihr Kind zu retten, und die Verabredung mit Greta Miller, der Vogelfotografin, vergessen.

Aber nein, sie spielten immer noch zufrieden.

»Mama?«, hörte sie Lily fragen, und ihr Herz krampfte sich zusammen.

»Mama ist bald wieder da«, versicherte Mitzi. Sie traf den perfekten Tonfall, freundlich und unbeschwert. Dann, eine meisterliche Ablenkung: »Oh! Sieh mal, dieser rote Duplo-Stein!«

»Oh!«, rief Lily, als wäre es das Wundervollste auf der Welt. Und hey, vielleicht war es das. Rote Duplo-Steine waren verdammt spektakulär. Eigentlich sollte Rain es sein, die mit Lily spielte. Was tat sie nur? Bislang wurde sie noch nicht mal bezahlt, es gab keine Garantie, dass der Sender an dem Projekt interessiert sein würde. Sie bezahlte jemanden dafür, auf ihr Baby aufzupassen, damit sie arbeiten konnte, auf den Verdacht hin, dass sie irgendwann ein Honorar dafür bekommen würde. Mutter des Jahres.

»Okay«, sagte sie laut zu sich selbst. Sie beendete die Videokamera-App. »Reiß dich zusammen!«

Sie zwang sich, aus der Auffahrt zu fahren und in die Straße einzubiegen. Beim Stoppschild klingelte ihr Handy. Greg.

»Wie oft hast du schon die Kamera gecheckt?«, fragte er statt einer Begrüßung.

»Nur einmal.«

»Ja«, sagte er, »aber du bist ja auch immer noch in unserer Straße.«

»Ortest du mich?«

»Klar.«

»Also, ich beobachte Lily, und du beobachtest mich. Wer beobachtet dich?«

»Niemand«, sagte er. »Niemand interessiert sich für den Vater. Der ist nur der Höhlenmensch mit der Keule. Alles, was er tun muss, ist, den Kadaver nach Hause zu schleifen.«

»Oh, bitte.«

»Zeig's ihnen, Tiger«, sagte er und beendete das Gespräch.

Das Haus von Greta Miller hatte eine kilometerlange Zufahrtsstraße. Der gewundene, unbefestigte Weg schlängelte sich durch dichte Wäldchen, an einer offenen Weide mit Holzzaun vorbei, auf der zwei Pferde grasten, dann ging es wieder in den Wald hinein.

Riesige Eichen beschatteten die Straße. Ein Reh sprang ihr vors Auto, blieb stehen, um sie anzusehen, und lief dann davon. Rain war nur langsam gefahren, und jetzt drosselte sie das Tempo noch mehr. Das hätte ihr gerade noch gefehlt, ein Reh anzufahren. Auf dieser vermutlich sinnlosen Aktion das

Auto zu beschädigen. Es würde in die Werkstatt müssen. Erhöhte Versicherungsbeiträge.

Als ihr Handy wieder klingelte, machte Rains Herz einen Satz. Mitzi? Bereits ein Notfall? Nein. Gillians Nummer auf dem Display.

Konnte man nicht mal ein paar Kilometer fahren, ohne von irgendjemandem angerufen zu werden?

»Die Sache geht klar.« Gillians Stimme vibrierte vor Aufregung. »Andrew möchte, dass du vorbeikommst, damit er dir ein Angebot machen kann und ihr die Konditionen aushandeln könnt. Er schickt dir noch eine Mail.«

Eine Aufwallung von Aufgeregtheit spülte die Sorgen und Schuldgefühle hinweg. Dann kehrten Sorgen und Schuldgefühle zurück wie eine Flutwelle. Jetzt wurde es ernst.

»Rain?«

»Das ist ... toll.« Es sollte sich anhören, als wäre sie total aufgeregt. Begeistert. Es kam allerdings etwas zittrig heraus. Aber sie *war* begeistert. Und voller Panik. Was war nur los mit ihr? Die Mutterschaft hatte sie offensichtlich in eine Mimose voller neurotischer Ängste verwandelt.

»Du klingst ... ich weiß nicht. Seltsam.«

»Nein«, sagte sie. »Alles gut.«

»Wo bist du gerade?«

»Lily ist bei Mitzi, und ich bin auf dem Weg zu Greta Miller. Ich bin fast da.«

»Wow, ist es das erste Mal, dass du sie bei einer Betreuungsperson gelassen hast?« Und dann: »Alles okay mit dir?«

»Ja.« Rain versuchte, einen entspannten, lockeren Ton anzuschlagen. »Mir geht's gut.«

Es ging ihr nicht gut. Am liebsten wäre sie nach Hause gerast, um sich um ihr Kind zu kümmern, und hätte ihre anderen Persönlichkeitsanteile – Lara Winter, die Journalistin, die sich in eine Story verbissen hatte – am Straßenrand zurückgelassen.

»Ja, gut. Okay, informier mich später«, sagte Gillian. »Lass uns nachher reden, wenn Lily im Bett ist. Dann machen wir uns an die Planung.«

Als die Neuigkeit endlich gesackt war, fühlte Rain sich leichter, fast ausgelassen. Sie hielt vor einem schönen alten Haus mit grauen Schindeln und roten Fensterläden. Es war perfekt renoviert, von einem ordentlichen Garten umgeben und hatte eine umlaufende Veranda, auf der rote Adirondack-Stühle standen, in Erwartung ruhiger Gespräche bei einem Glas selbst gemachter Limonade. Sie checkte die App und sah, dass Mitzi gerade eine glückliche Lily mit Süßkartoffeln fütterte.

Sie konnte das schaffen. Sie konnte es wirklich schaffen.

Greta Miller erinnerte an einen vertrockneten Ast, so verhutzelt und grau sah sie aus, überhaupt nicht so, wie Rain es von einer Frau erwartet hätte, die so wunderschöne Fotos machte. Trotz der Warnung der Agentin, Greta Miller sei »nicht direkt warm und herzlich«, hatte Rain sie sich umgänglicher vorgestellt, unbeschwerter. Heiterer. Die Bilder, die die Fotografin eingefangen hatte, waren Momentaufnahmen, die die atemberaubende Schönheit der Natur zeigten – man konnte fast die Vögel singen hören.

Aber Greta empfing Rain mit grimmiger Miene, öffnete widerstrebend die Haustür und ließ sie in eine ländliche Diele mit hoher Decke treten. Der Duft von Sandelholz vermischte sich mit dem Duft der orientalischen Lilien, die in einer Vase auf einem Tischchen in der Mitte des Raums standen.

»Danke, dass Sie bereit sind, mit mir zu sprechen«, sagte Rain und folgte der alten Frau in ein prächtiges Wohnzimmer – frei liegende Deckenbalken, ein riesiger Kamin, davor ein mit Chintz bezogenes Polstersofa, auf dem Sims eine Sammlung von Staffordshire-Hunden. Überall im Raum waren Vögel in winzigen Glasgefäßen – ein dickes Rotkehlchen, ein schimmernder Kardinal, eine Krähe mit glänzendem Gefieder. Ausgestopfte Vögel auf Zweigen – stumm singend oder gerade dabei, niemals aufzufliegen, die Flügel vergeblich ausgebreitet.

»Sie waren hartnäckig.«

Rain war in der Tat hartnäckig gewesen – unzählige Mails, mehrere Anrufversuche, endlich ein Telefonat, dann eine weitere Mail an die Agentin. »Und meine Agentin scheint zu denken, dass es der Mühe wert wäre, mit Ihnen zu sprechen. Offenbar ist sie ein Fan Ihrer Arbeit.«

Den letzten Satz sprach sie mit gerümpfter Nase aus.

»Aber Sie nicht, vermutlich«, sagte Rain leichthin.

Wenn man im Journalismus arbeiten wollte, brauchte man ein dickes Fell – jeder Beitrag, den sie je abgeliefert hatte, war ebenso mit Lob wie mit wütenden Tiraden bedacht worden. Gillians elektronisches Postfach quoll jeden Tag über von Liebesbriefen und Hassbriefen, Drohungen und Komplimenten. »Dabei geht's nicht um dich«, hatte Rains Vater ihr damals gesagt, als sie zum ersten Mal mit dieser Tatsache konfrontiert war. »Es geht nie um dich.«

»Ich bin generell kein Fan der Medien«, sagte Greta und nahm Platz. Sie drückte sich in die Sofaecke und verschränkte die Arme vor ihrer Körpermitte. »Ist nichts Persönliches.«

Auf dem Kaminsims stand eine Eule, die sie mit ihren gelben Augen streng anstarrte. Gretas Blick, den sie auf Rain gerichtet hielt, war ähnlich.

»Geht es in Ordnung, wenn ich das Gespräch aufzeichne?«, fragte Rain.

Greta nickte unbestimmt, und Rain fragte kein zweites Mal. Vermutlich würde ihre Interviewpartnerin es vergessen, sobald das Gespräch in Gang gekommen war – und Rain hoffte, dass es in Gang kommen würde. Manchmal musste man jemandem jeden Satz mühsam entlocken, manchmal hörten die Befragten gar nicht wieder auf zu reden.

»Also, ich bewundere Ihre Arbeit«, sagte Rain, froh darüber, dass sie ehrlich sein konnte. »Sie schaffen es, etwas ganz Besonderes einzufangen. Jeder Ihrer Vögel scheint eine ganz eigene ... Energie zu haben, eine Persönlichkeit, die durchscheint. Das Licht, die Details. Erstaunlich.«

Greta Miller schien sich ein wenig zu entspannen. Ein ernst gemeintes Kompliment konnte Wunder bewirken.

»Das stimmt«, sagte sie. »Sie sind alle besonders, die Vögel, die zulassen, dass ich sie einfange.« Sie blickte auf die Amsel, die auf dem Couchtisch zwischen ihnen stand. Diese hatte den Kopf zur Seite geneigt und hielt eine Beere im Schnabel. Es sah fast so aus, als würde der Vogel gleich von seiner Sitzstange hüpfen und davonfliegen. »Ich rette diese Vögel, für den Fall, dass Sie sich das gefragt haben.«

Sie wies auf den ausgestopften Vogel in seinem Glaskäfig. »Ich finde sie auf Flohmärkten und in Trödelläden, manchmal auch bei Garagenverkäufen. Ich gebe ihnen hier ein Zuhause.«

»Macht es Ihnen nichts aus, dass sie so sind, wie sie sind?«, fragte Rain. Ehrlich gesagt fand sie es verstörend. Sie hatte noch nie verstanden, was Leute an ausgestopften Tieren fanden. »Ihre Fotos haben so viel Leben in sich.«

Greta lächelte. »Das ist der Kommentar eines jungen Menschen. Alles stirbt.«

Die Sonne verschwand hinter den Wolken, im Zimmer wurde es düster, und plötzlich wurde es kalt.

»Das Leben eines Vogels ist hart«, fuhr Greta fort. »Sie kennen sicher die Wendung ›frei wie ein Vogel‹. Aber ihr Leben besteht aus unablässiger Nahrungssuche, kräftezehrender Migration, Flucht vor Fressfeinden und dem Beschützen ihrer Jungen. Vögel sind so zart, so zerbrechlich, Opfer von menschlicher Achtlosigkeit, Grausamkeit, Umweltzerstörung. Fliegen zu können ist ihre Gabe, ebenso wie ihre Reinheit, ihre Unschuld wie die aller Tiere. Aber es hat seinen Preis. Hier müssen sie nicht mehr kämpfen.«

Sie beugte sich vor und klopfte auf das Glasgefäß der Amsel. »Hier sind sie in Sicherheit.«

Rain wünschte inständig, dass Gillian hier wäre. Sie würden sich später vor Lachen über die gruselige Vogelliebhaberin ausschütten. Aber so allein, im Bann der alten Frau, überlief es sie kalt.

»Sie haben ein schönes Haus«, sagte sie, bestrebt, das Thema zu wechseln. »Wie lange wohnen Sie schon hier?«

»Ich bin hier aufgewachsen. Es war das Haus meiner Eltern. Ich habe es renoviert und im Laufe der Jahre einiges angebaut. Ich habe eine Dunkelkammer auf dem Grundstück, ein Stück vom Haus entfernt. Ich entwickle immer noch einen Großteil meiner Filme auf altmodische Weise selbst, auch wenn die Welt digital geworden ist. Aber ich habe schon immer hier gewohnt.«

»Also kannten Sie die Familie Kreskey.«

Greta drehte den Kopf und schaute aus dem Fenster in Richtung des angrenzenden Grundstücks. »So gut man solche Leute eben kennen kann«, sagte sie. »Wir haben uns von ihnen ferngehalten.«

»Solche Leute?«

»Mein Großvater hat irgendwann einen Teil seines Landes verkauft, als die Zeiten hart waren. Und die Familie Kreskey, das wird Eugene Kreskeys Großvater gewesen sein, kaufte es zu einem Spottpreis. Das war vor meiner Zeit. Meine Mutter war Empathikerin. Glauben Sie an so etwas? Sie konnte Energien spüren, sogar schon als junges Mädchen. Es gab Dinge, die wusste sie einfach. Sie hat dort immer eine böswillige Energie gespürt, und wir wurden angehalten, uns von da fernzuhalten.«

Rain wartete. Schweigen ermutigte die Leute immer dazu weiterzureden.

»Gewalttätigkeit ist genetisch bedingt«, fuhr Greta fort. »Wenn nicht jemand die Kette unterbricht, wird es mit jeder Generation schlimmer. Der Großvater war ein Schläger, sein Sohn hat sein Kind misshandelt. Eugene wurde zu einem Ungeheuer.«

»Haben Sie auf Ihre Mutter gehört? Haben Sie sich ferngehalten?«

»Ja.« Greta nickte. »Das tue ich auch jetzt noch.«

»Ich habe Sie dort gesehen«, sagte Rain. Es war tatsächlich Greta gewesen, die Frau, die sie im Wald gesehen hatte. Sie hatte sie gleich erkannt.

»Von unserem Grundstück gelangt man auf Wanderwege, die hinter dem Kreskey-Haus vorbeiführen«, sagte Greta mit einem Achselzucken. »Sagen wir einfach, ich bleibe auf meinem Besitz, und ich verweile dort nicht.«

Das erklärte vielleicht, warum sie sich so schnell bewegt hatte, warum sie nicht stehen geblieben war, als Rain sie gerufen hatte.

»Ich habe Sie gerufen.«

Die Ältere tippte sich aufs Ohr. »Ich bin ein wenig taub, fürchte ich. Was ganz praktisch ist, da ich keine Plaudertasche bin.«

Irgendwo im Haus tickte eine Uhr und schlug dann melodisch die zehnte Stunde. Rains Gedanken wanderten zu Lily ... Zeit für einen Snack und vielleicht eine Runde Laufen im Park.

»Wo waren Sie an dem Tag, als Kreskey uns angegriffen und meine Freundin Tess Barker und meinen Freund Hank Reams hierhergebracht hat?«

»In England, ich habe in Oxford meinen Master für Bildende Kunst gemacht. Ich habe es erst sehr viel später erfahren. Meine Mutter hat es mir verheimlicht.«

»Und als er umgebracht wurde?«

»Lebte ich hier.« Sie senkte kurz den Kopf. »Die Polizei hat mich befragt. Aber unsere Grundstücke sind durch einen ganzen Morgen Land getrennt. Es ist ein Fußmarsch von gut zwanzig Minuten von hier bis zu diesem Haus.«

Gretas Haltung zeigte jetzt eine Art angespannte Wachsamkeit. Sie hatte ihren Blick abgewandt und auf irgendwas in der Ferne gerichtet. Ihre Schultern waren hochgezogen. Rain spürte, wie ihr Puls sich beschleunigte. Die alte Frau hatte irgendetwas zu sagen.

»Es ist schon okay«, sagte Rain leichthin. »Sie sind alle tot.«

»Nicht alle.«

»Was meinen Sie damit?«

»Die Leute, die Kreskey getötet haben, wurden niemals gefasst.«

»Leute?«

»Meine Mutter findet, ich sollte es Ihnen sagen.«

»Oh«, sagte Rain und schaute sich um. »Ist sie hier?«

Das würde eine großartige Ergänzung des Beitrags abgeben, die Sichtweise der alten Frau, die damals nur wenige Kilometer vom Geschehen entfernt gewesen war. Aber Greta schüttelte den Kopf.

»Sie ist vor ungefähr zehn Jahren gestorben«, sagte sie. »Aber ich höre sie immer noch.«

Rain nickte und tat so, als müsste sie etwas am Aufnahmegerät richten. »Ich verstehe. Sie sagten, sie sei Empathikerin gewesen.«

Oh, perfekt. Eine verrückte Vogelliebhaberin, die mit den Toten sprach.

»Sie liebte Vögel, sie hatte immer so viel Freude an meiner Arbeit. Als ich noch klein war, sind wir immer durch die Wälder gewandert. Sie kannte jeden Vogel, jeden Vogelruf. Sie wusste, wo die Eulen nisteten, wo die Horste der Greifvögel waren. Die Liebe zur Natur war ihr Geschenk an mich. Oft waren wir auch nachts unterwegs.«

Rain holte Luft und atmete aus, wartete. Dann fragte sie: »Waren Sie auch in der Nacht unterwegs, in der Kreskey getötet wurde?«

»Ja, das war ich. Ich habe Ausschau nach dem Nachtfalken gehalten. Eine seltene Sichtung. Aber Freunde von mir, auch Vogelbeobachter, behaupteten, sie hätten einen gesehen.«

Es durchfuhr Rain wie ein Stromstoß. War das Zufall, oder

war Agent Brower bereits hier gewesen? Sie nahm sich vor, später danach zu fragen, jetzt wollte sie nicht unterbrechen.

»Was haben Sie gesehen, Greta?«

»Eugene hatte ich schon ein paar Nächte vorher beobachtet«, sagte sie. »Er war auf dem Grundstück. Stand einfach da und starrte das Haus an. Natürlich habe ich ihn nicht angesprochen. Ich bin weg, so schnell ich konnte.«

»Und in jener Nacht?«

»Da waren zwei Personen da. Der Mond war hinter dichten Wolken verborgen, und beide trugen Masken. Sie betraten das Haus. Eine Weile später tauchte Eugene auf und ging hinein.«

Aufregung stieg in Rain auf, vermischt mit Schrecken.

»Was für Masken?« Es kam etwas zittrig heraus.

»Vogelmasken ... mit Schnäbeln und Federn. Ich glaube, deshalb bin ich ursprünglich dageblieben, um alles zu beobachten. Ich konnte mir einfach nicht erklären, was da vorging.«

»Greta«, sagte Rain vorsichtig. »Haben Sie Fotos gemacht?«

Die Fotografin nickte. »Sie sind nichts geworden. Ich war auf das helle Licht des Vollmonds eingestellt. Aber, wie gesagt, der war hinter Wolken verborgen.«

»Kann ich die Fotos mal sehen?«

Greta überlegte einen Moment, dann stand sie auf und verließ den Raum. Rain blickte sich um, sah die Vögel in ihren Glaskäfigen. All die toten Augen waren auf sie gerichtet. Sie kämpfte gegen den Drang an, ihre Sachen zusammenzuraffen und zu gehen.

Als Greta mit den Fotos zurückkam, stellte Rain fest, dass sie grobkörnig und unscharf waren. Man sah eine große Gestalt und eine kleinere Gestalt, beide schwarz gekleidet, maskiert und mit Kapuze. Eine trug einen Rucksack. Sie gingen auf das Haus zu.

»Seit dem ersten Mord wurde das Haus von Vandalen heimgesucht, Jugendlichen, die feiern wollten, Obdachlosen, Betrunkenen und Drogensüchtigen. Nachdem ich diese Schnappschüsse gemacht hatte, wartete ich also eine Weile im Gebüsch, um zu sehen, wer sonst noch auftauchen würde. Ich hatte vor, weitere Fotos zu machen und die Polizei zu rufen. Keine Ahnung, warum ich mir die Mühe gemacht habe, die unternahmen sowieso nie was, und der Besitz verkam immer weiter. Aber als ich Eugene sah, bin ich so schnell wie möglich verschwunden.«

»Ist die Polizei an diesem Abend gekommen?«

In Gedanken ging Rain die Berichte durch, die sie gelesen hatte, die Polizeiberichte, die Henry ihr geschickt hatte, die Unterlagen, die Greg ausgegraben hatte. Sie erinnerte sich nicht, dass irgendwo ein eingegangener Notruf erwähnt wurde.

»Ich weiß es nicht«, sagte Greta. »Ich habe angerufen und gemeldet, dass sich unbefugte Personen im verlassenen Nachbarhaus aufhalten.«

»Sie haben nicht erwähnt, dass es Kreskey war?«

»Nein.«

»Warum nicht?«

Greta schüttelte den Kopf und betrachtete ihre Fingernägel. »Wissen Sie, er hat mir immer leidgetan. Ich hab ihn manchmal gesehen, als er noch ein Junge war. Im Wald. Er machte den Eindruck einer sanften Seele, einer verlorenen Seele. Einmal brachte er einen Kardinalsvogel zu meiner Mutter, der sich am Flügel verletzt hatte. Er stammelte, bekam kaum ein Wort heraus. Dann rannte er weg, als hätte er Angst vor uns. Ich weiß, er war ein Ungeheuer – er hat schreckliche Dinge getan. Aber irgendwann mal war er ein Unschuldiger. Ein Unschuldiger, den jemand beschädigt und verdreht hat, bis er hartherzig und gefährlich wurde.«

Rain teilte Gretas Ansicht nicht. Wie könnte sie? Für sie würde er immer ihr schlimmster Albtraum bleiben, ein wahr gewordener Albtraum. Sie dachte an Gillians Worte: »Er war ein Mensch, der kaltblütig umgebracht wurde. Niemand hat ein Recht dazu.«

»Er hat ein Kind ermordet«, sagte sie. »Meine Freundin.«

Greta nickte. »Und sehr wahrscheinlich seine Eltern. Er war ein schlechter Mensch, der seine angemessene Strafe erhalten hat. Aber ich erinnere mich auch an diesen mageren Jungen in den Wäldern. Irgendwie erscheinen mir die beiden wie zwei verschiedene Menschen.«

In diesem Moment erkannte Rain eine Weichheit in ihr, etwas, das es ihr ermöglichte, Bilder von solch atemberaubender Schönheit, von Licht und Liebe einzufangen. Mitgefühl.

»Haben Sie das alles auch der Polizei gesagt?«

»Detective Harper, ja, damals. Ich habe ihm die Fotos gegeben, die ich aufgenommen hatte.«

Detective Harper. Er hatte Greta als Spinnerin abgetan. Behauptet, er habe nichts von ihr erfahren. Dass sie verrückt sei. Die Fotos hatte er nicht erwähnt. Es stimmte, man konnte nicht viel mit ihnen anfangen, außer vielleicht dokumentieren, dass jemand – zwei Personen – in der Nacht, als Kreskey starb, dort gewesen waren. Die Fotos waren unscharf, so wie die anderen Aufnahmen, die in anderen Nächten entstanden waren. Das Protokoll dieser Befragung fehlte. Der Notruf war nicht aufgezeichnet.

»Haben Sie irgendeine Ahnung, wer diese Personen waren?«, fragte Rain.

Greta sah sie wieder mit diesem strengen Eulenblick an. »Nein«, sagte sie, »hab ich nicht.«

Rain musterte sie; die ältere Frau war zwar winzig, wirkte aber so stark wie eine Rolle Draht.

»Letzten Monat hat die Kommune das Kreskey-Grundstück versteigert, und ich habe mitgeboten«, sagte Greta. »Ich habe den Zuschlag bekommen. Es waren ein paar Verrückte da, die das Haus für Gott weiß welche Zwecke haben wollten. Jetzt gehört das Grundstück wieder meiner Familie – auch wenn nur noch mein Bruder und ich übrig sind.«

»Was werden Sie damit machen?«

»Erst mal das Haus abreißen. Ich habe einen Freund, der Schamane ist – ich werde ihn bitten, den Ort zu reinigen und zu segnen. Dann werde ich dort Bäume pflanzen, den Ort der Natur zurückgeben.«

Rain spürte eine plötzliche Leichtigkeit in sich. Ja, so war es richtig. Dieses Haus sollte nicht immer noch stehen.

»Also, wenn Sie noch irgendwas von dort brauchen, haben Sie etwa einen Monat Zeit. Dann wird das Haus abgerissen. Manchmal muss man die Vergangenheit auslöschen und die Erde die Asche überdecken lassen. Menschen richten Schaden an. Aber die Natur ist vollkommen so, wie sie ist, mit Leben, Tod, Verwesung und Wiedergeburt. Die Natur heilt.«

»Haben Sie ihn noch entdeckt? Den Nachtfalken.«

Greta schüttelte den Kopf. »Nein. Nicht in jener Nacht.«

»Haben Sie irgendwelche Theorien darüber, wer Kreskey umgebracht haben könnte?«

»Ich befasse mich lieber nicht mit den Handlungen von Menschen«, war die grimmige Antwort. »Schauen Sie sich nur die Welt an, in der wir leben. Was wir dem Planeten angetan haben, was wir einander antun. Ich bleibe meistens auf diesem Besitz und versuche, mich um das Land zu kümmern. Ich werde versuchen, den hässlichen Teil davon, den die Familie Kreskey geschändet hat, dem Planeten zurückzugeben. Bäume werden dort wachsen, Tiere werden ihren Bau graben, und Vögel werden nisten. Wenn ich sterbe, geht das ganze Land an die Audubon-Gesellschaft für Vogelschutz, und hoffentlich wird dann hier Frieden herrschen. Endlich.«

Plötzlich kam es Rain sensationslüstern und falsch vor, das alles wieder auszugraben. Aber sich selbst von der Welt abzusondern – das war einfach. Zu versuchen, die Welt zu verstehen, sie zu überleben, durch Verständnis besser zu machen, das war viel schwerer. »Autoren erkunden die Welt auf ihren Seiten«, sagte ihr Vater immer. »Und Leser wollen nicht vor der Welt flüchten, sondern sie verstehen. Wir wenden uns nicht von den hässlichen Dingen ab, wir sehen hin, wir forschen ihnen nach. Das Böse gedeiht im Dunkeln. Wenn man das Licht darauffallen lässt, schrumpft es manchmal zusammen und stirbt ab.«

Greta erlaubte ihr, mit ihrem Smartphone die Bilder abzufotografieren, und dann sprachen sie noch eine Weile über Gretas Arbeiten und ihre Pläne für das Grundstück. Das Gespräch wurde leichter, ungezwungener, und die Fotografin wirkte gelöster, weniger streng und grimmig.

»Es tut mir leid, was Ihnen und Ihren Freunden widerfahren ist«, sagte Greta. »Meine Mutter hat schrecklich darunter gelitten. Sie war so wütend auf ihren Vater, weil er das Land verkauft hatte, und auf die Kreskeys, wegen dem, was sie waren. Sie war solch ein friedfertiger Mensch, so liebevoll. Sie konnte den Gedanken nicht ertragen, dass irgendjemand oder irgendetwas verletzt werden könnte.«

»Es ist lange her«, sagte Rain. »Aber für mich ist es, als wäre es gestern gewesen. Vermutlich will ich deshalb diese Story machen. Ich versuche immer noch, das alles zu verstehen, den Kreislauf der Gewalt – Kreskeys Eltern, was sie getan haben, wie es ihn geprägt hat, das, was er getan hat. Und dann hat jemand ihn umgebracht.«

Greta nickte und starrte den Kardinalsvogel auf ihrem Kaminsims an. So rot und still.

»Meine Mutter ist tot, Eugene Kreskey und seine Eltern sind tot, Ihre Freundin auch. Eines Tages werde auch ich nicht mehr sein und Sie ebenfalls nicht. Doch dieses Land, das wird immer da sein. Es wird Frühling, Sommer, Herbst und Winter geben, Wachstum, Wandlung und Gedeihen, solange es nur in Ruhe gelassen wird. Ich finde diesen Gedanken irgendwie tröstlich.«

Rain dachte an den Baum, in dem sie sich versteckt hatte, den Geruch nach Rinde, nach Vegetation und Moder, nach Leben, sie dachte daran, wie der Baum ihr Schutz geboten, sie verborgen hatte.

Und anstatt Scham zu empfinden, verspürte sie zum ersten Mal Dankbarkeit dafür, dass sie immer noch hier war – was auch immer noch kommen mochte.

»Wenn man sie lässt, wird die Natur alles zudecken, was dort geschehen ist«, sagte Greta. »In der Natur gibt es jede Menge Mord, wissen Sie. Die Erde nimmt alles auf und verwandelt es. Der Tod bringt Leben.«

»Greta«, sagte Rain. »Wissen Sie, was dort geschehen ist in der Nacht, in der Kreskey getötet wurde?«

Die Fotografin sah Rain mit ihren Eulenaugen an.

»Ich weiß ebenso viel wie Sie, Miss Winter.«

30

Es gibt einen Waldweg hinter meinem Haus, der in einen Wanderweg in der Nähe mündet. Ich verbringe ganze Stunden dort, Waldbaden, Shinrin Yoku, wie die Japaner es nennen, und genieße den Frieden der Einsamkeit, die Stille am frühen Morgen oder späten Nachmittag.

Schon seltsam, dass ich im Wald Trost finde, meinst du nicht auch? Es wäre nicht verwunderlich, wenn die dicht stehenden Bäume, die keine weite Sicht gestatten, das Rauschen der Blätter, die Sonnenlichtflecken auf dem Waldboden die Erinnerung an das Trauma auslösen würden. Aber ich verspüre Frieden, wenn ich durch den Wald gehe.

Dies hier sind nicht meine Waldwege. Ich wandere durch die Nacht und nutze das schwache Licht des Mondes zur Orientierung. Die Taschenlampe werde ich nur benutzen, wenn es unbedingt sein muss.

Nach der Sache mit Kreskey habe ich mich selbst verloren. Der Junge, den Detective Harper auf dem Rücksitz seines Wagens zurückbrachte, war nicht derselbe Junge, der zuvor – am selben Tag – auf sein Rad gestiegen war.

Die Art, wie die Leute mich ansahen – haben sie dich auch so angeschaut? Sie hatten Mitleid, waren aber auch abgestoßen. Als hätte irgendwas an mir oder etwas, das ich getan hatte, mich als Opfer gekennzeichnet. Als hätte ich etwas, mit dem sie oder jemand, den sie liebten, sich anstecken könnte. Die Worte, die sie sagten, waren immer freundlich, aber die Augen lügen nicht.

Mein Vater. Er konnte mich nicht einmal mehr ansehen. Meine Mutter ließ mich nicht aus den Augen. Binnen weniger Monate war unser Haus verkauft, und wir zogen nach Florida, in die Nähe meiner Großeltern, in eine Eigentumswohnung am Strand. Wieder ein Gebäude, das an ein Museum erinnerte, weiße Wände und hohe Decken, mit Ausblick auf den türkisgrünen Golf von Mexico. Florida – Land der Palmen und der sengenden Sonne, Einkaufsstraßen und strahlend weißer, feiner Sand, unvergleichlich schön und irgendwie hässlich, heruntergekommen und seltsam. Ein Land, das es irgendwie nie richtig hinzubekommen scheint, obwohl es ohne Ende Versprechungen macht.

»Der Ozean wird uns heilen, Hank«, sagte meine Mutter immer, wenn wir im Salzwasser trieben. »Wir werden jeden Tag schwimmen gehen und das Vergangene abspülen.«

Sie war immer eine Suchende gewesen, und jetzt tauchte sie tief in ihre »spirituelle Praxis« ein und las mir aus den Büchern von Deepak Chopra, Eckhart Tolle und Wayne Dyer vor. Sie kündigte ihren Marketing-Job und beschloss, sich voll und ganz der Mutterschaft zu widmen. Die Firma meines Vaters hatte eine Niederlassung in Tampa. Wir fingen in Floridas brütender Hitze neu an (mein Gott, der Schweiß lief uns nur so hinunter, wir verwelkten unter dieser brutalen Sonne). Wir fingen neu an. Nur dass ich ein Geist war.

Manchmal, wenn ich mich mit meiner schönen Mutter – ihre Haut nahm einen tiefen Goldton an, die Sonne bleichte ihr Haar und machte es blonder, die täglichen Yogaübungen ließen sie immer schlanker und biegsamer werden – im Wasser treiben ließ, fragte ich mich, ob ich dort im Haus der Kreskeys gestorben war.

Ob das alles nur ein Traum war.

Damals fehlten mir die Worte dafür, aber heute denke ich an diese Jahre in Florida als eine Art Bardo – nach dem tibetischen Buddhismus ein Zwischenzustand zwischen einem Leben und dem nächsten. Zwischen dem Jungen, der ich gewesen war, glücklich und frei, ein hoffnungsloser Außenseiter, der seine Freunde und Comics liebte und in ein Mädchen verknallt war, das seine Gefühle nicht erwiderte. (Daran hat sich nichts geändert, Lara, wie du weißt.) Und dem Mann, zu dem ich werden würde, einem gespaltenen, einsiedlerischen Eigenbrötler, der trotzdem anderen verwundeten Kindern hilft, böse Erfahrungen zu bewältigen (oder es jedenfalls versucht).

Es war wahrscheinlich mein Großvater, der mich rettete, dem es gelang, die Teile von mir, die überlebt hatten, wieder zusammenzuflicken.

Vorher hatten wir uns nicht nahegestanden. Er war mir immer ein bisschen komisch und distanziert erschienen, wenn er zu Besuch kam. Wir fuhren selten nach Florida, um sie zu besuchen. Der alte Mann wusste über Traumata Bescheid; er war im Vietnamkrieg gewesen. Meine Großmutter und er bewohnten ein großes altes Haus – kastenförmige Räume, in denen es nach Schimmel roch, Holzvertäfelung, Riesenfernseher in Holzkabinetts, an den Wänden Aquarelle meiner Großmutter, Sonnenuntergänge und Segelboote, wehende Palmen im Mondlicht. Es stand auf einem schmalen Streifen Land zwischen dem Golf und der Küstenwasserstraße. Das Haus verschwand fast im Schatten der riesigen geschmacklosen Protzbauten auf beiden Seiten. Es war ziemlich marode, aber das Grundstück war Millionen wert. Ihnen war nie der Gedanke gekommen zu verkaufen, wie so viele Senioren es während des Booms getan hatten.

Hinter dem Haus war ein morscher alter Anleger. Der Zweigkanal schlängelte sich durch die Mangroven, und man kam bei der Küstenwasserstraße heraus, mit Blick auf das Naturschutzgebiet Caladesi und eine Gruppe weiterer Inseln. Wir ließen das Motorboot, einen Boston Whaler, von den Davits und fuhren hinaus, wenn die Sonne gerade über den Horizont stieg. Wir angelten, zogen Snooks, Sträflings-Meerbrassen, Eber-Lippfische und gelegentlich einen kleinen Hai oder Riesenzackenbarsch heraus. Rochen schwammen langsam herum, mit wellenförmigen Bewegungen, und sprangen aus dem Wasser. Manchmal versammelten sich Delfine um das Boot. Reiher standen im flachen Wasser und fischten, genau wie wir. Im Sommer türmten sich Kumuluswolken auf wie ferne Berge. Ich hatte gehört, dass Weißkopfseeadler auf Caladesi nisten sollten. Es gab einen großen Horst, aber die Adler habe ich nie gesehen.

»Es ist auch das, weißt du.«

»Was?«

Der alte Mann redete nicht viel. Deshalb mochte ich ihn so, konnte unsere morgendlichen Bootsausflüge am Wochenende kaum abwarten. Schien es nicht so, dass nach der Sache mit Kreskey niemand mal seine verdammte Klappe halten konnte? Meine Mutter nicht, die unzähligen Therapeuten, Lehrerinnen, Berater nicht. Alle waren sie wohlmeinend und freundlich, aber ihre Worte bedeuteten mir damals sehr wenig. (Worte, die Sprache von Heilung und Verstehen, würden mir später alles bedeuten. Aber nicht diesem gebrochenen Jungen, der keine Ahnung hatte, wie er sich selbst wieder zusammensetzen sollte, wie er wieder lernen sollte, die Welt zu verstehen.)

»Es gibt Chaos und Schmerz, mein Junge. Krieg. Es gibt das Böse auf dieser Welt. Wir haben beide erlebt, was Menschen einander antun können. Was dem Körper widerfährt oder widerfahren kann«, sagte er an einem Morgen. »Aber es gibt auch dies. Immer.«

Ich blickte mich um, sah das friedliche Wasser, den stahlblauen Himmel, und wusste, dass er recht hatte. Es war alles, alles davon, Gut und Böse. Es ergab eine Art Sinn. Ich nahm an, damit würde ich leben können.

Als ich jetzt über dieses fremde Grundstück wandere, gerate ich außer Atem. Und die Suche hat nichts ergeben – ich bin wieder bei dem Haus, wo Angel als Pflegekind untergebracht war. Wieder habe ich keine Spur von dem anderen Gebäude entdeckt, das es ihrer Behauptung nach geben soll. Allmählich frage ich mich, ob sie sich irrt oder lügt oder übertreibt. Bislang habe ich im Haus noch nie jemanden gesehen. Aber heute brennt dort Licht. Ich suche mir einen Ausguck im Schutz der Bäume und warte. Und denke an diese Tage, als wir wieder zusammen waren.

Du warst einverstanden, dich mit mir im Café Orlin im East Village zu treffen. In meine Wohnung wolltest du nicht mehr kommen, und wer könnte dir das verdenken? Du hattest eine Seite von mir gesehen, die ich vor den meisten anderen hatte verbergen können. Und es hatte dir Angst gemacht, völlig zu Recht.

Immer schon, selbst als wir noch Kinder waren, hatte ich das Gefühl, als wärst du hinter Glas. Ein Schmetterling, auf eine Samtunterlage gepinnt, schön und unberührbar. Für einen kurzen Moment hatte ich dich berühren können – Herz an Herz, Haut an Haut. (Ich kann dich immer noch spüren, ehrlich gesagt. Kannst du mich auch noch spüren?) Doch als du an dem Abend im Café auftauchtest, warst du wieder außer Reichweite.

Wir saßen uns an einem kleinen Tischchen gegenüber, aber trotzdem gelang es dir, Distanz zu wahren. Deine Bewegungen waren sparsam und schützend, dein Gesicht unbewegt und ohne ein Lächeln. Es war ein paar Wochen her, und ich dachte, du hättest mir vielleicht vergeben. Ich hatte gehofft, dass du es mittlerweile in einem milderen Licht sehen würdest, dass deine Zuneigung zu mir trotz allem stärker war. Manchmal ist das ja so. Es tut mir leid, zugeben zu müssen, dass ich mich bis heute nicht genau an diesen Abend in meiner Wohnung erinnern kann. Gelegentlich blitzt etwas auf, kurze Momente, ein paar Worte. Ich weiß, dass ich dich zum Weinen gebracht habe.

Du hast einen doppelten Espresso bestellt, dazu geschäumte Mandelmilch. Das, was du immer bestellst. Als die Kellnerin gegangen war, sagtest du ruhig: »Ich will dich nicht mehr wiedersehen, Hank. Nicht nach dem, was gewesen ist.«

Das habt ihr gemeinsam, du und Tess – ihr seid direkt und kommt immer unumwunden zur Sache.

Ich konnte ihn in mir toben fühlen, herumpoltern.

Ich war überrascht, als ich merkte, dass deine Hände zitterten. Und dann entdeckte ich Greg, der draußen herumlungerte. Du hast einen guten Geschmack, er ist ein attraktiver Mann. Er lehnte an einem Laternenpfahl und las die *Post* (ziemlich anspruchslose Wahl für ihn, nicht?), wie eine Figur aus einem Film noir. Voller Schock und Scham erkannte ich, dass du Angst vor mir hattest. Dass er eingreifen sollte, falls die Situation eskalierte.

»Die Nachrichten, die du hinterlassen hast, die Dinge, die du gesagt hast. Das hat mich tief verletzt. Und du irrst dich. Ich bin nicht verantwortlich für das, was mit uns passiert ist, was mit Tess passiert ist.«

Das Beben in deiner Stimme schnitt mir ins Herz. Ich konnte sehen, wie sehr *er* dich verletzt und verängstigt hatte. Wie sehr *ich* dich verletzt und verängstigt hatte. Denn ich kann mich nicht völlig von ihm abgrenzen. Ich würde es gern, aber ich kann es nicht. Ich weiß zu viel über die menschliche Psyche, um dem gesunden Ich einen Freibrief auszustellen. Er und ich, wir sind nicht integriert. Aber wir sind auch nicht völlig getrennt voneinander. Trotzdem fragte ich mich: Was für Nachrichten? Was habe ich zu dir gesagt? Ehrlich, ich schämte mich zu sehr, um nachzufragen.

Aber du musst es mir vom Gesicht abgelesen haben. Darin warst du immer gut, du hast eine Antenne für Stimmungen, kannst Gesichtsausdrücke deuten. Du schienst immer zu wissen, was ich gerade dachte.

»Du erinnerst dich gar nicht daran, oder? Du weißt nicht mal, wovon ich rede.«

Wieder beschloss ich, lieber zu schweigen.

Du beugtest dich vor. Als du sprachst, war es im Flüsterton.

»Was ist los mit dir, Hank?«

Und ich erzählte es dir. Ich hatte es noch nie irgendjemandem erzählt, nicht einmal meinen Eltern. Nur mein damaliger

Psychiater fing an, etwas zu argwöhnen. Damals nahm ich Medikamente, Lorazepam gegen die Angstzustände, Zoloft gegen die Depression. Ich hatte festgestellt, dass es heftige Gemütsbewegungen wie Wut und Stress sind, die mich dazu bringen umzuschalten. Wie an diesem Abend. Da war es der Anruf von Detective Harper gewesen, der dazu geführt hatte.

»Du brauchst Hilfe, Hank«, sagtest du. »Ernsthafte Hilfe.«

Das ärgerte mich. Ich hatte angenommen, dass du mehr Mitgefühl zeigen würdest.

»Ist das dein Freund da draußen?« Ich wies mit dem Kopf in Richtung Fenster.

Ein Nicken. »Ja.«

»Weiß er Bescheid über uns?«

Du nahmst einen Schluck von deinem Espresso. »Ja, das tut er. Ich habe es ihm erzählt ... alles. Ich weiß nicht, ob er mir verzeihen kann.«

»Er ist da, oder nicht?« Der scharfe Unterton in meiner Stimme gefiel mir nicht. Du bist zurückgewichen, hast sogar deinen Stuhl verrückt. Das ist eine gesunde Reaktion, weißt du. Ein gesunder Mensch schützt sich vor gefährlichen Männern.

»Vor allem anderen sind wir Freunde. Ihm liegt etwas an mir.«

»Wir sind auch Freunde. Oder nicht?«

»Das waren wir, Hank«, hast du traurig gesagt. Ich sah, dass du fast nach meiner Hand gegriffen hättest, aber dann hast du es bleiben lassen. Wie ich mich nach deiner Berührung sehnte! »Wir waren beste Freunde. Aber uns ist etwas Schreckliches zugestoßen, und ich fürchte, das gehört zu den vielen Dingen, die Kreskey uns genommen hat.«

Er brüllte und tobte praktisch in mir. Ich konzentrierte mich auf meinen Atem und trank einen Schluck Kamillentee. Ich versuche, Koffein oder andere Stimulanzien zu meiden. Für mich gibt es nur Downer.

Ich nahm das Kristallherz aus meiner Tasche und legte es zwischen uns auf den Tisch. Das Licht ließ es glitzern und funkeln, genau wie in dem Laden, in dem ich es damals gekauft hatte. Ich erinnere mich, ich dachte, das ist es. Das werde ich ihr schenken. Und sie wird wissen, wie sehr ich sie liebe.

»Erinnerst du dich daran?«

»Hank.«

»Ich habe es dir zu deinem zehnten Geburtstag geschenkt.«

Du hast danach gegriffen und es angeschaut und ins Licht gehalten, sodass es blutrote Flecken auf das weiße Tischtuch warf. Dann legtest du es wieder zurück.

»Das ist lange her.«

»Nicht für mich.«

Du hast dir die Augen gewischt, in deinen Wimpern glitzerten Tränen.

»Hast du mal überlegt, damit abzuschließen? Ich weiß. Ich weiß, Hank. Ich habe nicht die entsetzlichen Dinge erlebt, die du erlebt hast. Aber wenn du versuchst aufzuhören, immer wieder zurückzublicken, wenn du eine feste Brücke aus Liebe und Leistungen baust, neue, glücklichere Erinnerungen formst, ist es möglich, ein gutes Leben zu leben, das glaube ich. Sogar nach extremer Traumatisierung.«

Es sei denn, das Gehirn wurde geschädigt. Und ich glaube ernsthaft, dass das mit mir passiert ist. Nicht nur ein Trauma, sondern auch eine Kopfverletzung. (Wusstest du, Lara, dass es eine eindeutige Verbindung zwischen traumatischen Hirnverletzungen und Psychosen gibt? Du kannst meinen Artikel darüber im *New England Journal of Medicine* nachlesen.) Natürlich wird niemand das mit Sicherheit sagen können, solange ich noch lebe. Wenn ich tot bin, können sie mein Gehirn sezieren und feststellen, was mir wirklich fehlt.

»Er ist wieder draußen«, sagte ich.

Du hast mich angesehen und den Kopf geschüttelt, geschwiegen. Aber ich konnte es dir vom Gesicht ablesen, die Angst, die Wut. Du hattest mir von den Briefen erzählt, die Kreskey dir geschrieben hat, von den Briefen, die deine Familie von seinem Fanklub erhielt. In den Momenten, in denen wir uns so nahe waren, hast du mir gestanden, dass du das Gefühl hattest, Kreskey würde immer noch einen Teil von dir besitzen – in seinen Träumen, in seinem Kopf. Später würde ich die Bilder entdecken, die er von dir gezeichnet hatte, auf dieser Website im Darknet, auf der Habseligkeiten von Mördern verkauft werden. Ich wusste, wie sehr du immer noch leidest. Wie du ihn gehasst hast.

»Damit kann ich nicht leben«, sagte ich. »Dass er draußen ist. Frei herumläuft. Kannst du es?«

Ich dachte, du würdest aufstehen und gehen. Stattdessen hast du einen Schluck Kaffee getrunken, schienst dich auf deinem Platz einzurichten. Dein Blick war auf das Kristallherz gerichtet.

»Was hast du vor, Hank?«

Auch das habe ich dir erzählt. Du bist nicht gegangen, nicht wahr? Du bist geblieben und hast es dir angehört.

Du willst dich immer als die Gesunde darstellen, die Unschuldige, der es gelungen ist, die schrecklichen Dinge, die geschehen sind, hinter sich zu lassen. Ich bin derjenige, der daran zerbrochen ist. Der unter der Last zusammenbrach und sich nicht wieder erholen konnte.

Aber auch du hast eine andere Seite, Lara. Und ich bin der Einzige, der das weiß.

31

Ihre Hände zitterten, ihr Atem ging flach – sie vibrierte praktisch. Noch in Gretas Auffahrt rief sie Mitzi an, die nach dem ersten Klingeln ranging.

»Hallo«, sagte sie leise. »Lily macht ein Nickerchen, und wir hatten eine schöne Zeit zusammen.«

Rain atmete ein und stieß die Luft aus. Der Klang von Mitzis Stimme wirkte irgendwie gleichzeitig anspornend und beruhigend – die Stimme einer Mutter. Eine Mutter, die die Welt kannte, über die steilen Berge und verräterischen Täler Bescheid wusste, die den Weg kannte. Das hatte ihr am meisten gefehlt, nur die Stimme ihrer Mutter am Telefon zu hören.

»Das ist ... großartig.« Sie meinte es so. Es war wunderbar, jemanden zu haben, auf den man zählen konnte. »Vielen Dank.«

Fast hätte sie erwähnt, dass sie ihnen zugesehen hatte, aber dann wurde ihr klar, dass sie Mitzi nie ausdrücklich gesagt hatte, dass sie von einer Videokamera aufgenommen wurde. War das eine Verletzung ihrer Rechte, des unausgesprochenen Vertrauens zwischen ihnen? War das nicht irgendwie etwas daneben? Sie würden darüber reden müssen, wenn sie nach Hause kam.

»Ich brauche noch etwa eine Stunde«, sagte Rain. »Ginge das in Ordnung?«

»Das ist völlig okay.« Keine Spur von Ungeduld oder Verurteilung in der Stimme. »Lassen Sie sich ruhig Zeit.«

Sie beendete den Anruf und rief wieder die Kamera-App auf. Mitzi saß am Küchentisch, ein aufgeschlagenes Buch vor sich, daneben die Thermoskanne mit Tee, die sie sich mitgebracht hatte. Lily schlummerte friedlich, wie die Babyfon-App zeigte.

Sie legte das Handy zur Seite und griff nach den Fotos, die Greta ihr überlassen hatte. Zwei Personen waren in jener Nacht dort gewesen, maskiert, ein Mann und eine Frau. Ihre Kehle war so trocken, dass es schmerzte. Sie sah, dass Greta am Fenster stand und sie beobachtete. Rain hob die Hand zum Gruß und fuhr los.

Ja, wie Greta gesagt hatte, die Erde würde alles zudecken. Die Natur würde das Land zurückerobern und alles Dunkle in sich aufnehmen, was dort geschehen war.

Warum konnte sie das nicht einfach zulassen?

»Das bist du mir schuldig, Lara«, sagte Hank.

Das schwach beleuchtete Café war an jenem Mittwochnachmittag größtenteils leer gewesen. Draußen war es winterlich grau und kalt, Schnee lag in der Luft. Greg stand auf der Straße und tat so, als lese er Zeitung. Sie bekam mit, wie er alle paar Minuten zum Caféfenster schaute und auf die Uhr sah.

Er war wütend auf sie – wie er sie angesehen hatte, so verletzt und enttäuscht. Sie hatte ihn angelogen, ihn betrogen. Trotzdem wollte er sie das Treffen mit Hank nicht allein durchstehen lassen.

»Ich warte draußen, für den Fall, dass du mich brauchst«,

hatte er gesagt. In diesem Moment hatte sie erkannt, was für ein Mensch er war. Wie tiefgründig, wie treu und gut. Und sie war dankbar für seine Freundschaft, auch wenn sie alles andere ruiniert hatte, was sie füreinander hätten sein können.

»Ich schulde dir gar nichts«, sagte sie zu Hank.

Sie nahm das Geld für den Espresso aus ihrem Portemonnaie, legte es auf den Tisch und wollte aufstehen. Das Herz lag zwischen ihnen, es glitzerte wie eine Anschuldigung. Sie hatte ihn so oft im Stich gelassen, ihn enttäuscht, liebte ihn nicht so, wie er sie liebte.

»Er wird sich weitere Opfer suchen«, stieß er hervor, es war ein Knurren. »Das weißt du.«

Fast hätte sie entgegnet: Es gibt nichts, was ich dagegen tun könnte. Aber das stimmte nicht ganz, oder? Sie ließ sich auf ihren Stuhl zurücksinken.

»Noch eine Lara, noch ein Hank«, sagte er. »Noch eine Tess.«

Sie spürte, wie sich ein flaues Gefühl in ihrem Magen ausbreitete. »Er wird überwacht«, sagte sie. Sie hatte einen Anruf von Detective Harper erhalten und von ihrem Vater. Beide hatten betont, dass sie in Sicherheit wäre.

»Wir bleiben an ihm dran«, hatte ihr Harper versichert. »Wir werden ihn nicht aus den Augen lassen.«

»Nicht gut genug«, sagte Hank grimmig.

»Woher willst du das wissen?«

Er blickte auf seine Hände hinunter. Sie kannte seine Hände, sie waren schwielig und grob, aber sanft auf ihrem Körper. Irgendetwas stimmte ganz und gar nicht mit dem Mann, der ihr gegenübersaß. Wieso fühlte sie sich nur so zu ihm hingezogen?

»Ich habe ihn beobachtet«, sagte er. »Nachts. Nach der Uni fahre ich da raus.«

»Wer tut das?«, fragte sie. »Du oder die ... andere Seite von dir?«

»Er tut das«, sagte er mit einem Kopfschütteln. »Und ich. Ich weiß nicht, wie ich das erklären soll.«

Du bist total irre, dachte sie. *Das ist die Erklärung.*

»Und was willst du von mir?«, fragte sie. Die Frage war eher rhetorisch gemeint. Doch er hatte eine Antwort parat.

»Ich will, dass du ihn ins Haus lockst«, sagte er. »Das ist alles.«

Es dauerte einen Herzschlag, bis sie begriff, dass er es ernst meinte, dass er tatsächlich wollte, dass sie den Köder spielte.

»Das ist alles?!« Sie beugte sich vor und stieß dabei unabsichtlich seine leere Tasse um, die klirrend gegen die Untertasse stieß. Er stellte sie gelassen wieder richtig hin. »Hast du den Verstand verloren, verdammt noch mal?«

Das Mädchen, das in einer Ecke vor ihrem Laptop saß, Ohrstöpsel in den Ohren, blickte zu ihnen herüber.

Hank lehnte sich zurück und bannte sie mit der Intensität seines Blicks. Sein Blick, die Art, wie er sie ansah. Er kannte sie. Er kannte sie so wie niemand sonst, wie niemand sonst sie je kennen würde. Er schaute direkt in sie hinein, er sah ihr Schatten-Ich. Sie konnte seinen Blick nicht aushalten. Dachte daran, aufzustehen und wegzulaufen, aber sie tat es nicht. Sie blieb.

»Du hast selbst gesagt, dass du das Gefühl hast, ein Teil von dir wäre in ihm gefangen, in seinen Träumen, in seinem Kopf. Wie dich das verfolgt.«

Das schmerzte, denn außerhalb der Praxisräume eines

Psychiaters hatte sie das nur ihm gegenüber zugegeben. Nur ihm gegenüber hatte sie von der kranken Angst gesprochen, die bei der Vorstellung in ihr aufstieg, dass Kreskey an sie dachte. Sie bereute es, sich gegenüber dieser Version von Hank Reams geöffnet zu haben, von dem sie irrtümlich geglaubt hatte, er sei immer noch der Junge, den sie einmal gekannt hatte. Die Worte blieben ihr in der Kehle stecken. Aus Angst, laut loszubrüllen, wenn sie den Mund aufmachte, saß sie zitternd da.

»Kennst du die hier?«

Er drehte das Tablet zu ihr herum, das er bei sich hatte. Zeichnungen – rudimentär, dicke Linien. Grässliche Bilder eines Mädchens, das erwürgt wurde oder in einem Garten war oder vor Entsetzen schrie oder für einen kleinen Jungen sorgte. Es war unverkennbar Rain – sie erkannte die Linie ihres eigenen Mundes, die Wölbung ihrer Augenbrauen, ihre großen blauen Augen.

»Die wurden beschlagnahmt, sie waren unter seinen Sachen«, sagte Hank. »Harper hat sie mir geschickt.«

Ihr drehte sich der Magen um, und ein saures Brennen stieg ihr den Hals hinauf.

»Wir werden erst frei sein, wenn er tot ist.«

»Da irrst du dich.« Sie schob das Tablet wieder zu ihm hinüber. Sie musste sich das nicht ansehen. Was sollte das bringen? Man konnte nicht kontrollieren, was andere Leute dachten, wovon sie träumten, ihre Fantasien. »Wir sind bereits frei. Wir sind so frei, wie wir es uns selbst gestatten.«

»Sind wir das?« Er griff nach ihrer Hand. Sie entzog sie ihm nicht. »Sind wir das wirklich?«

Sie hielt vor dem Haus der Kreskeys. Diesmal hatte sie ihre richtige Fotokamera mitgebracht, eine Canon EOS Rebel, und baute rasch das Stativ auf. Der Boden roch feucht, und es war kalt. Das weiße Licht der Sonne, die bereits den Zenit überschritten hatte, tauchte das braune Laub in Silber. Es war schön hier, friedlich, wenn nicht das Haus gewesen wäre, das eine gewisse Bedrohung ausstrahlte. Wenn es erst mal weg war, würden hier Bäume wachsen, Tiere würden ihre Höhlen graben, Vögel würden hier nisten. Die Amsel. Der Fink. Die Eule. Der Nachtfalke. Und alles, was hier geschehen war, würde verblassen.

Der Gedanke an Lily, die in ihrem Bettchen schlief, senkte Rains Puls. Seit Lilys Geburt konnte sie sich nur dann klar konzentrieren, wenn das Baby sicher in seinem Bettchen lag und schlief. Am besten nur ein paar Türen weiter. Aber als sie die Kamera aufbaute, dachte sie, dass sie es schaffen könnte, einen Teil der Zeit zu arbeiten – solange sie jemanden wie Mitzi hatte. Erfahren, qualifiziert, alles im Griff, Eigenschaften, die ihr selbst als junger Mutter abgingen, wie sie fand. War wohl irgendjemand »qualifiziert«, Mutter oder Vater zu sein? Oder wurstelten sie sich alle bloß so durch?

Der Boden war weich, und es dauerte eine Weile, bis Rain einen sicheren Stand für das Stativ gefunden hatte. Der leise, traurige Pfiff einer Meise ertönte, ein Eichhörnchen lief raschelnd durch die Deckung am Boden und flitzte einen Baumstamm hinauf. In der Ferne war gelegentlich das Rauschen eines vorbeifahrenden Autos zu hören.

Sie schoss ein paar Fotos von dem verwahrlosten Gebäude, dann aktivierte sie den Selbstauslöser und trat vor die Kameralinse. Sie machte ein paar weitere Aufnahmen. Dann nahm sie den Fotoapparat, hängte ihn sich um den Hals und ging auf das Haus zu.

Sie trat auf die wackelige Veranda und konnte gerade noch einem klaffenden Loch im Boden ausweichen, das aussah, als wäre hier jemand durchgebrochen. *Klick, klick, klick* – das schiefe Geländer, die verlassenen Schaukelstühle, der gesprungene Blumentopf, in dem seit Jahrzehnten keine Pflanze mehr gewachsen war.

Sie setzte ihre Schritte vorsichtig und schob die Haustür auf, die sich mit einem fast schon albernen Spukhaus-Knarren öffnete.

Der Geruch schlug ihr entgegen – Moder und Verfall, Müll und noch etwas, das so widerlich stank, dass Rain sich Mund und Nase zuhielt. Sie dachte an Hanks Erzählungen über diese Diele, über Wolf, wie er fast zur Tür hinausgegangen wäre, frei, aber dann umgekehrt war, um Tess zu retten. Fast konnte sie ihn hören, ihn im Halbdunkel sehen.

Schwaches Licht drang durch die Fenster herein, die von einem dicken Schmutzfilm überzogen waren. Rain tastete sich mit der freien Hand vor, bis sie sich am Fuß der Treppe wiederfand. Ihr Herz pochte unangenehm laut – aus Furcht, vor Angst, dem Wissen, dass sie sich wie eine Idiotin benahm. Sie griff nach dem Aufnahmegerät und drückte auf *Record*. Wenn man ihre Leiche fand, würde man zumindest wissen, dass sie aus freien Stücken hergekommen war, in das Haus, in dem ihre Freundin ermordet worden war – wegen einer »Story«.

Sie wappnete sich gegen den Gestank und begann zu sprechen.

»Ich befinde mich im Haus der Kreskeys. Es ist seit Jahrzehnten verlassen und sieht entsprechend aus. Es ist eine

Bruchbude voller Müll, Graffiti, jahrelang angesammeltem Unrat. Hank Reams hätte sich an jenem Tag selbst retten können. Er war verletzt, ja. Hatte gelitten. Aber das Schlimmste lag noch vor ihm. Er stand in der Haustür, nachdem er den Hund getötet hatte, Kreskey war nirgends in Sicht. Aber anstatt wegzulaufen, kehrte Hank ins Haus zurück, um nach unserer Freundin Tess zu suchen.«

Rain tat einen Schritt vorwärts und setzte den Fuß auf die unterste Treppenstufe. Das Holz ächzte unter ihrem Gewicht, hielt aber.

»Er stieg diese Treppe hinauf. Wie tapfer er gewesen sein muss, so etwas zu tun. Er war noch ein Junge – ein magerer Junge, gerade mal zwölf Jahre alt.«

Auch sie begann, die Treppe zu erklimmen. Ihr war vage bewusst, wie dumm ihr Verhalten war, dass sie nicht allein hier sein sollte – schon wieder.

»Mittlerweile war ich gerettet und ins Krankenhaus gebracht worden, wo ich versuchte, die zersplitterten Teile meiner Erinnerung zusammenzufügen. Was war geschehen? Wer war der Mann im Wald? Wo konnte er hingegangen sein? Dem zeitlichen Ablauf zufolge, den wir später erstellt haben, muss ich mich ungefähr zur selben Zeit erinnert haben, als Hank in der Haustür stand und den Entschluss fasste, wieder hineinzugehen.«

Noch eine Stufe höher, das Holz knarzte.

»Ich schäme mich immer noch dafür, dass ich an diesem Tag nicht stärker war. Mein rationaler Verstand versteht, was ein Schockzustand ist, er weiß, dass ich ein Kind war, dass ich schwer verletzt war und niemandem etwas hätte nutzen können. Aber der Teil von mir, der immer eine Heldin sein wollte, der sich verzweifelt wünscht, dass alles anders gekommen wäre – der geht nicht weg.«

Sie war oben angekommen und tippte auf das Taschenlampensymbol ihres iPhones.

Rain glaubte nicht an Geister. Sie hatte keine Angst vor Spuk und Unholden. Sie war Journalistin und auf der Suche nach den verschiedenen Schichten einer Story.

Der Signalton ihres Handys. Eine Nachricht.

Heilige Scheiße. Bist du im Kreskey-Haus????

Greg, der ihren Standort mit »Meine Freunde suchen« geortet hatte. Nach ihrer letzten Auseinandersetzung hatte sie die App wieder aktiviert, auf seinen Wunsch hin. Eigentlich hatte sie vorgehabt, sie wieder zu deaktivieren. Mist.

Ich mache nur ein paar Fotos. Fahre bald nach Hause.

Rain, was zum Teufel? Verschwinde von da, sofort.

Ja. Mach ich.

Sie deaktivierte die App »Meine Freunde suchen« und schaltete auf »Nicht stören«. (Nur Anrufe von Mitzis Nummer würden durchkommen.)

Ein leises Stöhnen – unter ihr, vor ihr. Sie konnte es nicht mit Bestimmtheit sagen.

Dann ein Rascheln.

Ihre Kehle krampfte sich zusammen, ihr Herz machte einen Satz.

Sie sollte von hier verschwinden. Sofort. So viel war klar.

Es war das letzte Zimmer am Ende des Flurs, das hatte sie

von Hank erfahren. Die Tür war angelehnt gewesen, genau wie jetzt. Überhaupt kein Licht. Der Strahl ihres Smartphones fiel auf herumliegende Dosen und Flaschen, einen zerbrochenen Getränkekasten. Durchweichte, schimmelige Zeitschriften. Sie konnte ihren eigenen Atem hören, keuchend, angstvoll.

Warum drehte sie nicht um und verließ das Haus schnellstens wieder? Sie konnte es nicht. Sie ging einfach weiter auf die Tür zu, als wäre sie es, die an diesem Tag zurückgekehrt war, um ihre Freundin zu retten. Denn auch das war ein Teil davon, nicht wahr? Sie wünschte sich, sie wäre damals hier gewesen, um ihnen zu helfen, um beide zu retten. Es war ein irrationaler Gedanke, kindisch. Doch die Vorstellung war in ihr lebendig. Rain legte die Hand auf den Knauf und stieß die Tür auf.

32

»Ich hab ein bisschen nachgeforscht.«

Andrea Barnes, die Kinderrechtsanwältin, die ich wegen Angels Behauptungen angerufen hatte. Ich weiß noch, wie ihre Stimme klang, als wir einander kennenlernten. Heiter und flirtend, immer kurz davor, in Lachen auszubrechen. Jetzt ist sie kurz angebunden und professionell.

»Gegen Tom und Wendy Walters, das Paar, bei dem Angel im letzten Jahr sechs Monate untergebracht war, wurden zwei weitere Misshandlungsvorwürfe erhoben. 2012 beschuldigte ein Mädchen Tom Walters sexueller Übergriffe. Und 2014 gab ein Junge an, Wendy Walters habe ihn so heftig geohrfeigt, dass ein Bluterguss zurückblieb.«

»Und ...«

»Beide Vorwürfe wurden untersucht und als unbegründet abgetan. Wie du weißt, gibt es einen hohen Prozentsatz von falschen Anschuldigungen gegen Pflegeeltern.«

»Was nicht bedeutet, dass es nicht auch jede Menge Misshandlungen und Missbrauch gibt.« Also drei Anschuldigungen gegen das Ehepaar Walters, einschließlich der von Angel. Wo Rauch ist, ist auch Feuer, habe ich festgestellt.

»Das ist wahr«, räumt Andrea ein. »Manchmal ist es schwer zu beweisen. Als Angel bei dieser Familie war, hatten sie keine anderen Pflegekinder. Angel sagt aber, dass es da einen Jungen gab, der in einem Keller oder irgendeiner Art Bunker auf dem Grundstück festgehalten wurde?«

»Richtig.«

»Laut den Unterlagen des Jugendamts war kein Junge zu der Zeit dort untergebracht, auch später nicht. Angel war ihr letztes Pflegekind.«

»Okay«, sage ich.

»Allerdings«, fährt sie fort, »habe ich eine Suche in der nationalen Datenbank für vermisste Kinder gestartet. Angel behauptet, der Junge habe ein herzförmiges Muttermal auf der Schulter gehabt, ist das richtig?«

»Ja.«

»Also, nachdem ich dieses besondere Merkmal eingegeben hatte, stieß ich auf einen Jungen, der ungefähr zur selben Zeit als vermisst gemeldet wurde, in einer Stadt ganz in der Nähe. Ein Ausreißer, Drogenprobleme, vierzehn Jahre alt. Er ist bislang noch nicht wiederaufgetaucht.«

»Wie heißt er?«

»Billy Martin«, sagt sie. »Er wird jetzt seit achtzehn Monaten vermisst.«

Ich höre ein seltsames Summen im Kopf, von dem ich weiß, dass es nicht gesund ist. Derzeit gibt es kleine Anzeichen, Hinweise – dieses Summen, manchmal ein Lichtblitz in meinem Gesichtsfeld, als würde das Licht flackern. Er macht sich häufiger bemerkbar und versucht, mich aus dem Weg zu schieben, wenn meine Angst- oder Wutzustände auch nur leicht erhöht sind.

»Ich habe es gemeldet«, erklärt Andrea. »Ich habe den Detective angerufen, der für den Vermisstenfall Billy Martin zuständig ist. Sie ermitteln noch, der Fall wurde nicht als ungelöst zu den Akten gelegt. Es würde mich nicht überraschen, wenn der Polizist sich bei Angel meldet.«

Ich fühle ein unvernünftiges Aufflammen von Verärgerung. Aber natürlich war es das Richtige, was sie getan hat, sie war verpflichtet dazu. Das versuchen wir doch alle, oder? Das Richtige zu tun. Und wenn ein Jugendlicher vermisst wird, rufe ich mir in Erinnerung, geht es hier nicht um Angels Trauma, nicht einmal um Tom und Wendy Walters. Es geht nicht um seine bösen Gelüste. Sondern darum, Billy Martin zu finden.

»Dank dir, Andrea«, sage ich.

Tess sitzt in einer Ecke des Raums. Heute trägt sie Gymnastikshorts und ein T-Shirt mit einem aufgedruckten Regenbogen, dazu diese albernen weißen Söckchen mit Streifen oben und die Turnschuhe, die sie immer anhatte. Zahnspange, Brille, Zöpfe. Sie sieht aus dem Fenster und baumelt mit den Beinen. Sie pfeift etwas vor sich hin. Was pfeift sie?

»Ich danke *dir*«, sagt Andrea. »Dafür, dass du nicht lockerlässt, während andere längst aufgegeben oder die Anschuldigungen eines problembeladenen Mädchens abgetan hätten. Es könnte was dran sein. Auch wenn ich ernsthaft hoffe, dass es nicht so ist, muss ich zugeben.«

»Das hoffe ich auch.«

Es entsteht eine peinliche Pause. Ich könnte sie fragen, wie es ihr geht. Oder vorschlagen, dass wir vielleicht mal essen gehen könnten. Aber ich tue es nicht. Du weißt ja, ich glaube, ich bin sowieso unbeholfen im Umgang mit anderen geworden. Ich kann Kreskey nicht alles in die Schuhe schieben.

»Hältst du mich auf dem Laufenden?«, fragt sie.

»Aber natürlich.« Ich überlege verzweifelt, was ich als Nächstes sagen könnte. Warum ist nur alles immer so schwer?

»Pass auf dich auf, Hank«, sagt sie und beendet den Anruf.

Ich starre das Telefon an und fühle mich wie der letzte Idiot.

»Also, was wirst du jetzt unternehmen?«, fragt Tess.

Irgendwo hat sie ein Eis herbekommen. Weißt du noch, diese Farm, die Molkerei, wie wir mit unseren Rädern diese gefährlich gewundene Straße hinuntergesaust sind, die Hitze, die vom Asphalt aufstieg, der schwere Geruch von Kuhdung? Wir bogen in den Zufahrtsweg zum Hof ein, und die Kühe muhten uns an und mampften Gras. Die Eiscreme wurde jeden Tag frisch aus der Milch dieser Kühe hergestellt. Hast du je besseres Eis gegessen? Ich nicht.

»Ich fahre heute Nacht wieder hin«, erkläre ich.

Sie verdreht die Augen. »Zum dritten Mal?«

»So oft wie nötig.«

»Was ist, wenn du nichts findest?«, fragt sie. »Wenn da nichts ist?«

Ich sehe mich in meiner leeren Küche um. Ein einzelner Teller in der Spüle, der leere Behälter Massaman-Curry aus dem Thai-Imbiss. Ein Glas Rotwein, den ich mir wegen seiner gesundheitlichen Vorzüge genehmigt habe.

»Warum rufst du nicht Beth an?«, schlägt Tess vor.

Die Frau, die ich auf der Party kennengelernt habe. Ich habe oft an sie gedacht. Dies könnte wieder einer dieser Momente sein. Wie der, als ich auf meinem Fahrrad saß und noch die Wahl hatte, umzudrehen und Hilfe zu holen. Oder als ich in der Tür von Kreskeys Haus stand und schreiend hätte davonlaufen können.

Und jetzt könnte ich nach dem Telefon greifen und Beth

anrufen. Vielleicht könnten wir zusammen etwas trinken oder uns einen Spätfilm ansehen. Vielleicht würde sie danach noch mit zu mir kommen, und wer weiß, was dann passieren würde. Ich kann praktisch sehen, wie ich den gut erleuchteten normalen Weg einschlage. Was im gesetzlichen Rahmen möglich ist, habe ich getan, das und mehr. Ich habe für Angel getan, was ich konnte. Andrea hat der Polizei gemeldet, was sie herausgefunden hat. Wenn dort noch jemand nach Billy Martin sucht, werden sie schleunigst zu diesem Haus fahren.

Aber was ist, wenn keine Zeit mehr ist? Wenn es nach einer weiteren Nacht, einem weiteren Tag – einer weiteren Stunde – zu spät sein wird für einen Jungen, der in Schwierigkeiten steckt?

Zu spät, sein Leben zu retten, seinen Verstand?

Schließlich war das alles, was bei mir nötig gewesen wäre, eine Stunde. Richtig, Lara?

33

Sie stand auf und wollte das Café Orlin verlassen. Hank starrte in seine Teetasse.

»Hast du nicht etwas vergessen?« Er griff nach dem Herz und hielt es ihr hin.

»Behalt es, Hank«, sagte sie. »Ich wollte es sowieso nie haben.«

Das war eine absichtliche Gemeinheit, und es stimmte nicht mal. Aber in diesem Augenblick hasste sie ihn. Wollte ihn verletzen. Seine Miene verriet ihr, dass es ihr gelungen war. Er schloss seine Hand um das Kristallherz.

»Er ist labil«, sagte sie zu Greg, als sie im Taxi saßen. »Er braucht Hilfe.«

»Was hat er gesagt?«, fragte er.

Aber sie erzählte Greg nicht, dass Hank vorhatte, Eugene Kreskey zu töten, dass er sie aufgefordert hatte, Tess' Mörder in dieses Haus zu locken. Dass Hank einen Plan hatte, einen Racheplan – der gut durchdacht war. Er war etliche Male bei dem Haus gewesen. Er hatte die Sachen besorgt, die er brauchte, um den Plan auszuführen.

Nein, Rain erzählte es Greg nicht.

Sie erzählte es niemandem.

Und als sie nachts schwitzend und weinend aus einem Albtraum erwachte, in dem Kreskey sie aufschlitzte und ihr Herz herausholte, war Hank der einzige Mensch, den sie anrufen wollte. Er ging nach dem ersten Klingeln ran.

»Alles in Ordnung?«, fragte er. Sein Ton war bedeutungsschwer, wissend.

»Nein«, erwiderte sie atemlos. Er war dort. Kreskey. Lauerte in jeder finsteren Ecke, des Raums, ihres Kopfes. Sie war nicht frei. »Natürlich nicht.«

»Es tut mir leid«, sagte er. »Ich entschuldige mich, für alles. Ich hatte kein Recht …«

»Ich bin dabei«, flüsterte sie. »Ich mache es.«

Rasende Wut.

Sie hatte sich viele Gefühle eingestanden, sie erforscht, in der Therapie offengelegt. Doch dieses Biest duckte sich in ihr, unwillkommen, unausgesprochen, aber trotzdem da. Denn tief innen, unter dem Mantel von Scham und Selbstvorwürfen, Überlebensschuld wusste sie, wer verantwortlich war für das, was mit ihr und ihren Freunden geschehen war. Und sie hatte nie aufgehört, ihn deswegen zu hassen, hatte nie aufgehört, sich zu wünschen, dass ihm irgendwas Schreckliches zustoßen würde.

»Und dann«, fuhr sie fort und umklammerte das Telefon fester. »Sind wir geschiedene Leute, du und ich.«

Hank atmete ins Telefon. »Ja«, sagte er. »Gut.«

Es hätte *sie* treffen sollen an diesem Tag, auch das wusste sie. Vielleicht war es im kosmischen Plan der Tag gewesen, an dem sie hätte sterben sollen. Und wegen Hank hatte sie überlebt. Jetzt würde sie endlich zum Kreskey-Haus gehen, um Hank zu retten.

Und dieses Mal würden sie gewinnen.

34

Die Geräusche kamen aus dem Zimmer, vor dem sie stand, eine Art Schleifen und Kratzen. Dann war alles wieder still. Warum kehrte sie nicht um? Warum konnte sie sich nicht davon abhalten weiterzugehen? Da war noch irgendein anderes Geräusch, hoch und schrill. Sie konnte es nicht einordnen, aber sie fühlte ein Kribbeln auf der Haut. War irgendwas verletzt oder saß in der Falle? Seit sie Lily hatte, schnitt der Gedanke an hilflose Wesen, die Schmerzen litten oder in Not waren, ihr ins Herz. Sie konnte den Gedanken an hungernde Kinder, misshandelte Haustiere, weggelaufene Jugendliche oder Frauen, die sich vor ihren prügelnden Männern verstecken mussten, nicht ertragen. Sie schaltete die iPhone-Kamera ein und filmte mit ausgestreckter Hand.

Die Tür schwang auf. In der Ecke, wo es am dunkelsten war, kauerte etwas Kleines, das raschelte. Ein Paar gelber Augen starrte sie an, erschreckt durch das Licht des iPhones. Ein leises Jaulen. Eine Katze, eine schwarze Katze mit weißer Brust und gelben Augen. Um sie herum ein Wurf kleiner Kätzchen.

»Oh!«, sagte Rain, trat weiter ins Zimmer und hockte sich hin. Die Kätzchen, haarlos, mit geschlossenen Augen, miauten und zappelten, und die Mama wirkte gar nicht glücklich.

»Schon gut, Kätzchen«, sagte sie. »Ich tu euch nichts.«

Sie richtete sich auf, tat einen Schritt rückwärts und sah ihn erst, als es zu spät war.

Kreskey, riesig und verdreckt, mit erhobenem Arm. Er tauchte aus der Dunkelheit hinter der Tür auf. Sie hatte nicht einmal die Chance, zu schreien.

Der Schlag erwischte sie seitlich am Kopf, und sie segelte hin, als würde sie gar nichts wiegen, schlug mit dem Kopf auf dem Boden auf. Alles um sie herum drehte sich. Die Katze, direkt neben ihrem Kopf, fauchte wild. Als er wieder auf Rain losgehen wollte, sprang die Katze ihn an – sprang ihm direkt ins Gesicht. Er stieß einen Schrei aus, riss die Katze los und schleuderte sie brutal gegen die Wand.

Dann ging er brüllend wieder auf Rain los, er blutete aus mehreren Kratzern im Gesicht. Sie kauerte sich zusammen, traute ihren Augen nicht.

Sie war wieder dort, zurück im Wald, ein Kind, hilflos.

»Raus hier«, brüllte eine Stimme.

Dann ein lautes Krachen, und Kreskey fiel auf die Knie und hielt sich den Kopf. Und hinter ihm war Greta, ihren Stock erhoben wie einen Baseballschläger, bereit, wieder zuzuschlagen. Der Obdachlose in der grünen Militärjacke huschte zur Tür.

Nicht Kreskey. Er sah ihm nicht mal sonderlich ähnlich. Nur halb so groß, jammernd vor Schmerz.

»Raus hier!«, brüllte Greta erneut. »Das ist Privatbesitz.«

Rain lag auf dem Boden, der Mann lief zur Tür hinaus, polterte die Treppe hinunter und schrie dabei: »Miststück! Blöde Schlampe!«

Nicht Kreskey. Nur ein Obdachloser, den sie erschreckt hatte.

Greta kniete sich neben der Katze hin, die ganz still dalag. Die Kätzchen miauten unglücklich.

Rain beugte sich vor und übergab sich.

Sie hatte eine blutende Kopfverletzung, aber sie half Greta mit der verletzten Katze und ihren Jungen. Sie nahmen einen Karton, den Rain zum Recyclinghof hatte bringen wollen, und machten ein Bett mit ein paar Stilltüchern aus Rains Wickeltasche. Greta saß auf dem Rücksitz von Rains Auto und hielt die Mutterkatze in den Armen.

»Haben Sie nicht genug Verstand, um zu wissen, wie gefährlich es ist, sich allein in ein Abbruchhaus zu wagen?«, fragte Greta gereizt, als Rain ihr half, die Katze und ihren Wurf in ihre frei stehende Garage zu bringen. »Mutter wusste, dass Sie dorthin fahren würden.«

Rain schwieg. Ihr Kopf tat weh, und sie befürchtete, sich wieder übergeben zu müssen. Sie musste los, zurück zu Lily. Sie musste Greg anrufen, bevor er einen mittleren Nervenzusammenbruch bekam. Wie sollte sie ihre Kopfverletzung erklären? Durfte sie überhaupt Auto fahren? Die Welt schien unmöglich hell, der Schmerz in ihrem Kopf verstärkte sich.

»Vielen Dank«, sagte Rain. »Danke, dass Sie mir geholfen haben.«

Sie wollte weg von hier, so weit weg wie möglich vom Kreskey-Haus, von der verrückten Vogelfrau, von den Erinnerungen, die so stark und beängstigend waren wie eh und je. Sie hatte den Kasten geöffnet und jetzt kam alles herausgeflogen, kreischende Furien umringten sie.

Trotzdem half sie Greta, einen guten Platz für die Kätzchen

zu finden. Die Mutterkatze war wach, hatte aber ein verletztes Bein.

»Ich bringe sie zum Tierarzt«, erklärte Greta.

»Ich muss los.« Rain ging zur Tür.

»Es ist eine schlechte Idee, wissen Sie«, sagte Greta mit finsterer Miene. »Diese Story zu machen. Was Sie da tun. Sie werden es noch bereuen.«

Das war eine weitere Stimme in der Kakofonie, die unablässig in ihrem Kopf ablief, als sie nach Hause fuhr.

»Was ist passiert?« Mitzi kam zur Tür geeilt, um sie zu begrüßen. »Ach du lieber Himmel. Lassen Sie mal sehen.«

Lily streckte dringlich die Ärmchen nach Rain aus, und sie nahm sie dankbar in die Arme. Oh, ihre Wärme, diese wunderbare Weichheit, der Duft ihres Haares. Der Kontrast zwischen ihrem jetzigen Leben und dem Vergangenen war gigantisch. Wie hatte sie nur dieses Haus verlassen können, um dorthin zu gehen?

Lily hüpfte auf und ab und strahlte Rain an, sodass man die beiden Zähnchen sah.

»Dieses Baby«, sagte Mitzi, immer noch stirnrunzelnd und besorgt, »ist ein wahrer Engel. Ein echter Wonneproppen.«

»Das ist sie.« Rains Stimme war nur ein heiseres Flüstern.

»Wo ist Ihr Erste-Hilfe-Kasten?«

»Ich hol ihn«, sagte Rain.

»Aua?«, fragte Lily. Rain kämpfte gegen die Tränen an, aber dann flossen sie trotzdem – eine verspätete Reaktion. Sie drückte Lily an sich, damit sie ihre Mutter nicht weinen sah. Hatte Lily sie schon mal weinen sehen? Bemerkten Babys so etwas überhaupt?

»Lassen Sie mich das machen«, sagte Mitzi. Sie legte ihre warme Hand auf Rains Schulter.

»Oben im Bad, im Schränkchen unter dem Waschbecken. Dem hinteren.«

Rain setzte sich mit Lily auf ihre Krabbeldecke. Lily griff nach einem »Elefant und Schweinchen«-Buch von Mo Willems, dem Kultautor der Kinderliteratur. Gerald, ein Elefant, befürchtet, dass er allergisch gegen seinen besten Freund Schweinchen ist. Er stößt einen gewaltigen Nieser aus.

Lily quietschte vor Entzücken, als Rain vorlas: »HAAAAAA-TSCHI!«

Dankbar sog sie die Umgebung in sich auf, ihr Haus, die Stimme ihrer Tochter, die vertrauten Gerüche – Holzrauch, der Bio-Reiniger, mit dem sie den Holztisch abwischte –, das Licht, das durchs Fenster fiel.

Ich bin zu Hause. Nicht in Kreskeys Haus. Nicht auf dem Weg durch den Wald. Nicht in Hanks Loft. Daheim – dem Heim, das ich uns schaffe, zusammen mit Greg und Lily, meiner kleinen Familie.

Als Mitzi wiederkam, setzte sie sich ebenfalls auf den Boden, geschmeidig und rasch dafür, dass sie schon eine ältere Frau war. Vorsichtig tupfte sie an Rains Kopf herum und wischte das Blut ab. Die Wunde war nicht sonderlich tief. Rain hatte sie im Auto inspiziert, wenig effektiv mit etwas Spucke auf einem Taschentuch daran herumgetupft und ein paar Haarsträhnen darüber geschoben, damit es nicht allzu sehr ins Auge fiel.

»Was ist passiert?«, fragte Mitzi, als sie die Wunde hinreichend gesäubert hatte.

»Ich ... äh«, sagte Rain. »Ich bin gegen eine Tür gelaufen. Dumm von mir.«

Mitzi nickte und lächelte freundlich. Sie stand auf, warf die Baumwollwatte weg und stellte den Kasten auf die Arbeitsfläche. Sie wusch sich die Hände. »Tja, seien Sie vorsichtig, junge Frau. Sie haben ein kleines Kind, auf das Sie achtgeben müssen. Sie müssen auf sich aufpassen, für Lily.«

Die meisten Leute denken, die größte Angst einer Mutter sei, dass ihrem Kind etwas zustoßen könnte, und das stimmt auch. Aber gleichermaßen entsetzlich ist den meisten Müttern der Gedanke, dass ihnen selbst etwas zustoßen könnte, dass sie nicht mehr da sein könnten, um für ihr Kind zu sorgen. Rain war fix und fertig beim Gedanken an das, was sie heute Nachmittag getan hatte. Was hätte alles passieren können, wenn nicht Greta mit ihrem Stock und ihrer ureigenen Zähigkeit aufgetaucht wäre?

»Für euch junge Frauen ist es schwerer«, sagte Mitzi. »Ich meine, es war auch für uns schwer. Damals fing es gerade an, wissen Sie, dass Frauen berufstätig sein wollten. Ich? Ich wollte nie etwas anderes sein als Hausfrau und Mutter. Früher kam ich mir deshalb immer ein bisschen schuldig vor. Als wäre man verpflichtet, mehr zu wollen, wissen Sie. Aber ich wollte einfach nur Kinder haben.

Und mein Bruce wollte das auch«, fuhr sie fort. »Er hat ordentlich verdient, und wir kamen gut zurecht. Reisen nach Disney World, zum Grand Canyon – Janey bekam ein Stipendium, daher blieb uns genug für Jacks Studium.«

Sie setzte sich neben Rain und fuhr sich durch ihr graues Haar. »Janey ist Anwältin und hat zwei kleine Kinder – na, so klein sind sie mittlerweile auch nicht mehr. Gehen zur Highschool. Aber es war schwer. Sie wollte beides.«

»Und?«

»Sie wünscht sich, sie hätte mehr Zeit mit den Kindern verbracht. Jetzt sind die beiden ständig unterwegs, viel beschäftigt und haben nicht mehr viel Zeit für ihre Eltern.«

»Und Sie?«

»Ich frage mich manchmal, was ich sonst noch alles hätte tun können«, sagte Mitzi. »Besonders, seit Bruce von uns gegangen ist, vor fünf Jahren.«

Für einen Moment wirkte sie traurig, und Rain streckte die Hand nach ihr aus. Mitzi drückte sie lächelnd. »Irgendwas bedauert man immer, denke ich. Aber ich glaube, ich frage mich lieber, was sonst noch aus mir hätte werden können, als mich fragen zu müssen, ob ich meinen Kindern etwas vorenthalten habe.«

Rain nickte und sah Lily an, die auf dem Rücken lag, ihre Zehen festhielt und sehr interessiert an ihren eigenen Füßen war. Ihre Beinchen waren so pummelig, ihre Füße und Hände so vollkommen, so unglaublich süß.

»Glauben Sie, dass es möglich ist?«, fragte Rain. »Beides gut zu tun?«

»Das tue ich«, sagte Mitzi mit einem entschiedenen Nicken. »Man muss nur gänzlich auf Schlaf verzichten.«

Da lachten sie beide. Sie lachten immer noch, als Greg zur Tür hereinkam. Er wirkte ziemlich aufgebracht.

Seine Nachrichten. Die Nicht-stören-Einstellung. Mist.

»Da, schau mal«, sagte Mitzi. »Der Papa ist auch zu Hause!«

»Hallo, Mitzi«, sagte Greg mit leiser Stimme. »Vielen Dank, dass Sie heute auf Lily aufgepasst haben.«

»Na, ich sollte besser mal los«, meinte Mitzi, die vielleicht den heraufziehenden Sturm spürte. »Also nächsten Mittwoch zur selben Zeit, wie vereinbart?«

»Ja.«

»Ich kann es kaum erwarten, Miss Lily.« Sie winkte dem Baby zu. »Mehr Spaß am Mittwoch.«

Dann war sie weg, zur Tür hinaus. Rain sah ihr nach und wünschte, sie hätte irgendeinen Grund, die ältere Frau zurückzurufen. Wann hatte zuletzt jemand eine Verletzung gesäubert und verbunden, die sie sich zugezogen hatte? Bilder blitzten in ihrem Kopf auf, der Mann – den sie für Kreskey gehalten hatte –, der sich auf sie stürzte. Greta. Die verletzte Katze. Die blankäugigen Vögel unter Glas. Ihr fehlte die Energie für einen Streit.

Greg ging an ihnen vorbei und blieb nicht mal stehen, um Lily einen Kuss zu geben.

»Was ist mit deinem Kopf passiert?«, fragte er aus der Küche. Er trug noch sein Jackett, nahm eine Flasche Bourbon aus dem Barschrank und schenkte sich großzügig ein.

»HAAAAA-TSCHII!«, schrie Lily. Rain lächelte sie an, was sie ermutigte, es noch einmal zu machen.

»Ich bin gegen eine Tür gelaufen«, sagte sie. Sie wollte ja wirklich ehrlich zu ihrem Mann sein, aber wie konnte sie das, wenn sie so idiotische Sachen machte?

»Im Kreskey-Haus? Ein abbruchreifes Gebäude, wenn ich mich nicht irre.«

»Ich brauchte Fotomaterial, Bilder«, erklärte sie. »Das Haus wird bald abgerissen.«

»Na, Gott sei Dank. Wenigstens etwas.«

Er schlüpfte aus dem Jackett und rieb sich die Schläfen. »Du hast meine Anrufe blockiert.«

»Ich weiß.« Sie versuchte, einen zerknirschten Eindruck zu machen. »Es tut mir leid.«

Sie stand vom Fußboden auf, ging zu ihm und umarmte ihn. Anfangs blieb er stocksteif, dann nahm er sie in die Arme und vergrub das Gesicht in ihrem Haar. Doch dann löste er sich von ihr, trat ans Fenster und sah hinaus, mit dem Rücken zu ihr.

Lily zog sich am Couchtisch hoch.

»Vorsicht, Häschen«, sagte Rain und lief zu ihrer Tochter zurück. Lily fiel auf den Popo, rollte herum und begann zu lachen. Rain richtete sie wieder auf.

»Wie soll ich dir vertrauen können, Rain?« Gregs Stimme war belegt.

»Was willst du damit sagen?« Sie drückte auf der Kopfverletzung herum und spürte einen stechenden Schmerz. Sie wusste genau, was er meinte, und er hatte recht.

»Wie soll ich darauf vertrauen, dass du in der Lage bist, auf dich selbst aufzupassen – für uns?« Als er sich umdrehte, war seine Miene düster vor Sorge. »Diese Geschichte. Ich kann dich nicht noch einmal daran verlieren. *Wir* können es nicht.«

Sie trat zu ihm. »Das wirst du nicht. Ich verspreche es.«

Doch ihre Worte klangen hohl, und sein Stirnrunzeln vertiefte sich. Wie weit konnte sie es treiben? Sie hatte ihm im Laufe der Jahre so vieles abverlangt. Würde er irgendwann genug haben, sie einfach aufgeben?

»Ich habe Neuigkeiten«, sagte Rain, um einen Themenwechsel bemüht. »Gute Nachrichten.«

»Auch bei mir gibt's was Neues«, sagte er mit einem resignierten Seufzer. »Du zuerst.«

»Der Sender hat Andrews Vorschlag akzeptiert. Es geht klar! Wir werden die Story für sie machen.«

Er sah sie an. Irgendwas an seinem Gesichtsausdruck war seltsam. »Das ist ... fantastisch.«

»Ist es das?«

»Etwa nicht?«

Sie schaute zu Lily hinüber, die erste Schritte machte, vom Couchtisch zum Sofa zum Ecktischchen zum zweiten Sofa.

»Ich muss mich heute Abend noch mit Gillian und Andrew treffen, in der Stadt. Ich fahre spät los, nachdem ich Lily ins Bett gebracht habe.«

Er setzte sich im Schneidersitz auf den Boden zu Lily. Rain gesellte sich zu ihnen.

Seit wann sah er so müde aus? Er war blass und hatte dunkle Ringe unter den Augen. Sie streckte die Hand aus und strich ihm sanft über die Wange. Manchmal vergaß sie, an ihren Mann zu denken. Das Leben als junge Mutter, die Angst und der ganze existenzielle Mist, da war es leicht, den Mann zu vernachlässigen, der ihr Partner war, früher ihr Freund, auf den sie scharf war, der ihr über den Rücken streichelte und ihr einen Kaffee holte.

»Es tut mir leid«, sagte sie, gefühlt zum hundertsten Mal. Wofür entschuldigte sie sich? Für all ihre Fehler und Schwächen, dafür, dass sie ihm so eine schlechte Frau war, dass sie nicht wusste, was sie wollte, in der Vergangenheit feststeckte, unsicher wegen der Zukunft war. Dafür, dass sein Talent und seine harte Arbeit weniger Anerkennung fanden, als sie es verdient hätten.

Er nahm ihre Hand und küsste sie, dann berührte er zart die bandagierte Stelle an ihrem Kopf. Er verzieh ihr immer. Vielleicht war das das Geheimnis wahrer Liebe, Vergebung für die vielen Fehler und Schwächen des Partners.

»Alles tut mir leid.«

Er küsste sie, sanft und zart. »Ich wusste, wer du bist, als wir heirateten … ich kenne dich. Aber jetzt ist alles anders. Jetzt haben wir Lily. Du darfst du selbst sein, aber *pass auf dich auf!*«

»Das werde ich«, versprach sie.

Sein Stirnrunzeln verriet seine Skepsis. Lily krabbelte auf ihren Schoß, und Rain hielt sie ganz fest.

»Was gibt's bei dir Neues?«, fragte sie.

»Also, die Position des Chefs vom Dienst?«

Das hatte sie total vergessen. Die Stelle über ihm war frei geworden. Er war die natürliche Wahl für die Beförderung, erfahren, ein harter Arbeiter, bei allen im Sender beliebt.

»Jemand anders hat die Stelle bekommen.«

»Was?« Das kam viel zu hoch heraus. »Wieso?«

Lily schaute sie an, ihr Gesichtchen ganz still, fast besorgt.

»Al meinte, sie wollen jemand ›Gegenwartsnahen‹, niemanden aus dem Nachrichtenbereich. Jemanden mit dem Finger am Puls der Zeit, der weiß, was die Zuschauer heutzutage sehen wollen. Leichte Beiträge und Wellness-Tipps, vermute ich mal. Und dem sie weit weniger zahlen, als sie mir zahlen müssten. Hat er so natürlich nicht gesagt. Aber genauso ist es.«

»Also, wen haben sie eingestellt?«

»Einen Morgenmagazin-Producer aus Kalifornien um die fünfundzwanzig.« Er wedelte mit der Hand. »Er fängt nächste Woche an. Mein neuer Chef … irgendein Jungspund aus Los Angeles.«

Sie umarmte ihn fest, ohne Lily loszulassen. Manchmal war wirklich alles total mies.

»Wie dem auch sei«, sagte er. »Weißt du, was komisch ist? Es ist mir eigentlich egal. Ich bin glücklich. Ich liebe meinen Beruf. Ich liebe dich und Lily so sehr. In dem Beruf steht man sowieso den ganzen Tag unter Druck ... Termine, Quoten und das alles. Vielleicht ist es ganz gut so, besonders jetzt, wo du die Zusage hast. Manchmal kommt es eben so, wie es kommen soll, weißt du.«

Aber sie konnte es ihm an den Augen ablesen – den Frust, die Enttäuschung. Und auch Besorgnis. Wenn jemand Neues kam, wusste man nie, was sich sonst noch ändern würde. Sie nahm Gregs Hand, und Lily krabbelte auf seinen Schoß. Etwas von der Sorge fiel von ihm ab, und er lächelte ihr kleines Mädchen an.

»Dada!«

Sie bereiteten gemeinsam das Essen zu, während Lily in ihrem Hochstuhl Cheerios in die Luft warf, als spielte sie ein Spiel, dessen Regeln nur sie kannte und das sie mit Begeisterung gewann. Hähnchenpfanne mit Gemüse, eine Flasche Wein, etwas von David Bowie lief.

Rain suchte Gregs neuen Chef im Internet, und sie fanden beide, dass er aussah wie ein Arsch – schmale Lippen, blond gelockt, dicke Brille – ach komm, die braucht er doch eigentlich gar nicht. Auf einem Foto trug er eine Fliege. Er produzierte das Morgenmagazin eines kleinen Lokalsenders außerhalb von Los Angeles. Die Art Sendung, in der Köche ins Studio kamen, um gesunde Mahlzeiten zuzubereiten, Autoren, die auf Lesereise in der Stadt waren, wurden vorgestellt, die besten Geschenke zum Valentinstag.

»Der wird keine Woche durchhalten. Ist schließlich ein

ziemlicher Druck, die Berichterstattung über das Schafscheren und die Einbrüche in Werkzeugschuppen«, bemerkte Rain.

»Ja«, stimmte Greg zu. »Die harten Nachrichten werden ihn kaputtmachen.«

Als Lily im Bett war, hatte Greg es sich vor dem Fernseher gemütlich gemacht und guckte sich irgendein College-Footballspiel an. Rain versuchte, sich für einen Geschäftstermin herzurichten, gut angezogen, professionell.

»Nimmst du den Wagen?«, fragte er, als sie hinunterkam. Sie hatte ihre Tasche dabei, ihren Laptop. Sie war für eine wichtige Besprechung gekleidet – Lippenstift, Haare frisch gewaschen und geföhnt. Sie fühlte sich auch entsprechend, so wie sie sich im Beruf immer fühlte: intelligent, stark, kompetent. Zu Hause fühlte sie sich nicht immer so. Hier kam sie sich oft inkompetent vor, verloren, unsicher. Warum war die Arbeit leichter als das Leben?

»Ja«, sagte sie und ließ den Autoschlüssel von einem Finger baumeln.

»Fahr vorsichtig«, sagte er, stand auf und küsste sie. Er senkte kurz den Kopf, dann hob er ihn wieder, sah ihr in die Augen und legte die Hände auf ihre Wangen. »Zeig's ihnen, Tiger. Ich bin stolz auf dich, weißt du. Es ist mutig, was du da tust. Du bist klug. Und du bist eine großartige Mutter. Du hast das. Alles.«

Es war wieder einer dieser Momente. Fast hätte sie Tasche und Laptop abgelegt, wäre nach oben gegangen und in ihren Pyjama geschlüpft. Sie musste schließlich nicht gehen, oder? Nicht wirklich. Sie könnte es sich einfach neben ihrem Mann auf dem Sofa bequem machen, und das wär's. Irgendwann würden sie zusammen noch oben gehen, sich vermutlich lieben, gemeinsam einschlafen.

»Was ist?«

»Nichts.« Sie lächelte. »Ich liebe dich.«

Dann war sie aus dem Haus, ging die Treppe hinunter, stieg in den SUV. Sie überprüfte, ob die »Meine Freunde suchen«-App deaktiviert war, und fuhr aus der Auffahrt.

Sie hatte heute Abend gar keine Besprechung in der Stadt, keinen Termin mit Gillian und Andrew. Schon wieder brach sie alle Versprechungen, die sie gerade ihrem Mann gegeben hatte. Doch es gab da etwas, was sie tun musste, und es wurde allmählich Zeit.

35

Verfolgen sie dich nicht auch? Diese Bilder, die er gezeichnet hat. Ob du es glaubst oder nicht, ich träume immer noch davon. Buntstift-Rain – Strichhaare, der hellrosa Mund, dieses Blau, das er für deine Augen genommen hat, das Rot, das er für deine Innereien genommen hat. Das Blutbad. Diese kindische Horrorshow. Die Wut, als ich diese Bilder zum ersten Mal im Darknet sah, sie weckte ihn augenblicklich auf.

Ist es eine Verletzung, eine Vergewaltigung, an jemanden zu denken? Welches Recht hatte er, dein Abbild auf diese Weise in seinen Fantasien gefangen zu halten? Ich konnte das einfach nicht hinnehmen. Es war eine Sache, als sein Körper eingesperrt war. Aber dass er sich frei in der Welt bewegen und dabei auf diese Weise an dich denken sollte? Nein. Nein!

Ehrlich, ich war mir sicher, dass du Harper anrufen würdest. Was würdest du sagen? »Ich habe mit Hank gesprochen«, würdest du gestehen. »Ich glaube, er hat irgendwas vor.«

Was würde Harper antworten? Vermutlich so etwas wie: »Keine Sorge, wir bewachen Kreskey rund die Uhr. Wenn irgendwas passieren sollte, regeln wir das schon. Leben Sie Ihr Leben, Miss Winter.« (Er würde dich natürlich mit »Miss« anreden.)

Harper. Er ist einer dieser Männer. Ein Mann, der weiß,

was Recht ist. Jemand, der die Menschen versteht. Ein Kriegsveteran wie mein Großvater, er weiß, wie finster die Welt ist, wie niederträchtig das menschliche Herz. Er weiß, wozu Menschen fähig sind. Und was getan werden muss, um sie aufzuhalten. Oder die jämmerlich unausgewogenen Waagschalen der Justitia auszurichten. Manchmal. Zumindest manchmal.

»Was machst du hier, Junge?«

Er hatte mich überrascht in dieser ersten Nacht. Ich hielt mich für schlau, ich dachte, ich wäre gut versteckt. Aber er war schlauer. Und er hatte sich zuerst ein Versteck gesucht.

»Detective Harper?«

Ich habe immer im Wald hinter dem Gebäude gewartet, in dem Kreskey die Nachtschicht als Hausmeister hatte, sah ihn ankommen. Ich verfolgte seinen Weg durch die niedrigen Betonbauten anhand des Lichts, das anging und wieder ausgeschaltet wurde. Ich beobachtete, wie er mit dem Müll hinausschlurfte und die Säcke in den Müllcontainer warf. Er stapfte langsam voran, ein schwerfälliger Riese. Mir fiel auf, dass er humpelte, sein rechtes Bein ein wenig nachzog. Dicke Hängebacken, zeltartige Kleidung. Sein schwarzes Haar hing in fettigen Strähnen herunter, eine dicke Brille verdeckte die Augen.

Ich konnte erkennen, dass Kreskey ein mit Medikamenten vollgepumpter Zombie war. Wenn ich ganz ehrlich sein soll, in den Nächten, in denen ich ihn beobachtete, verpuffte ein Teil meines Zorns. Ich war nicht ganz da, und er – der andere in mir – war ebenfalls noch nicht bereit. Ich steckte fest in einem Gewirr aus Gedanken und Albträumen, den leeren Stellen, in denen *er* wohnte. Ich wusste, was ich tun wollte, was er tun wollte. Aber ich war mir unsicher, wie ich die Kluft von der

Absicht zur Handlung überbrücken sollte. Er kam zum Vorschein, wenn ich wütend war oder Angst hatte. Wenn ich mir die leere Hülle ansah, zu der Kreskey geworden war, empfand ich weder Wut noch Angst. Ich kannte meine eigene Stärke, meine körperliche Kraft.

»Vermutlich werden Sie mir nicht abkaufen, dass ich gerade in der Gegend war«, antwortete ich auf Harpers Frage.

»Camping?«

»Genau.«

»Schöne Nacht dafür.«

»Vollmond.«

»Sie wissen, man sagt, in diesen Wäldern spukt es.«

»Glaub ich gern.«

»Was ist in dem Rucksack?«

Eine Pistole. Ein großes Jagdmesser. Ein Seil. Klebeband. Eine große Plastikplane. Wenn man sich Tor herunterlädt, die Suchmaschine, die einen ins Darknet bringt, kann man fast alles über alles in Erfahrung bringen. Wie man eine Bombe bastelt. Wie man vorgeht, wenn man jemanden umbringen lassen will. Wie man einen Mord begeht, ohne Spuren zu hinterlassen. Interessanterweise finden sich hier auch die Seiten, die Mörderandenken verkaufen, beispielsweise die Zeichnungen, die Kreskey von dir gemacht hat. Eine war gerade für fast fünftausend Dollar verkauft worden, als ich zum letzten Mal reingeschaut habe. Wurde jedenfalls behauptet. Im Darknet kann man niemandem trauen. Übrigens auch sonst niemandem, nirgendwo.

»Campingausrüstung.«

»Macht es dir was aus, wenn ich mal nachsehe?«

Irgendetwas passierte zwischen uns. Ich gab ihm den

Rucksack nicht, und er maß mich mit einem wissenden Blick, der in mir den Wunsch erweckte, die Schultern hochzuziehen und mich davonzuschleichen wie ein rangniederer Hund.

»Du übernimmst dich, mein Junge«, sagte er, und sein Blick glitt zu den Sternen hinauf.

Ich antwortete nicht. Als wir dort standen, fuhr der Kleinbus vor, und Kreskey stieg schwerfällig aus. Ein Wachmann ließ ihn ins Gebäude, dann stieg er wieder in seinen Kleinbus und fuhr davon.

»Und was tun Sie hier, Detective Harper?«

»Ein paar von uns – einige schon im Ruhestand, andere nicht – wechseln uns ab, um ein Auge auf unser lokales Monster zu haben. Wir können nicht zulassen, dass sich so was wie das, was damals mit euch passiert ist, wiederholt.«

Er war kein besonders hochgewachsener Mann. Genau wie Kreskey war er mir als Kind größer vorgekommen. Jetzt war ich größer als er, muskulöser, offenkundig besser durchtrainiert, ein geübter Kämpfer. Aber er hatte eine Aura, die alle anderen Männer sofort erkannten. Er würde nicht zögern, seinen Gegner umzubringen, und deshalb würde er immer jeden Kampf gewinnen.

»Das Problem ist nur, wir sind nicht genug, um ihn die ganze Zeit zu beobachten. Es gibt Lücken. An Mittwochabenden beispielsweise oder an Sonntagabenden.«

Wir standen eine Weile dort und sahen die Lichter an- und ausgehen, beobachteten Kreskeys bulligen Schatten. Die Luft war warm und roch nach Grünzeug und Moder. Die Sterne funkelten, milchig und blass im Licht des Vollmonds.

»Bist du sicher, dass du weißt, was du tust?«

Ich antwortete nicht.

»Ich lass es dich besser gleich wissen. Es ist nicht so, wie du denkst. Nicht währenddessen. Nicht danach.«

Zum ersten Mal fiel mir auf, dass er etwas über der Schulter trug, einen Campinghocker, den er jetzt entfaltete. Es war nur ein unglaublich winziges Stoffdreieck zwischen drei Beinen. Der Hocker konnte eigentlich unmöglich Harpers Gewicht tragen, aber er tat es.

»Ich bin zu alt, um die ganze Zeit zu stehen«, meinte er und ließ sich darauf nieder. »Heute Abend bin ich hier. Warum kehrst du nicht an die Uni zurück? Leb das Leben, das du hast. Studiere hart. Trink zu viel. Such dir einen Job. Liebe.«

An dem Abend bin ich gegangen. Aber ich kam zurück, wie du weißt.

Angels Mutter, Jennifer, hat mich gebeten, bei dem Gespräch mit dem Detective anwesend zu sein, der im Vermisstenfall Billy Martin ermittelt. Natürlich habe ich mich dazu bereit erklärt.

Ich habe selbst ein wenig nachgeforscht. Ich habe Detective Harper gebeten, Tom und Wendy Walters mal unter die Lupe zu nehmen. Mit Vorstrafen rechnete ich nicht, sonst dürften sie keine Pflegeeltern sein. Aber er hat tatsächlich etwas ausgegraben. Tom hat eine Jugendstrafakte, die unter Verschluss ist (für alle außer Detective Harper) – Brandstiftung, geringfügiger Diebstahl, flog aus der Schule, als eine Pistole in seinem Spind entdeckt wurde. Ging zum Militär, wurde unehrenhaft entlassen, arbeitete in einer Fabrik in der Stadt, die Eiswürfelbehälter herstellte. Ausgerechnet.

Wendy hat die Schule abgebrochen und arbeitete in einem Lebensmittelgeschäft, keinerlei Vorstrafen. Sie sind seit zehn

Jahren verheiratet. Sie passten nicht recht ins Bild von Pflegeeltern als älteren, kinderlosen Paaren, normalerweise recht wohlhabend, die Kindern helfen wollen, weil sie selbst keine haben konnten. Natürlich gibt es immer auch Leute, die es nur des Geldes wegen tun. Doch das ist selten, wie ich festgestellt habe. Die meisten Menschen meinen es gut. Oft besiegt das Leben sie. Der ständige Druck, der ständige Kampf, die Stimmen in ihrem Kopf – manche zerbrechen unter der Last. Das Leben zerbricht sie, und dann tun sie etwas Unrechtes.

»Wie lange warst du bei dem Ehepaar Walters untergebracht, Angel?«

Sie sitzen am Tisch, Angel und der junge Detective – ein ernsthafter Mann, freiwillig kahl, mit rasiertem Schädel.

Angel sieht Jen an, die lächelt und nickt.

»Etwas weniger als ein Jahr, glaub ich«, sagt sie. »Wir haben Weihnachten gefeiert, gab aber keine Geschenke.«

Ich bleibe am Fenster stehen, damit Angel mich sehen kann. »Wir?«

»Ich und Valentine. Ich habe ihn Val genannt.«

Der Detective schiebt ihr ein Foto hinüber. »Ist das Val?«

Angel lächelt. »Ja«, sagt sie. »Ich glaube. Er war viel dünner, und um die Augen herum irgendwie anders. Aber ja, er sieht aus wie Val.«

»War er schon dort, als du zu den Walters gekommen bist?«

»Nein. Er kam später.«

»Hat jemand ihn hingebracht?«

»Nein, eines Abends war er plötzlich da. Er kam mit Tom rein. Hatte eine Tasche dabei, einen dreckigen, alten schwarzen Rucksack.«

»Wie lange war er dort?«

»Eine Woche, vielleicht auch länger«, sagt sie. »Sein Zimmer war im selben Flur, ein paar Türen weiter. Er hat nicht viel geredet. Ging nicht in die Schule.«

»Hat er dir erzählt, wo er herkam?«

»Er hat gesagt, er wäre von zu Hause weggelaufen. Sein Vater hätte ihn geschlagen. Und seine Mutter hätte nie was dagegen unternommen.«

»Also, wie lange war er dort?« Der Detective wiederholt seine Frage, vielleicht um den Zeitablauf genauer zu bestimmen, vielleicht um zu sehen, ob sie sich auch nicht widerspricht.

Sie hebt die knochigen Schultern. »Ich weiß nicht«, sagt sie. »Ein paar Wochen?«

»Wer von euch ist zuerst da weg?«

»Eines Abends hab ich ihn rumbrüllen hören«, sagt sie, eigentlich keine Antwort auf die Frage. »Ich bin in meinem Zimmer geblieben, aber ich hab gesehen, wie Tom ihn nach draußen geschleift hat. Ich bin ihnen gefolgt.«

Einen Teil der Geschichte kenne ich bereits. Sie hat auch von Vernachlässigung erzählt, dass oft weder Tom noch Wendy zu Hause waren, den ganzen Tag nicht. Angel hat selbst dafür gesorgt, dass sie zur Schule kam, sie hat ihre Wäsche in der Waschmaschine gewaschen, obwohl kein Waschmittel da war. Sie nahm am Schulfrühstück und am Schulmittagessen teil, da sie wusste, dass es wahrscheinlich kein Abendbrot geben würde. Aber sie hat mir noch keine Einzelheiten von dem Abend erzählt, als Val (Billy?) aus dem Haus geschleift wurde.

»Sie sind ganz lange gegangen. Irgendwann kamen sie zu dieser Tür im Boden, wie einer dieser Keller beim Zauberer von

Oz. Tom hat ihn da reingezerrt. Sie sind nicht wieder rausgekommen. Ich bin ins Haus zurück.«

Oh, denke ich. *Ich habe nach einem Haus Ausschau gehalten, irgendeinem Gebäude.* Ich hätte schwören können, dass sie es zuvor so beschrieben hat. Noch ein Loch in ihrer Geschichte.

»Wann hast du ihn wiedergesehen?«

»Gar nicht«, sagt sie. »Ich hab ihn nicht wiedergesehen.«

Ihr Gesicht und ihre Stimme sind plötzlich ganz leer. Das ist etwas, was die meisten Leute nicht verstehen, und der Grund dafür, warum Angel von manchen als Lügnerin wahrgenommen wird. Trauma-Opfer lernen, sich von ihren Gefühlen loszulösen, Distanz zwischen sich und ihre schmerzlichen Erinnerungen zu legen, ihre Angst.

»Aber ich hab Schreie gehört.«

»Schreie.«

»In der Nacht«, sagt sie. »Zuerst dachte ich, es wäre ein Vogel oder irgendein Tier. Aber dann wurde mir klar ... dass da jemand schrie.«

Es gefällt mir nicht, wie ausdruckslos sie wirkt. Sie hat sich zu einem Ball zusammengerollt, ihre dünnen Arme umschlingen ihre Beine, die sie zur Brust hochgezogen hat. Jen, die in der Nähe geblieben ist, runzelt besorgt die Stirn, beugt sich vor und zieht sich dann wieder zurück, als wüsste sie nicht, was sie tun soll. Sie ist ein Mensch, der sich immer Sorgen macht – sie will nicht überfürsorglich sein, aber auch nicht unerreichbar wirken. Alle Eltern sollten sich so viele Gedanken darüber machen, was das richtige Maß in diesen Dingen ist.

»Angel«, sage ich, und ihr Blick huscht zu mir hin. »Es ist schon gut. Du bist jetzt hier, bei uns. Der Polizist versucht zu helfen.«

Sie stößt hörbar die Luft aus und blickt auf das Foto, das vor ihr liegt.

»Es ist zu spät«, sagt sie. Ihre Augen werden ganz groß, Tränen fallen. Jen stürzt vor und schließt sie in die Arme. »Es ist bestimmt zu spät.«

»Wenn ich vor dem Haus stehe«, fragt der Detective, »in welcher Richtung liegt der Keller?«

»Sie gehen ums Haus herum. Da gibt's einen Pfad durch den Wald, der sich irgendwann gabelt. Sie gehen nach rechts. Zu Fuß ist es ein langer Weg ... ungefähr 'ne Viertelstunde.«

Er schiebt ihr noch ein Foto zu. Jen und ich beugen uns vor, um es zu betrachten.

»Das ist Valentine«, sagt Angel.

Der Detective runzelt die Stirn. Es ist das Foto eines anderen Jungen – älter, größer, die Augen sind weiter auseinander. Ähnliche Haar- und Augenfarbe, aber er hat ein paar Sommersprossen.

»Bist du sicher?«

Sie nickt. Über ihren Kopf hinweg wechseln Jen und ich einen Blick.

Noch ein Foto.

»Und das?«

Sie nickt. »Ja, das ist er.«

Es ist nicht derselbe Junge wie auf dem ersten Foto. Wieder ähnlich, aber dieser Junge hat eine Narbe auf der Wange und einen gehetzten Blick in den Augen, einen Blick, den ich schon zu oft gesehen habe – bei meinen Patienten und im Spiegel.

»Ich danke dir, Angel«, sagt der Detective. Es gelingt ihm gut, seine Enttäuschung zu verbergen. Er scheint zu spüren, wie zerbrechlich sie ist. »Du hast uns wirklich sehr geholfen.«

»Werden Sie hinfahren?«, fragt sie. »Werden Sie nach ihm suchen?«

»Ja«, sagt er. »Ich werde so lange suchen, bis ich ihn finde.«

Sie nickt unsicher. Ihre Augen huschen zwischen mir und dem Detective hin und her, sie beobachtet unsere Gesichter, unsere Mimik. Ich setze eine ermutigende Miene auf, nicke. Jen streckt ihr die Hand hin, und das Mädchen lässt sich vom Sofa hochziehen. Jen legt den Arm um sie und führt sie nach oben. Sie bedeutet uns, dass sie gleich zurück sein wird.

»Was sind das für Jungen?«

»Billy Martin«, sagt er. »Und zwei weitere ungeklärte Vermisstenfälle, die ich auf meinem Schreibtisch liegen habe. Drei Jungen, die in den letzten zwei Jahren verschwunden sind. Alle drei Ausreißer, Problemfälle. Alle wurden an derselben Busstation gesehen.«

Ich sitze ihm gegenüber und stelle überrascht fest, wie jung er noch ist. Durch seine Größe und die Brille, die dunkle Haut, geht er leicht als älter durch. Man sieht es an den Augen, der Weichheit seines Gesichts, dem völligen Fehlen von Falten oder Altersspuren. Auf seinen Schultern lastet zu viel Müdigkeit.

»Das bedeutet nicht, dass sie ihn nicht gesehen hat«, sage ich. »Sie sind sich alle ziemlich ähnlich.«

»Sie passen ins Profil, ganz sicher«, sagt er. »Und die Bushaltestelle? Sie liegt direkt gegenüber von Tom Walters Arbeitsplatz.«

»Vielleicht hat sie mehr gesehen, als sie uns sagt«, überlege ich.

»Ich war zwei Mal da draußen«, erklärt er. »Sie haben kooperiert, ich durfte mich umsehen. Sie sind ... komisch. Ich weiß nicht. Unheimliche Leute. Aber das ist kein Verbrechen, und ich habe keine Hinweise auf Fehlverhalten entdeckt ... Ich bin in die Stadt gefahren«, fährt er fort, »und habe im Liegenschaftsamt die Akte eingesehen. Ein Keller wie der, von dem sie sprach, ist nicht verzeichnet.«

Er schüttelt den Kopf, und ich kann seine Enttäuschung spüren, die Frustration darüber, seinen Job nicht ordentlich machen zu können. »Ohne Durchsuchungsbeschluss kann ich da nicht noch mal hin.«

Aber ich kann es.

Ich warte bis spät abends. Übrigens habe ich mich in die Sicherheitskameras in deinem Haus gehackt. Und in das Babyfon. Ich kann dich von allen meinen Endgeräten beobachten. Wie, fragst du dich vielleicht? Ah, das Labyrinth des Darknets mit all seinen trüben Wegen ins Leben nichts ahnender Leute. Geräte, die IP-Adressen auffangen, Spionage-Apps, die dein Handy in eine Kamera verwandeln, ein Auge, das dich stets beobachtet, Geräte, die Log-ins und Passwörter ganz leicht entschlüsseln.

Wenn normale Menschen wüssten, was es da draußen alles gibt – was für Leute, wie viele Instruktionen für heruntergekommene Personen, die ihre Verhaltensstörungen, Fetische, Fantasien ausleben wollen. Die ganzen Ritzen und Spalten, die solchen Leuten gestatten, wie ein Geist in dein Leben zu kriechen. Alles, was man braucht, ist die Verpackung mit der Seriennummer. Du hast sie so eifrig zum Altpapier getan, in die Tonne, die an der Straße steht.

Greg ist auf dem Sofa vor dem Fernseher eingeschlafen. Er sieht total fertig aus. Harter Tag? Lily liegt in ihrem Gitterbettchen. Aber wo bist du, Rain Winter?

»Stalker«, sagt Tess. Die Anschuldigung ist nicht neu. »Du bist ein Stalker.«

Ich versuche, es abzustreiten, aber wie könnte ich?

»Ich beschütze sie nur.« Lahm.

Tess lacht schallend. Du erinnerst dich an den »Pruster«, ihr spezielles Lachen. Normalerweise konnte man ihr nur ein höfliches Lächeln oder ein Kichern entlocken. Aber gelegentlich ließ sie es richtig krachen und prustete los wie ein wilder Keiler im Unterholz. Du und ich, wir schmissen uns weg, weil dieser Lachkoller so viel witziger war als das, was wir ursprünglich komisch gefunden hatten. Sie wurde immer erst wütend, dann lachte sie noch mehr. Seit damals habe ich nicht mehr so gelacht. Es ist eine solche Erleichterung, eine solche Befreiung. Lachen ist ebenso ein Ventil wie Weinen, ein Gefühlssturm, der durch einen hindurchfegt und einen sauber und rein zurücklässt.

Heute Abend sieht sie umwerfend aus. Lange Haare wie ihre Mutter, ein fließende Bauernbluse, enge, weiche Jeans. Sie flegelt auf dem Sofa in meinem häuslichen Arbeitszimmer herum, liegt auf dem Bauch, die Ellenbogen aufgestützt, kickt mit den Beinen.

»Sie hat schon zweimal angerufen, oder?«

»Beth?«

Sie hat einmal angerufen. Ich habe zurückgerufen. Den Anruf hat sie noch nicht erwidert. Ich ertappe mich öfters dabei, dass ich an sie denke – ihre rauchige Stimme, die Art, wie ihre Seidenbluse nachlässig den Spitzenbesatz ihres BHs enthüllte, ihre sahnige Haut. Ihre saphirblauen, mandelförmigen Augen, die nachdenkliche Art, mit der sie zuhörte. Sie wartete nicht nur darauf, dass sie an der Reihe war, ihre Meinung zu sagen oder eine Geschichte zu erzählen. Ihr Körper ist angenehm füllig. Sie gehört nicht zu den Frauen, die sich selbst aushungern, sich Stunden im Fitnessstudio abquälen, gegen die Zeit, das Alter, die Schwerkraft und den Speck ankämpfen, bis ihr Körper diese überstraffe Hagerkeit annimmt. Jeder Bissen wird abgemessen, es wird qualvoll darum gerungen. Beth hatte sich einen Teller gefüllt, aß mit Appetit, trank zwei Gläser Wein.

»Ich glaube, dies ist wieder eine dieser Stellen«, sagt Tess. »Ein Scheideweg.«

»Ach?«

Greg stöhnt im Schlaf, dreht sich um, sodass er der Kamera den Rücken zudreht. Wo steckst du, Rain?

»So, wie ich es sehe, könntest du jetzt weitergehen. Nach vorn, in eine neue Richtung.«

»Im Gegensatz zu was?«

»Auf dem Weg zu bleiben, der dich immer wieder zurück ins Elend führt.«

Ich sehe sie, diese Tür, das strahlende, gelbe Sonnenlicht, das intensive Grün des Grases, alles so hell im Kontrast zur Dunkelheit, dass es meinen Augen wehtut. Ich hätte durch diese Tür gehen können, und wer weiß, wo ich dann jetzt wäre, jedenfalls nicht hier, glaube ich. Andererseits – wäre ich Arzt geworden? Hätte ich all den jungen Leuten geholfen, denen ich, wie ich glaube, geholfen habe? Unter anderem?

Trauma-Opfer verbringen viel Zeit damit, zurückzublicken, zu versuchen, das Gewebe der Vergangenheit aufzutrennen.

Sie überlegen sich, wie sie es hätten verhindern können, was sie hätten anders machen können.

»Mal angenommen, ich würde diese andere Weggabelung einschlagen«, sage ich zu Tess. »Wo führt der Weg hin? In ein normales Leben, vermute ich mal. Ich rufe Beth an, wir gehen essen, vielleicht verlieben wir uns, heiraten. Bekommen Kinder.«

»Ist das so weit entfernt vom Bereich des Möglichen?«, fragt sie. »Du wirst auch nicht jünger. Wenn alles stimmt, geht es manchmal ganz schnell. In deinem Alter lassen Leute sich nicht mehr so viel Zeit mit dem Heiraten. Warum warten?«

»Und dann sitze ich im Kino«, sage ich. »Oder in irgendeinem tropischen Paradies mit meiner neuen Freundin. Und wenn tatsächlich in einem Keller irgendwo auf dem abgelegenen Grundstück von Tom und Wendy Walters ein Junge gefangen gehalten wird? Oder mehr als einer?«

»Und wenn nicht? Und vielleicht musst du nicht jeden retten, kannst du nicht jeden retten. Was ist, wenn du das Leben führen könntest, das du verdient hast?«

Sie spricht mit ungewohnter Leidenschaft.

»Und wenn dies das Leben ist, das ich verdient habe?«

Als ich wieder zu ihr hinübersehe, ist sie nicht mehr da.

Trauma-Opfer – sie wollen es wiederhaben. Die Zeit. Den Menschen, der sie hätten sein können, wenn nicht das Schlimmste passiert wäre. Aber sie verstehen nicht. Die Welt ist zerbrochen. Der Spiegel wirft uns ein anderes Bild zurück. Und das müssen wir einfach akzeptieren. Wir sind, wer wir jetzt sind, weil passiert ist, was passiert ist.

Eine Weile später verlasse ich mein Haus, setze mich hinters Steuer und fahre zum Parkhaus. Dort wechsle ich den Wagen.

Ich habe etwa die Hälfte der Strecke zum Haus der Walters zurückgelegt, bewaffnet mit der neuen Information, die Angel mir heute gegeben hat, als ich merke, dass mir jemand folgt.

36

Wo bist du?« Gillians Stimme drang aus dem Lautsprecher. »Hört sich an, als würdest du Auto fahren.«

Rain beantwortete die Frage nicht. Stattdessen erzählte sie Gillian von ihrem Besuch bei Greta. Von den ausgestopften Vögeln, ihren starren, leblosen Blicken. Es klang nicht so komisch, wie sie gehofft hatte.

»Wie gruselig«, meinte Gillian abwesend. Wahrscheinlich war sie gerade auf Tinder oder wie die gerade aktuelle Dating-App so hieß. Nach links wischen, nach rechts wischen. Auf diesen Tiefpunkt hatte die moderne Welt die Liebe reduziert, die Magie menschlicher Verbundenheit.

Rain berichtete von den Geschehnissen in dem Haus, von dem Obdachlosen, der Katze und ihren Jungen.

»Oh mein Gott, Süße!« Gillian war jetzt wieder ganz bei ihr. »Geht es dir gut?«

»Mir geht's gut«, versicherte Rain. Wahrscheinlich hätte sie in die Notaufnahme fahren sollen, um sich untersuchen zu lassen.

»Warum bist du auch allein da rein?«, fragte Gillian. »Rain, so dämlich bist du doch eigentlich nicht.«

»Ich wollte nur die Fotos machen«, sagte sie. Die Freundin schnalzte mit der Zunge, als würde sie das verstehen.

»Also waren das zwei Leute in dieser Nacht«, sagte Gillian nach einer kurzen Pause. »Das ist neu.«

Nein, es war nicht neu, nicht für Rain. Sie hatte es nicht so sehr vergessen, als es tief begraben, in diesem Kasten verschlossen, wie ihr Vater es ihr beigebracht hatte. Sie hatte diesen Teil von sich weggesperrt.

Dieser Kasten. Was ihr Vater ihr verschwiegen hatte – um fair zu sein, vielleicht war es ihm selbst nicht klar gewesen –, war das: Wenn man etwas in einem Kasten verschließt und tief in sich vergräbt, bleibt es für immer dort und rumort herum.

»Rain?«

»Ja?«

»Bist du sicher, dass du es durchziehen willst?« Es war ihre Freundin, die da sprach, nicht die Kollegin. »Ich mein ja nur. Vielleicht ist es zu schwer. Vielleicht führt es dich an Orte, an die du nicht gehen solltest.«

»Vielleicht führt es mich an Orte, an die ich sehr wohl gehen sollte.«

Sie war dabei, den Deckel zu öffnen und alles freizulassen, damit sie zusehen konnte, wie es davonflog, eine geflügelte Gestalt vor dem Mond.

In jener Nacht hatten sie und Hank die Fahrt größtenteils schweigend zurückgelegt. Sie versuchte, auf dem Beifahrersitz so weit wie möglich von ihm abzurücken. Greg redete nicht mehr mit ihr, also brauchte sie sich keine Ausrede dafür auszudenken, wo sie die ganze Zeit gewesen war. Aber sie hatte trotzdem eine parat: Sie hätte ihren Vater besucht, in ihrem alten Zimmer übernachtet und ein bisschen Wäsche gewaschen. Das tat sie relativ häufig, es war also überzeugend.

Doch Greg hatte weder angerufen noch ihre Anrufe erwidert. Sie war sich ziemlich sicher, dass sie ihn verloren hatte. Der Gedanke, dass sie jemanden weggestoßen hatte, der so gut war, ließ ihr Herz schwer wie Stein werden. Es war ein Klischee, aber bevor sie alles vermasselt hatte, war ihr tatsächlich nicht klar gewesen, wie sehr sie ihn liebte. Ihre Vergangenheit war hochgebrodelt wie giftiges Gas und hatte ihre Gegenwart verseucht.

Auf dem Henry Hudson Parkway herrschte dichter Verkehr. Die City verschwand hinter ihnen im Rückspiegel. Hank saß finster neben ihr. Als er seinen Rucksack in den Kofferraum geworfen hatte, hatte es metallisch geklirrt, und sie mochte sich kaum ausmalen, was drin war. Wollte er das wirklich durchziehen? Würden sie das tatsächlich tun?

Und doch, war da nicht auch eine schwindelerregende Erwartung? Der schreckliche Nervenkitzel ausgemalter Rache lief prickelnd durch ihre Nervenenden. Jemanden zu stellen, der einen terrorisiert hatte, als man ein Kind war, und ihn dafür bezahlen zu lassen, darin lag eine Art Comic-Heft-Gerechtigkeit. Es war eine Vorstellung in Technicolor, leuchtend rot, orange, gelb und blau, eine Vorstellung, die alles umformte, was gewesen war. Es verwandelte sie von einer Schwarz-Weiß-Figur, die sich angsterstarrt zusammenkauerte, in eine mächtige Gestalt, bereit, alles in Ordnung zu bringen.

Sie hatte nicht viel über ihre rasende Wut gesprochen. Vielleicht ganz am Anfang, mit Dr. Cooper. Es war eine ungeheure Wut. So etwas hatte sie noch nie erlebt, und es kam ihr vor, als sei sie zu groß für ihren Körper. Aber diese Wut kochte in ihr hoch, wenn sie an Tess dachte, an Kreskey, daran, dass sie eigentlich gar nicht an der Brücke hätten sein dürfen, an die tausend Kleinigkeiten, die dazu beigetragen hatten, dass es so gekommen war – Tess' Mutter, die Dienst hatte, Tess' Fahrrad, das einen Platten hatte. Der Gedanke an diese Ungerechtigkeit schwoll an, erfüllte sie ganz. Ein Wutschrei, größer als die Welt, saß in ihrer Mitte. Wenn sie diesen Schrei herausließ, könnte er alles zerschmettern mit seiner furchtbaren Höhe und Lautstärke.

Sie hatte die Wut hinuntergeschluckt, sie drinnen gehalten. Genau wie den Kasten.

Sie fuhren und fuhren. Als sie ins Stadtgebiet von The Hollows hineinfuhren, spürte sie eine Veränderung an ihm, obwohl sie seit mehreren Kilometern kein Wort gewechselt hatten. Er setzte sich aufrechter hin, und sein Atemrhythmus veränderte sich.

»Hank.«

Er wandte den Kopf und schaute sie an, dann sah er wieder auf die Straße. Sie hatte ein wenig nachgeforscht darüber, was mit Hank nicht stimmen könnte, sie hatte mit einem Psychologiestudenten gesprochen, den sie kannte.

»Ich denke, eine multiple Persönlichkeitsstörung wie im Fall von ›Sybil‹, bei der es verschiedene Persönlichkeiten gibt, Charaktere sozusagen, ist sehr selten. So selten, dass viele Psychiater glauben, dass diese Störung gar nicht existiert«, hatte er ihr erklärt, als sie Falafel im Park aßen. Sie war kurz mit Steve ausgegangen, in ihrem ersten Jahr an der Uni, aber von der Chemie her war es eher Freundschaft als irgendetwas anderes, und die wenigen Küsse konnte man getrost vergessen.

»Ein Trauma im Kindesalter andererseits, das kann sehr heikel sein. In extremen Fällen spaltet sich die Psyche auf. Es ist eigentlich ein Überlebensmechanismus. Man muss es sich aber eher so vorstellen wie die zwei Seiten einer Münze – ein stärkeres Ich erscheint, um das kindliche Ich zu beschützen. Es können dissoziative Zustände auftreten, Fugue-Zustände, während denen ein Teil des Ichs mehr in den Vordergrund tritt. Das kann unter Umständen zu Blackouts, verschwommenen Erinnerungen oder leeren Stellen in der Erinnerung führen.«

Trotz des fröhlichen Treibens im Park hatte Rain das Gefühl gehabt, wieder in dem hohlen Baum zu sein. Steve hatte sie angesehen und eine Hand auf ihre Schulter gelegt, als ahne er intuitiv ihre bösen Erinnerungen. Er war drahtig, hatte einen Dreitagebart und große, seelenvolle Augen.

»C. G. Jung nannte das ›Teilpersönlichkeiten‹, fuhr er fort. »Bei einem Teil des Ichs kommt es zu einer Regression auf eine frühere Entwicklungsstufe. Ein anderer Teil hingegen wird als Reaktion auf das Trauma zu schnell erwachsen. Eine Art falsches Ich taucht auf. Bei großer Stressbelastung kann es auch später wieder in Erscheinung treten.«

»Kann man sich an das erinnern, was das andere Ich getan hat?«, fragte Rain.

Steve zuckte die Achseln. »Möglicherweise. Vielleicht aber auch nicht. Es könnte den Erinnerungen ähneln, die wir an unsere Träume haben – unzusammenhängend, unsinnig. Unser Traum-Ich ist im Grunde ein weiteres Ich. Wahrscheinlich ist es am ehesten damit vergleichbar.«

Sie erinnerte sich an Hanks Gesicht, wie verwirrt er gewirkt hatte. Es war tatsächlich so gewesen, als wäre er aus einem Traum erwacht.

»Hank?«, sagte sie erneut.

Er antwortete nicht einmal.

»Rain?«, Gillian, sie war noch am Telefon. »Bist du noch da, Freundin? Was quält dich?«

Sie parkte vor dem Eisentor zu Hanks Grundstück.

Was um alles in der Welt hatte sie vor? Sie würde klingeln. Ja, klar. Sie würde bei ihm klingeln und ihm mitteilen, was sie vermutete, an was sie sich erinnerte, wessen sie ihn verdächtigte. Aber was dann? Sie würde ihn zerstören. Sein Leben ruinieren. Schon wieder.

»Mir geht's gut«, sagte sie.

»Rain.«

»Gil«, sagte sie. »Ich muss Schluss machen. Ach, und ruf nicht bei mir zu Hause an, ja? Greg denkt, dass ich mit dir zusammen bin.«

Sie beendete den Anruf, bevor Gillian irgendetwas erwidern konnte.

Sie hätte sich fast zu Tode erschreckt, als das Tor sich plötzlich öffnete und Hank herausfuhr. Sie konnte seine kräftige Gestalt undeutlich auf dem Fahrersitz ausmachen.

»Wenn wir glauben, dass wir das nicht verdienen, was wir haben, zerstören wir manchmal unbewusst alles. Ich glaube, das war es, was ich in meiner Ehe mit deiner Mutter getan habe.« Das hatte ihr Vater ihr gestern gestanden – war es erst gestern gewesen? »Ich war innerlich so zerbrochen durch die Misshandlungen, dass ich wohl nicht wusste, wie ich mit einer Liebe wie der deiner Mutter umgehen sollte – ihrer Art gebender, bedingungsloser Liebe. Ich hatte sie gar nicht verdient.«

Vielleicht hatte er gehofft, dass sie ihm widersprechen würde. Aber sie war gemein und tat es nicht. Lilian, ihre Mutter, war durch und durch gut gewesen – ein liebender Geist, eine sensible Seele, eine wunderbare Autorin. Und er war nicht gut genug für sie gewesen. Er hatte sie in der Tat nicht verdient. Genau wie Rain Greg nicht verdient hatte.

»Hüte dich vor selbstzerstörerischen Impulsen, Laraine. Sie sind wie Schatten in der Psyche. Wir sind uns ihrer oft nicht einmal bewusst, bis sie alles niederbrennen, was unser Leben ausmacht.«

In ihrer Geschichte mit Hank – beiden Seiten von ihm – hatte immer er ihr nachgestellt, sie beobachtet. Er war ihr an diesem Tag in den Wald gefolgt, hatte sein Leben riskiert und seine geistige Gesundheit geopfert, um sie zu retten. Er war in ihrer Nähe geblieben, sogar nachdem sie klargestellt hatte, dass sie ihn nicht wollte. Aber heute Abend war sie an der Reihe. Sie würde ihm folgen, auch wenn sie nicht mal genau wusste, warum.

Sie ließ ihm einen kleinen Vorsprung, dann fuhr sie ihm hinterher.

37

Aber nein. Ich bin paranoid. Zumindest fährt das Auto hinter mir mit unverminderter Geschwindigkeit weiter, als ich unvermittelt halte und rechts ranfahre. Die Nacht ist samtweich, und ich bin heute nicht so richtig in Form. Ich bin ein wenig durch den Wind nach meinem Gespräch mit Tess (oder mit mir selbst, je nachdem, für was ich sie halten will), muss ich zugeben. Ich habe also weder auf das Nummernschild noch auf Modell oder Marke des Fahrzeugs geachtet. Aber Agent Browers schwarzer Mittelklassewagen war es nicht. Wenigstens etwas. Unsere Unterhaltungen gestalten sich zunehmend schwierig.

Sie ist in der Praxis aufgetaucht, als ich bei Angel war. *Ich habe nur noch ein paar Fragen*, hat sie auf einen Zettel gekritzelt, den sie meiner Sprechstundenhilfe dagelassen hat. Ihre Schrift ist eng und akkurat.

Eine Nachricht auf meinem Anrufbeantworter: »Ich habe nur noch ein paar Fragen, Dr. Reams.« Etwas an ihrem Ton hat sich verändert, er ist weniger respektvoll, härter.

Ich habe Brenda gebeten, für morgen einen Termin mit ihr auszumachen.

Brenda berichtete mir, dass die FBI-Agentin sich nach bestimmten Daten erkundigt habe.

»Was für Daten?« Als ob ich das fragen müsste.

»Den 7. September. Und sie wollte wissen, ob Sie am 5. Juni letzten Jahres in Boston oder in der Umgebung waren. Ich habe ihr erklärt, da müsse ich erst in Ihrem Kalender nachsehen.«

»Ich kümmere mich darum.«

»Dr. Reams, ist alles in Ordnung?«

»Aber natürlich. Machen Sie sich keine Sorgen, Brenda. Ich übergebe ihr morgen meinen Terminkalender, wenn ich sie sehe. Sagen Sie ihr das.«

Nur noch eine Nacht, nur noch ein Unrecht wiedergutmachen, wenn ich kann. Und dann werde ich vielleicht Beth anrufen. Und versuchen, mir die Zeit zurückzuholen, die ich verloren habe.

Es ist noch nicht zu spät, mein Leben richtig zu leben. Oder?

Und was ist mit mir?

Er poltert in seinem Käfig herum, läuft auf und ab, will Dinge, die ich ihm – wenn ich ehrlich bin – nicht mehr unbedingt zu geben bereit bin.

Was soll mit dir sein? Du wirst integriert.

Viel Glück dabei!

So weit ist es also gekommen, Rain. Meine einzigen Freunde sind ein Geist und die andere Seite meiner verkorksten Psyche. Traurig, oder? Mehr als traurig. Verstörend. Kreskey hat mich an diesem Nachmittag sehr wohl getötet, all das Beste in mir.

Ich stelle das Auto heute weiter entfernt von der Landstraße ab. Direkt an der Grenze des Grundstücks der Walters führt ein Pfad in den Wald. Ich überprüfe meinen Rucksack, schultere ihn und gehe in die Nacht hinaus. Die Luft klirrt vor Kälte.

Ich glaube, sie haben diesen Besitz aufgegeben. Das Haus liegt wieder dunkel da, der Garten ist verwildert, die Ziergehölze sind außer Form. Noch nie habe ich ein Auto in der Auffahrt stehen sehen.

Im Haus bin ich bereits gewesen. Es ist schöner, als ich erwartet hatte, abgenutzte alte Möbel, eine aufgeräumte Küche. Die Zimmer oben sind einfach und sauber, gequiltete Bettdecken, im Flur hängen alte Bilder an den Wänden.

Ich habe das Zimmer gesehen, in dem Angel ihrer Aussage nach untergebracht war – das Zimmer mit einer Eiche direkt vor dem Fenster, deren Zweige nachts gegen die Scheibe kratzen. Das Haus wirkt überhaupt nicht wie ein Ort, an dem furchtbare Dinge geschehen sind. Auf den wenigen Fotos, die im Haus verteilt sind, wirken Tom und Wendy Walters schmal und harmlos, wenig bemerkenswert, wenn ihre Augen auch etwas leblos sind. Sie sehen nicht aus wie Menschen, die Kinder foltern.

Aber wenn ich in meinen Leben und durch meine Arbeit etwas gelernt habe, dann das: Schlimme Dinge können überall geschehen, und fast niemand sieht aus wie der Dämon, der er innerlich ist. Markham war attraktiv wie ein Filmstar. Der Boston-Boogeyman ähnelte Mister Rogers aus der Vorschulserie, die Verkörperung von Güte und Freundlichkeit, schon ein wenig grau an den Schläfen.

Waldbaden. Zuerst gehe ich langsam, dann im Laufschritt, achte darauf, wo ich hintrete, suche mir meinen Weg zwischen den Bäumen hindurch. Ja, es ist eindeutig meine letzte Nacht hier draußen. Sollte ich den Keller nicht finden, werde ich es dabei bewenden lassen müssen. Angel – vielleicht lügt sie, leidet unter Wahnvorstellungen oder ist einfach verwirrt. Sie hielt all diese Jungs für den Jungen, den sie Valentine nannte. Ihre Hände haben gezittert. Als sie mich anschaute, sah ich Verwirrung, Angst. Ich kann nicht handeln aufgrund der Informationen, die sie mir gegeben hat, aber ich kann es noch einmal überprüfen. Für alle Fälle.

Der Plan war, dass du auf der Veranda stehen würdest, eine Erscheinung, die ihn ins Haus locken würde. Wenn er dich zeichnete, dann immer mit einem einfachen roten Kleid und offenen, schulterlangen Haaren. Also hattest du so ein Kleid an und trugst die Haare offen. Vielleicht würdest du ihm zuwinken, dich dann umdrehen und durch die Tür ins Haus treten. Sobald er drinnen war, würdest du es durch die Hintertür wieder verlassen und im Wagen warten, mit laufendem Motor, mein Fluchtwagen-Fahrer.

Wir würden nie wieder davon sprechen. Danach würden wir einander nie wiedersehen.

Ich war bereit. Ich hatte trainiert und mich informiert. Im Fitnessstudio hatte ich einen Trainer, der ein forderndes Programm durchzog – Gewichtheben, brutales Cardio-Training, Ringen, verschiedene Kampfsportarten. Im Darknet hatte ich gelernt, wie man seine Ausrüstung zusammenstellt. Wie man einen größeren Mann im Kampf besiegt. Wie man ein Opfer bewegungsunfähig macht. Wie man einen Mord begeht, ohne Spuren zu hinterlassen. Dort ist alles zu finden. Manches davon ist Mist, manches nur das Gefasel von Verrückten.

Aber wenn man sich auskennt, kann man alles in Erfahrung bringen, was man wissen muss. Meine bevorzugte Seite war die eines Paramilitärs, der akribisch seine Ausbildung als Kämpfer, Überlebender, Verhörspezialist und Killer darlegte. Alles, was ich wissen musste, hatte ich von einem US-Soldaten gelernt, der zum Söldner geworden war. »Die wichtigste Waffe, die du hast, ist dein Geist. Wenn du nicht bereit bist zu töten, wirst du sterben. Und keine Pistole und kein Messer auf der Welt kann dich retten.«

Er trat bei seinen Video-Tutorials vermummt auf.

Wie sich herausstellte, war alles Bockmist, was er gesagt hatte. Um sein eigenes Leben zu kämpfen oder um das Leben einer Freundin ist etwas ganz anderes, als kaltblütig zu töten.

Natürlich lief nicht alles so wie geplant, und ich verstand, was Harper gemeint hatte. *Es ist nicht so, wie du denkst. Nicht währenddessen und nicht nachher.*

Es ist schon komisch. Wenn man ein Kind ist, wirken Erwachsene wie Götter. Unglaublich mächtig, frei von Regeln, die Hüter von Geheimnissen. Dann durchläuft man eine Phase, in der sie einem unglaublich alt vorkommen, so überhaupt nicht auf dem Laufenden, dass man sie völlig abtut. Und irgendwann erkennt man dann, dass zumindest einige von ihnen wussten, wovon sie redeten. Wenn es so weit ist, ist man selbst alt und hat eigene Weisheit erworben, die niemand hören will.

Ich erinnere mich an diese Nacht, Lara. Aber die Erinnerung hat etwas von einer Filmrolle von schlechter Qualität, die man sich auf einem kleinen Bildschirm ansieht. Ich erinnere mich an das bleierne Schweigen zwischen uns, deine Blässe, dein angespanntes Gesicht, die Angst und Wut darin. Du hast mich gehasst, das konnte ich sehen, als ich deinen Blick auffing. Und wer könnte dir das verübeln, wenn man bedenkt, was ich von dir verlangt habe?

Ich habe dich schlecht behandelt, Rain Winter. Ich könnte ihm die Schuld daran anlasten. Aber ich bin nicht von der Bestie in mir zu trennen, nicht vollständig.

Genau wie heute versteckte ich damals den Wagen und schulterte den Rucksack. Ich ging durch den Wald, und du bist mir gefolgt. Dein Atem kam stoßweise. Du hast geweint, und ich habe nicht darauf geachtet.

Heute bin ich allein unterwegs. Aus irgendeinem Grund ist es ein anstrengender Marsch. Obwohl ich schon mit viel größerem Tempo durch weit schwierigeres Gelände gewandert bin, hat mich eine Art Müdigkeit überkommen. Ständig schaue ich mich nach Tess um, aber sie hat mich verlassen – wie alle klugen Frauen. Sie wahren Distanz.

Ich erreiche die Weggabelung, die Angel beschrieben hat, nehme den rechten Pfad und achte auf die Uhrzeit, damit ich sehe, wann eine Viertelstunde vergangen ist. Hier bin ich bisher noch nie gewesen, also – wer weiß.

Der zunehmende Dreiviertelmond wirft einen müden Schein und verschwindet gelegentlich hinter ziehenden Wolken. Ab und zu höre ich den klagenden Ruf eines Streifenkauzes. Aber meistens ist es still, nur einmal huscht ein Eichhörnchen über den Weg und verschwindet in den Zweigen über mir.

Die Bäume stehen weniger dicht, und ich komme zu einer Lichtung. So tief hinein in das Gelände habe ich mich bisher noch nie gewagt, und plötzlich wird mir bewusst, wie weit ich schon gegangen bin, dass niemand weiß, wo ich bin. Mein

Handy habe ich im Wagen gelassen – schließlich greift ein Eindringling eher selten auf die Möglichkeit zurück, die Polizei anzurufen. Außerdem traue ich dem Ding nicht. Ich weiß, wie leicht es ist, den Standort von jemandem zu ermitteln, ihn auszuhorchen, ich weiß, wie anfällig Smartphones für Spionage-Apps sind. Mit einer solchen Spionage-App habe ich dein Handy geklont, Lara. Ich bekomme alle Text-, Bild- und Gesprächsdateien übermittelt, ich weiß immer, wo du bist, es sei denn, du stellst den Ortungsdienst ab oder schaltest das Handy ganz aus, wie du es manchmal tust. Also misstraue ich natürlich meinem eigenen Gerät. Wenn die Leute nur wüssten …

Ich knie mich hin und öffne den Rucksack, entnehme ihm den Metalldetektor, den ich im Internet bestellt habe, und baue ihn rasch zusammen. Ich habe ihn zu Hause getestet. Es ist Billigware, in China hergestellter Mist, und ich konnte kaum glauben, dass er tatsächlich funktioniert. Aber offenbar tut er das. Er ist so leicht wie ein Trinkstrohhalm und gibt ein leises Klickgeräusch von sich, als ich ihn einschalte.

Ich gehe über die Lichtung. Ich umrunde sie einmal, dann überquere ich sie im Zickzack. Erst als ich schon fast aufgeben will, leuchtet das rote Licht auf, und das Gerät beginnt zu piepen. Als ich hinuntersehe, entdecke ich eine Holztür im Boden, mit einem Vorhängeschloss und einem Metallriegel gesichert. Ich starre kurz darauf.

Na, da schau her. Angel hat die Wahrheit gesagt. Ich hole den Bolzenschneider aus meinem Rucksack. Ich könnte versuchen, das Schloss aufzubrechen, aber die Nacht ist schon fortgeschritten, und mich beschleicht ein bohrendes Gefühl von Unbehagen.

Ich durchtrenne den Bolzen mit Mühe.

Es ist nicht einfach, nichts davon. Die Beschaffung des Werkzeugs, die Recherchen, das Auskundschaften, das Nachspionieren, der körperliche Akt, ein Leben zu nehmen. Man muss schon wirklich überzeugt von seiner Sache sein.

Das Schloss löst sich und landet krachend auf dem Holz. Als ich die Tür aufschwinge, trifft der Gestank mich wie eine Faust, und ich taumle rückwärts.

O Gott!

»Was zum Teufel haben Sie auf meinem Grund und Boden verloren?«

Ich fahre herum, als ich die Stimme höre, und stehe Tom Walters gegenüber.

Er ist dünn und gebeugt, das verbrauchte Gesicht wirkt auf seltsame Weise gleichzeitig jung und alt. Strohiges Haar, laienhaft geschnitten, schlecht sitzende Kleidung. Drohende Miene. In der Hand hält er eine Art Holzhammer, der aussieht, als könnte er jede Menge Schaden anrichten, wenn er es schafft, mich damit zu treffen. Was nicht passieren wird.

»Was ist da unten, Mr Walters?« Ich entscheide mich für ein direktes Vorgehen. Ich stelle leicht die Beine auseinander, um einen festen Stand zu haben, taxiere ihn. Schätzungsweise bin ich etwa fünfzig Pfund schwerer als er.

Er wirkt überrascht. Vielleicht hat er erwartet, dass ich ängstlich reagiere oder mich zurückziehe. »Was zum Teufel ... wer sind Sie?«

»Wer ist da unten?«, wiederhole ich.

Mein Rucksack. In einem Moment der Achtlosigkeit habe ich ihn offen auf der anderen Seite der Lichtung stehenlassen, nachdem ich den Bolzenschneider herausgeholt hatte.

Er kommt näher, und ich weiche nicht von der Stelle, setze den linken Fuß nach vorn, kampfbereit. Fast hätte ich gelacht, als ich an all die Männer denke, die fast das Doppelte seiner Statur hatten, die ich besiegt habe, im Ring und außerhalb. Er wird hoch zielen, wenn er zum Schlag ausholt, wette ich, die Kraft aus der Schulter holen. Ich sehe seine Schulter zucken, ein verräterisches Zeichen. Ich bereite mich darauf vor, den Hieb abzublocken. Stattdessen bleibt er stehen.

»Sie haben dieses Grundstück unerlaubt betreten. Und ich habe die Polizei gerufen«, sagt er. Sein Blick wandert zu der offenen Falltür hinter mir. »Sie verschwinden am besten von hier.«

»Ich bezweifle, dass Sie die Polizei gerufen haben«, sage ich. Ich trete einen Schritt vor, er macht einen Schritt zurück. Ich habe vor, ihm den Holzhammer abzunehmen.

Aber als der Angriff kommt, kommt er von hinten.

Ein heftiger Schlag auf den Hinterkopf – die Welt dreht sich um mich, und in meinen Ohren klingelt es. Es dauert eine Sekunde, bis der Schmerz einsetzt, aber meine Nervenenden schrillen wie eine Sirene. Ich fahre herum und sehe eine Frau hinter mir stehen, in der ich Wendy Walters erkenne, eine Schaufel in der Hand, die sie erhoben hat, um damit zuzuschlagen wie mit einem Baseballschläger.

Ich bin wie gelähmt, zu überrascht, um mich zu verteidigen, als Tom Walters mir mit dem Hammer einen mächtigen Hieb aufs Knie versetzt. Ich höre mich selbst schreien. Und dann kommt der Stoß.

Ich taumele rückwärts, stürze in den Abgrund dieses Lochs im Boden, falle und falle, pralle auf dem Weg nach unten auf Stufen auf. Schmerz und Angst kommen verzögert, ich spüre nur eine furchtbare Desorientiertheit, das Pochen in meinem Kopf, meiner Hüfte, meinem Knie.

Das Letzte, was ich bewusst wahrnehme, ist die Tür, die sich mit einem Knall über mir schließt.

38

Setz die auf.«

Hank drückte ihr eine Gummimaske in die Hand, die mit Federn besetzt war.

»Wieso?«, fragte sie mit zittriger Stimme.

»Setz sie einfach auf.«

Sie gehorchte. Die Maske stank nach Chemie, und das Plastik scheuerte auf ihrer Haut.

»Zieh die Kapuze über, dann gehen wir.«

Ab einem gewissen Punkt hatte die ganze Sache die Unwirklichkeit eines Albtraums angenommen. Es war unendlich weit entfernt von allem, was sie je getan hatte, sie hätte sich nie vorstellen können, dass sie so etwas tun könnte. Ihr Leben war nicht einfach gewesen seit der Sache mit Kreskey. Aber sie befand sich auf einem traditionellen Weg – Therapie, Schule und Studium, Praktika, Greg. Sie wusste, was sie machen wollte, wo sie hinwollte. Kreskey und dieser entsetzliche Tag, der ihr Leben verändert hatte – das lag hinter ihr, die Ängste und Erinnerungen waren fest in ihr verschlossen.

Und dann war Hank gekommen. Er hatte etwas in ihr geöffnet. Vielleicht war es auch schon immer da gewesen.

Sie gingen eine Weile, sie folgte ihm, beobachtete ihn durch die Augenschlitze der Maske hindurch. Die Maske vermittelte ihr irgendwie das Gefühl, unsichtbar zu sein, fast, als wäre sie gar nicht da.

Das Haus erhob sich vor ihnen, hässlich und klein. Fast wäre sie umgekehrt, hätte die Maske abgerissen und wäre davongelaufen. *Das bist du mir schuldig, Lara.* Es war dieser Gedanke, der sie davon abhielt, einfach abzuhauen. Sie schuldete es ihm. Das tat sie.

»Zieh den Mantel aus«, sagte er. »Und nimm die Maske ab.«

Er nahm ihr beides ab.

»Wenn du ihn siehst, geh ins Haus und verlass es durch die Hintertür. Warte im Wagen, mit laufendem Motor.«

Sie standen auf der Veranda, und als er sich rückwärts Richtung Haustür bewegte, meinte sie, etwas in seinen Augen aufblitzen zu sehen. Sie konnte sie durch die Falkenmaske hindurch erkennen – rostrote Federn, scharfer gelber Schnabel. War es Bedauern, Trauer? In dem Moment trat er auf ein morsches Brett und brach mit dem Fuß durch.

Er fluchte ausgiebig, und als sie versuchte, ihm aufzuhelfen, stieß er sie weg. Es war nicht er, nicht der Mann, dem sie ihren Körper geschenkt hatte, nicht der Junge, der sie früher huckepack getragen hatte. Es war der andere. Sie hasste ihn.

Sie zitterte, ein Zittern, das in ihrem Innersten begann und sich durch ihren Körper bewegte wie ein Virus. Ihr Magen krampfte sich zusammen, ein saures Brennen stieg ihr den Hals hinauf. Er befreite seinen Fuß und ging ins Haus. Er schien überhaupt keine Angst zu haben. Er war wieder wie ein Roboter, die Aufmerksamkeit allein auf die vor ihm liegende Aufgabe gerichtet.

Sie stand auf der Veranda – wie lange?

Die Nacht war still und furchtbar kalt. Alle Sterne waren

durch die Wolkendecke oder Baumwipfel verdeckt. Sie ging auf der Veranda auf und ab und mied dabei das morsche Brett. Hoffnung stieg in ihr auf – vielleicht würde er gar nicht kommen. Auf keinen Fall würde sie sich noch einmal von Hank dazu überreden lassen. Nein, verdammt, sie würde Detective Harper anrufen und ihm erzählen, was sie zu tun versucht hatten. Sie würde es ihrem Vater sagen. Greg vielleicht nicht – aber der würde ihr ja sowieso nie verzeihen. Aber er brauchte nicht zu wissen, dass sie wegen diesem Typen immer tiefer sank.

Sie dachte an Greg, daran, wie allein sie sich fühlte, wie wütend er wäre, wie besorgt, wenn er wüsste, wo sie war, daran, wie falsch das alles war – als sie einen Blick auf sich fühlte. Dieses Kribbeln der Haut, das man spürt, wenn jemand einen ansieht.

Angst erfasste sie, als sie sah, dass jemand aus der Dunkelheit getreten war, eine massige, schemenhafte Gestalt in der umliegenden Schwärze, das Gesicht weiß und rund wie ein Mond. Kreskey.

Sie wich zurück, als er näher kam, eine Hand nach ihr ausgestreckt, und unterdrückte einen Schrei. Als sie im Haus war, reichte Hank ihr ihren Mantel, die Maske.

»Jetzt geh.«

Sie eilte rasch durchs Haus, blindlings, durch die Diele, in die Küche hinein, ertastete sich ihren Weg. Als sie am Wohnzimmer vorbeikam, warf sie einen Blick hinein – eine ausgelegte Plastikplane. Werkzeug. Ein Seil. Was genau hatte er vor? Sie brauchte das nicht zu wissen, sie blieb nicht stehen.

Die Hintertür schwang auf, und vor ihr lag die Nacht. Sie konnte zum Auto laufen. Sie konnte ihn sogar hier zurücklassen und zu der Polizeistation fahren, an der sie vorhin vorbeigekommen waren, dem Ganzen ein Ende bereiten, bevor es richtig begann.

Aber sie tat es nicht.

Sie blieb im Türrahmen stehen, die Kälte draußen war wie eine Mauer. Ihr heißer, rasselnder Atem stieg in Wölkchen auf. Sie verharrte einen Augenblick, lauschte in die Stille der Nacht und dachte an den hohlen Baum, der sie verborgen hatte. An die Schreie ihrer Freundin.

Dann drehte sie sich um und ging wieder ins Haus.

Was bedeutet es, Stärke zu zeigen? Mutig zu sein?

Als sie ein Kind war, dachte sie, sie würde die Antwort auf diese Fragen kennen. Es war einfach – man scheute nicht vor einer Rauferei zurück, man verteidigte seine Freunde. Man stellte sich aufs Podium, um einen Vortrag über Recycling zu halten, obwohl einem ziemlich übel war und die Stimme anfangs ein wenig zitterte. Man weinte nicht, wenn man vom Fahrrad fiel.

Später bedeutete es dann etwas anderes.

Man verließ in der letzten Stunde des Lebens seiner Mutter nicht den Raum, auch wenn sie gar nichts mehr mitbekam, obwohl man am liebsten auf die Straße gerannt und weggelaufen wäre, so weit weg wie möglich, wenn man am liebsten vor Schmerz und Trauer geschrien hätte.

Man ertrug stundenlang lebensverändernde Schmerzen, um natürlich gebären zu können. Man überließ seinen Körper seinem Kind. Man gab einen Teil von sich selbst auf, von seinem Leben, um eine gute Mutter zu sein, eine gute Ehefrau. Man bezwang die Dämonen der Vergangenheit, um heil und ganz sein zu können – damit man seine Tochter lehren konnte, wie man leben sollte, was richtig war.

Jetzt, nur eine Stunde, nachdem sie Greg und Lily verlassen hatte, beobachtete Rain, wie Hank seinen Wagen abstellte und diesen Rucksack aus dem Kofferraum nahm. Sie wusste nicht, ob sie mit dem, was sie da tat, Stärke bewies oder Mut oder ob es einfach nur dämlich war – grob fahrlässig.

Fast hätte sie sich bemerkbar gemacht, ihn gerufen.

Hör auf damit, hätte sie am liebsten gesagt. Ich weiß, was du getan hast. Ab heute muss Schluss damit sein.

Aber sie stand nur stumm da, in der Nacht, meilenweit weg von zu Hause. Von dort, wo sie eigentlich sein sollte.

Wo wollte er hin? War es mutiger, ihm zu folgen? Oder zu ihrer Familie zurückzukehren und Hank tun zu lassen, was immer er zu tun vorhatte? Sie könnte die Polizei rufen. Oder Agent Brower anrufen. Oder Chris. Aber nein, das konnte sie schließlich schlecht machen, nicht wahr?

War es mutiger, ein Geheimnis zu bewahren? Oder es zu verraten, egal, wo hoch der Preis sein würde, für Hank, für Rain, für ihre Familie? Sie konnte aber auch nach Hause fahren und schweigen wie schon einmal.

Sie wartete, bis Hank verschwunden war, dann folgte sie ihm.

39

Auf der Heldenreise gibt es immer außergewöhnliche Prüfungen zu bestehen, Feinde zu bekämpfen, vernichtende Niederlagen. Der Weg ist voller Gefahren, von innen und von außen. Es gibt die dunklen Nächte der Seele, wenn die Verzweiflung ihre schwarzen Klauen in einen bohrt und man glaubt, dass man nicht weitergehen kann, nicht weitergehen sollte. Und manchmal vermasselt man es einfach.

Weißt du, was ich meine, Rain? Hast du je einen so schweren Fehler begangen, bist so katastrophal gescheitert, dass du glaubst, diesmal wirst du den Weg zurück nicht finden?

So geht es mir gerade jetzt.

Steh schon auf, du Loser.

Er wütet, gibt mir die Kraft, die Stärke, die ich brauche. Leider hat der Körper, den wir beide bewohnen, gerade einen furchtbaren Sturz hinter sich.

Ich habe Angst, mich zu bewegen, mein Arm und ein Bein sind verdreht, meine Schulter brennt wie Feuer, meine Hüfte und mein Kopf fühlen sich an, als wäre irgendwas nicht in Ordnung. Ich atme, versuche, mich aus dieser unnatürlichen Lage zu befreien. Der Gestank. Die absolute Schwärze. Die tödliche Stille. Verdammt. Vielleicht bin ich tot.

Ich habe das früher immer gedacht, wenn ich mit meiner Mutter im Golf von Mexiko badete. Die heiße Sonne, der Ozean, warm wie Badewasser, der Geruch nach Salz, Sand und Sonnencreme. Das schimmernde grüne Wasser trug meinen Körper, und ich ließ mich mühelos dahintreiben. Meine Mutter sang, sanfte Balladen von Joan Baez und Joni Mitchell, Norah Jones. Ihre Stimme war süß und melodisch und vermischte sich mit den Schreien der Möwen. Was wissen wir schon vom Tod? Vielleicht hatte Kreskey mich an jenem Tag ermordet, und meine Seele war mit meiner Mutter nach Florida gezogen.

Mit Mühe richte ich mich in eine sitzende Position auf.

»Das hast du jetzt echt verbockt«, stellt Tess fest. »Weiß überhaupt jemand, dass wir hier sind?«

Ich kann sie nicht einmal sehen. Sie ist nur eine körperlose Stimme. Ich ziehe mein Shirt über die Nase, um den Geruch zu dämpfen. Meine Taschenlampe und all mein Werkzeug ist im Rucksack.

Du lässt diesen verdammten Rucksack doch sonst keine Sekunde aus den Augen. Was soll das sein, die Stunde des Stümpers?

Ich kann alles bewegen – Finger und Zehen. Kopf, Schulter, die Hüfte, das Bein tun mir weh. Das Knie ist schlimm verdreht. Aber es ist nicht dieser irrsinnige Schmerz, den man hat, wenn etwas gebrochen ist, alles ist intakt. Alles ist beweglich. Ich kann das nur auf mein intensives Kampfsport- und sonstiges Training zurückführen, die Muskulatur ist stark und geschmeidig. Biegen oder brechen.

»Hallo?«

Das verängstigte Flüstern kommt von rechts.

»Hallo?«, antworte ich.

»Wer ist da?«

»Billy?«, frage ich. »Billy Martin? Bist du das?«

Ein Schniefen. »Ja.«

Ich gehe auf alle viere und krieche auf die Stimme zu. »Ich bin gekommen, um dir zu helfen.«

Ziemlich lächerlich, da wir dank meiner absoluten Unfähigkeit beide hier unten eingesperrt sind.

»Hast du ein Licht?«

»Nein«, sagt er. »Haben Sie denn keins?«

»Ist noch jemand hier unten?«

Ich gelange zu den Stäben eines Käfigs. Es ist stockfinster, ich bin völlig blind. Ich lege die Hände auf die Gitterstäbe und ertaste knochige Finger. Ich umfasse seine Hand. Der Junge stinkt bestialisch, und ich versuche, nicht zu würgen.

»Da waren noch andere«, flüstert er. »Aber seit einer Weile ist alles ruhig. Haben Sie was zu essen dabei? Oder Wasser?«

In meinem Rucksack, ja. Protein-Riegel. Eine Flasche Wasser. »Nein«, sage ich. »Tut mir leid.«

»Wie wollen Sie uns hier rausbringen?« Seine Stimme ist ein verzweifeltes Krächzen. »Sind Sie ... runtergefallen?«

»Keine Sorge«, beruhige ich ihn, obwohl ich selbst zutiefst besorgt bin. »Wir denken uns etwas aus.«

Ich gab dir deinen Mantel, Rain, und deine Maske, und ich ließ dich gehen. Ich wusste, du würdest im Wagen warten. Du würdest mich nicht alleinlassen oder zur Polizei gehen. Denn ich kannte dich – dein Herz, deinen Verstand, oder jedenfalls dachte ich das. Ich wusste, wenn ich dieses Haus verließ, würdest du mit laufendem Motor auf mich warten, wie abgesprochen.

Ich war bereit. Er hatte die Oberhand – und ich wollte, dass es so war. Er, dieser Teil von mir, dem es egal war, was er tat oder wem er wehtat, der keine Angst hatte und nicht unter Albträumen litt.

Ich sah dir nach, als du die Diele durchquertest, eine kleine, schmale Gestalt, nicht viel größer als damals, als wir Kinder waren. Ich möchte, dass du eins weißt: Ich bedaure es. Es tut mir leid. Wie ich dich behandelt habe, was ich dich tun ließ. Es war falsch.

Dann hörte ich Kreskeys Schritte, das Rascheln im trockenen Laub, das Ächzen der Stufen, als er zur Veranda hochstieg. Alles Blut wich aus meinem Körper, mein Hals wurde trocken. Er bewegte sich langsam, keuchend vor Anstrengung, und dann stieß er die Tür auf. Er blieb einen Moment stehen, hinter ihm füllte die Nacht den Türrahmen aus. Himmel, er war noch widerwärtiger, noch hässlicher als früher.

Er war der Boogeyman, der Kinderschreck.

Das Ungeheuer im Kleiderschrank.

Ich war nicht vorbereitet auf den Ansturm der Gefühle, das schiere, trockene Entsetzen. Das Messer in meiner Hand war plötzlich zu schwer, und mein Arm füllte sich mit Sand.

Er musterte mich. Die ganze Zeit, während der ich ihn beobachtet hatte, hatte er gewirkt wie ein Zombie. Aber als er mich jetzt ansah, waren seine Augen hellwach und aufmerksam. Seine Hände ballten sich zu Fäusten.

Ich spürte, wie meine Eingeweide sich verflüssigten. Ich war wie erstarrt. Die Bestie in mir war verschwunden, da war nur ich in meiner Haut, ein geprügelter, traumatisierter Junge, der zu einem schwachen, ängstlichen Mann geworden war.

»Du«, sagte Kreskey. Er erkannte mich, sein Mund verzerrte sich zu einem entsetzlichen Grinsen, das graue, schiefe Zähne enthüllte. »Du bist zu mir zurückgekommen, du kleine Schlampe.«

Es dauerte eine Sekunde, bis ich begriff, dass er nicht mit mir sprach.

Er sprach mit dir.

Du kamst und stelltest dich neben mich. Ich fühlte, wie deine kühlen, schmalen Finger sich um meine Hand schlangen.

Du nahmst mir das Messer ab.

Und bevor ich dich aufhalten konnte, ranntest du auf ihn zu, einen wilden Kriegsruf auf den Lippen.

Ich taste mich die schmale Treppe hoch und komme rasch zu der geschlossenen Falltür. Törichterweise versuche ich, die gesunde Schulter als Rammbock einzusetzen, was so qualvolle Schmerzen auslöst, dass ich fast ohnmächtig werde. Fast wäre ich noch einmal die Treppe hinuntergestürzt. Die Tür gibt nicht nach.

»Also, Billy«, sage ich, als ich wieder unten bin, und lasse mich gegen die Wand sinken. »Wie bist du in dieser Scheiße gelandet?«

Diese Frage habe ich schon zahllosen traumatisierten Kindern gestellt. Es ist nicht so flapsig, wie es klingt – gut, ein bisschen vielleicht. Es ist eher eine lockere Art, einen jungen Menschen dazu zu bringen, über die Reise nachzudenken. Die Reise aus der Perspektive von jemandem zu sehen, der zumindest ein wenig Kontrolle darüber hatte, wie sich alles entwickelt hat. Verantwortung dafür trägt. Nicht die Schuld. Es gibt keinerlei Schuldzuweisung. Wenn wir verantwortlich sind, können wir besser auf unsere gegenwärtige Situation reagieren, uns als handelnde Personen sehen, nicht nur als Opfer der Umstände.

»Also, Hank«, sagt Tess aus der Leere vor dem Jungen. »Wie bist du in dieser Scheiße gelandet?«

Nur fair.

»Mein Vater ist gestorben«, flüstert Billy. Von den Fotos, die mir gezeigt wurden, weiß ich, wie er aussieht. Doch jetzt ist er nicht einmal ein Schemen. Wir sind zwei Stimmen in tiefster Schwärze. »Und meine Mutter hat wieder geheiratet.«

»Das ist hart«, sage ich. Erkenne an, wie schwer es war, aber ermutige auf keinen Fall dazu, in Selbstmitleid zu baden. Ob wir ein Trauma überleben, hängt vor allem davon ab, wie wir uns das Vergangene erzählen und die Zukunft. »Und wie lief es mit deinem Stiefvater?« Als ob ich das fragen müsste.

»Ich habe ihn gehasst. Er hat mich geschlagen.«

»Hast du mal mit deiner Mutter darüber gesprochen?«

»Die hat er auch geschlagen.«

»Und dein Vater. War er auch gewalttätig?«

»Manchmal«, sagt Billy. »Aber ich wusste, dass er mich liebte. Er war bloß ... ich weiß nicht ... manchmal wurde er einfach traurig.«

Depression. Gewalt. Wie viele von uns wachsen so auf? Viele. Pro Jahr wird circa 3,5 Millionen Misshandlungs-, Missbrauchs- oder Vernachlässigungsvorwürfen nachgegangen. Vernachlässigung ist bei Weitem die häufigste Misshandlung. Danach kommen körperliche Misshandlungen, dann sexueller Missbrauch. Manche Kinder erleiden Poly-Viktimisierung, wie wir das nennen, werden auf mehr als eine Art misshandelt. In vier von fünf Fällen sind Eltern oder Stiefeltern die Täter. Das sind eine Menge seelisch verletzter Leute, die herumlaufen. Ganz zu schweigen von den Misshandlungen, die erst zu den Misshandlungen geführt haben.

»Und wie bist du damit umgegangen?«

Es folgt die vertraute kurze Pause. Die meisten Opfer von Kindheitstraumata werden nicht gefragt, wie ihre Rolle bei der Sache denn aussah. Auch hier geht es nicht um Schuldzuweisung. Wir geben nicht dem kindlichen Opfer die Schuld. Wir ermöglichen ihm nur, die Situation auf neue Weise zu betrachten.

»Was, glaubst du, hättest du anders machen können, Hank?«, fragt Tess abfällig.

Den Rucksack nicht außer Reichweite lassen, zum einen.

Nicht meine Deckung vernachlässigen.

»Hast du irgendwas richtig gemacht?«, fragt Tess.

Eins vielleicht. Ich bin mir ziemlich sicher, dass es einen Menschen gibt, der weiß, wo ich bin.

»Ich habe versucht, mich gegen ihn zu wehren«, antwortet Billy. »Als mir klar wurde, dass ich ihm nicht gewachsen bin und meine Mutter nichts unternehmen würde, bin ich abgehauen.«

»Gibt es jemanden, den du hättest anrufen können? Jemanden aus der Familie. Einen Lehrer.«

»Mein Stiefvater hat gedroht, dass ich in ein Heim komme. Dass ich meine Mutter nie wiedersehen würde.«

Ich vermute mal, Tom Walters hat ihn am Busbahnhof entdeckt, ihm ein Bett und eine Mahlzeit angeboten. Wahrscheinlich war er freundlich, warmherzig – ein unwiderstehlicher Köder für einen Jungen wie Billy.

Ich warte einen Augenblick, lasse seine Worte in der Luft

schweben. Währenddessen rattert mein Gehirn. Meine einzige Handlungsoption ist wohl, darauf zu warten, dass Tom oder Wendy zurückkommen, was sie ja irgendwann tun müssen.

»Aber das werde ich jetzt wohl sowieso nicht mehr«, sagt Billy leise.

»Schauen wir mal, ob wir nicht gemeinsam einen Weg hier raus finden. Dann bringen wir dich zu deiner Mutter zurück und sorgen dafür, dass deine Familie Hilfe bekommt.«

»Das hat Tom auch gesagt.« Billys Stimme klingt ängstlich. »Er hat gesagt, er ruft meine Mutter an und sorgt dafür, dass sie eine Wohnung bekommt.«

»Und das war eine Lüge«, stelle ich fest.

»Ja.«

»Also, Billy«, sage ich. Alles, was wir Therapeuten anfangs haben, sind Worte. Es dauert seine Zeit, bis man sich das Vertrauen verdient hat, und das gilt besonders für junge Leute, die durch Menschen oder das Leben oder beides schwer verletzt wurden. »Ich lüge nicht. Ich will dir helfen.«

Das klingt ziemlich schwach, insbesondere angesichts unserer derzeitigen Lage.

»Okay«, sagt er nach einer Pause.

Über uns ist ein Krachen zu hören. Dann wieder. Ich springe auf und drücke mich rücklings gegen den kalten Schlackenstein der Treppe. Mein einziger Plan ist, demjenigen, der zuerst die Treppe herunterkommt, ein Bein zu stellen, mir die Dunkelheit zunutze zu machen. Billy beginnt zu weinen.

»Du bist so was von abgefuckt«, bemerkt Tess. »Was für eine Scheiße.«

Noch ein Krachen, dann noch eins. Dann ein dumpfer Aufprall. Die Tür oben geht langsam auf, jemand grunzt. Endlich erscheint ein Gesicht über mir wie der Mond.

Ich traue meinen Augen kaum. Ich träume.

Oder ich habe diesmal endgültig den Verstand verloren.

40

Der verschlossene Kasten öffnete sich, das war die beste Beschreibung, die Rain dafür einfiel. Und heraus kamen nicht nur die Angst und die Trauer, die Scham, die sie empfand, weil sie sich versteckt hatte, anstatt ihren besten Freunden zu helfen. Ihren besten Freunden, die sie an diesem Tag verloren hatte. Sondern auch die Wut.

Beim Anblick von Kreskey, der in der Tür stand, bei seinen Worten, barst etwas in ihr und die Welt färbte sich rot. Hank war wie erstarrt. Steife Gliedmaßen, kreidebleich im Gesicht, der Kiefer schlaff vor Entsetzen. Er überragte sie bei Weitem und wog fast doppelt so viel wie sie, aber Rain sah deutlich, dass er nutzlos sein würde.

Sie ergriff das Messer.

Das Gewicht des Messers in ihrer Hand, die schimmernde Klinge. Es fühlte sich gut an.

Und bevor sie es überhaupt selbst wusste, stürzte sie nach vorn.

In ihrem Kopf lief ein entsetzlicher Film ab – sie mit Tess auf der Brücke, Wolfs tiefes, kehliges Knurren, seine Reißzähne in ihrem Fleisch, Tess' entsetzter Angstschrei, Kreskeys Hieb, ihr Schock und der Schmerz, Hanks Kriegsgeschrei. Erneut fand sie sich dort wieder. Aber diesmal kauerte sie nicht in einem hohlen Baumstamm, während er ihre Freunde verschleppte. Diesmal war sie bewaffnet, sie war stark. Diesmal stürzte sie auf ihn los, aus vollem Hals schreiend, das Messer hoch erhoben.

Sie konnte sie retten, sie konnte sie alle retten. Und sie würden alle entkommen, gesund und heil aufwachsen, ihre Kinder zusammen großziehen, miteinander alt werden. Sie würden ein normales Leben führen, mit Schulbällen und Hochzeiten, Babypartys und Ausgehabenden für Mütter. Sie würden einander während der guten Tage anfeuern und einander durch die schlechten Tage hindurchtragen. Freunde. Sie würden für immer Freunde bleiben.

Sie war nicht anwesend in jener Nacht im Kreskey-Haus, sie war nicht sie selbst.

Später würde sie behaupten – gegenüber Hank, gegenüber sich selbst –, dass sie sich nicht richtig an das erinnern konnte, was passiert war. Auch diese Nacht würde sie wegsperren. Noch ein Kasten. Noch ein Albtraum.

Aber die Wahrheit war, sie nahm Hank das Jagdmesser ab und rammte es Kreskey ohne Zögern ins Herz.

Ihm blieb keine Zeit zu reagieren. Sie traf das Ziel und setzte ihr ganzes Gewicht ein, um das Messer tiefer hineinzutreiben. Kreskey fiel auf die Plastikplane unter ihm, sie fiel auf ihn drauf. Er stieß einen keuchenden Laut aus, aus seinem Mund quoll ein Strom von Blut. Sie sah ihm direkt in die Augen, fast überwältigt von seinem Gestank. Sie sah zu, wie sein Licht ausging, seine Augen glasig und still wurden, spürte die letzten Zuckungen seines Körpers. Und dann begann sie zu schreien, schrie endlich den Schrecken und das Entsetzen heraus, das sie mit sich herumgetragen hatte, die Albträume, die sie gequält hatten, alles, was sie seinetwegen verloren hatte, unter anderem ihre Kindheit.

Hank zog sie von ihm weg und schloss sie in die Arme, er wiegte sie, bis sie aufhörte zu schreien und zu weinen, sondern nur noch leise wimmerte.

»EsistallesinOrdnung, esistallesinOrdnung«, sagte er immer wieder. »Estutmirsoleidestutmirsoleid.«

Sie klammerte sich an ihn. Seine Arme waren stark und sicher, und er hielt sie fest und weinte ebenfalls. Sie wandte sich von Kreskey ab und vergrub ihr Gesicht ins Hanks grober Jacke.

So fand Detective Harper sie.

»Heilige Scheiße«, sagte er, als er durch die Tür kam und sie beide erschreckte. Rain und Hank erstarrten. Ein Dreieck von Menschen, die unter Schock standen.

Detective Harpers Gesicht war fassungslos, er schlug die Hand vor den Kopf. »Oh mein Gott«, stieß er hervor.

Hank und Rain klammerten sich aneinander fest. Sie konnte nicht aufhören zu schluchzen, aber Hank war stumm und stocksteif.

Die schrecklichen Folgen, die das nach sich ziehen könnte, standen im Raum, während Kreskey auf dem Fußboden langsam ausblutete.

»Okay«, sagte Harper schließlich. »Wir räumen hier auf, und dann sehen wir zu, dass wir von hier verschwinden.«

Als sie wenig später bei Harper ankamen, zogen sie sich mit seiner Hilfe bis auf die Unterwäsche aus und verbrannten alles, was sie angehabt hatten, in seinem Kamin. Rain zitterte wie Espenlaub, als sie in rosa Jogginghosen und ein T-Shirt stieg, auf dem »Sexy Lady« stand. Hank bekam eine Jeans und einen Football-Pullover.

»Also«, sagte Harper, während ihre Sachen verbrannten, »getan ist getan. Ihr werdet niemals mit irgendjemandem darüber sprechen. Ihr werdet vergessen, dass es passiert ist. Niemand wird deswegen zu euch kommen. Und wenn ihr den Drang verspürt, zu gestehen, zum Beispiel eurem Therapeuten oder eurem Priester, vergesst nicht, dass ihr auch mich reinreiten würdet, ebenso wie euch selbst und alle, die euch je geliebt haben. Und das wegen eines Mannes, der euer Leben zerstört und eure Freundin ermordet hat und der es sehr wahrscheinlich bei nächster Gelegenheit wieder getan hätte.«

Rain und Hank saßen auf Harpers Sofa, fassungslos, sprachlos und nickten.

»Seht euch besser eine Weile nicht«, fuhr er fort. »Vielleicht nie mehr. So ist es für euch beide leichter, damit abzuschließen, wisst ihr. Wie im Krieg. Redet nicht darüber. Versucht, es zu vergessen.«

»Kannst du fahren?«, fragte er Hank, der stumm nickte.

»Gut«, sagte Harper. »Verschwindet von hier. Und wenn die Journalisten an eure Tür klopfen? Antwortet nicht. Was auch immer ihr tut, redet nicht mit der Presse.«

Schweigend fuhren sie in die Stadt zurück. Als er vor ihrem Wohnheim hielt, stieg sie aus und ging, ohne sich umzudrehen. Sie hörte, wie er das Fenster hinunterließ und ihren Namen rief, aber sie reagierte nicht.

Nachdem sie Kreskey getötet hatte, empfand sie nichts. Keine Reue. Keine Albträume. Tatsächlich hatte sie weniger Albträume als vorher. Wenn Rain irgendetwas empfand, dann ein Gefühl von Befreiung. Sie hatte die Version von sich befreit, die Kreskey in seinen Fantasien gefangen gehalten hatte. Da war eine schwindelerregende Leichtigkeit, ein intensives Gefühl persönlicher Stärke. Sie hatte sich dem Schreckgespenst entgegengestellt – und gewonnen.

Der Mord an Kreskey kam am Tag darauf in den Nachrichten, und es gab einen Ansturm von Journalisten, eine Flut von Anrufen, und vor ihrem Wohnheim in der Eleventh Street warteten Fotografen. Sie verkroch sich in ihrem Zimmer, in jeder Hinsicht erschöpft, während Gillian kam und ging, ihr etwas zu essen brachte und Lernstoff von Rains Dozenten. Greg rief nicht mal an. Sie wusste, dass sie ihn für immer verloren hatte. Irgendwann fuhr Rain einfach nach Hause. Ihr Vater schickte ihr einen Wagen, und sie zog wieder in ihr altes Zimmer.

Am dritten Tag in ihrem Versteck kam Greg wieder zu ihr zurück. Falls er irgendeinen Verdacht hegte, sprach er es niemals aus. Und sie ersparte ihm die Wahrheit, ersparte sich selbst seine Reaktion. Wenn sie es ihm erzählte, würde sie ihn damit zum Komplizen machen. Und wenn er sie verurteilte, hätte sie keine Wahl, als sich selbst zu verdammen.

Er verzieh ihr die Sache mit Hank, ihre Untreue. Da er sie beschützen wollte, beichtete er ein paar eigene Verfehlungen. Sie war nicht wütend, sie war froh, dass er doch nicht so vollkommen war, wie es den Anschein gehabt hatte.

»Ich glaube, wir beide zusammen sind größer als der Mist, den wir gebaut haben«, sagte er. Er saß auf der Veranda ihres Vaters auf einem der Schaukelstühle. »Jedenfalls hoffe ich das.«

»Das sind wir«, versicherte Rain.

Als sie sich in dieser Nacht liebten, dachte sie an Hank, wie er sie gehalten hatte, neben der Leiche des Mannes, der ihre gemeinsame Freundin ermordet hatte. Sie schob ihre düstere

Vergangenheit beiseite, zwang sich ins Licht mit dem Mann, mit dem sie ihre Zukunft verbringen wollte.

Der Medienrummel ging rasch vorbei, und die Ermittlungen ergaben nichts. Auf Hank und Rain fiel nie ein Verdacht, nicht einmal für einen Moment. Diese Stadt kümmert sich selbst um ihre Angelegenheiten, hatte Harper in jener Nacht gesagt. Kreskeys Leiche wurde in einem Armengrab bestattet, wo, wusste Rain nicht.

Irgendwann ging sie wieder zur Uni, kehrte ins Leben zurück.

»Wie fühlen Sie sich dabei?«, fragte ihr damaliger Therapeut. Dr. Coppola hatte eine schicke Praxis im vornehmen Teil Manhattans. Die Rechnungen gingen direkt an ihren Vater.

»Nicht so, wie ich es erwartet hätte«, sagte Rain.

Die Wahrheit war, sie hatte angefangen, sich über ihre eigene innere Kälte zu wundern. Sie hatte jemanden getötet, ihn kaltblütig ermordet. Eine in jedem Fall belastende Sache für die Psyche. Wieso empfand sie so wenig?

»Oh?«

Rain hatte nie den Eindruck, dass dieser Therapeut viel älter war als sie. Ihre erste Ärztin, Maggie Cooper, war tröstend und mütterlich gewesen. Doch bei Dr. Coppola hatte sie immer das Gefühl, unter anderen Umständen könnten sie zusammen in einer Bar oder in einem Café sitzen und sich locker unterhalten. Er war schlank und stylish, hatte eine schwarzen Lockenmähne, eine Brille mit Schildpattgestell und die Angewohnheit, sich die Haare aus den Augen zu streichen, eine jungenhafte, süße Geste.

»Ich fühle mich befreit«, sagte sie. »Wie befreit aus seinem Griff.«

Er nickte gleichmütig, mit warmem, freundlichem Blick.

Natürlich konnte sie ihm nicht alles sagen. »Der Tod eines Menschen, der uns Schaden zugefügt hat, kann eine Art Katharsis sein. Es zeigt uns, wie unbeständig alles ist, sogar der Schmerz.«

»Er war ein Mensch, ein geschädigter, kranker Mensch«, sagte sie. »Sollte ich nicht … irgendwas anderes empfinden?«

»War er das für Sie? Ein Mensch, jemand, der Ihr Mitgefühl verdient hat?«

»Nein.«

»Was war er dann?«

»Ein böser Mann, der meine Freundin ermordet und meinem besten Freund irreparable Schäden zugefügt hat. Der mir meine Kindheit gestohlen hat. Der immer noch eine Version von mir in seinen Fantasien gefangen hielt. Diese Bilder, die er gezeichnet hat, und die Leute, die sie gekauft haben – was für Leute das auch immer sein mögen. Es verfolgte mich.«

Er nickte, hörte zu, reichte ihr die übliche Box mit Taschentüchern, damit sie ihre Tränen trocken konnte. Sie hatte nicht einmal bemerkt, dass sie weinte.

»Und jetzt ist er nicht mehr da. Warum sollten Sie sich da nicht befreit fühlen? Das ist völlig okay, Rain. Lassen Sie das jetzt alles los.«

Und was würden Sie sagen, wenn ich Ihnen erzählte, dass ich ihn mit eigenen Händen getötet habe, dass ich ihm ohne Zögern ein Messer ins Herz gestoßen habe? Und dass ich keinerlei Reue empfinde. Zu was macht mich das, Doktor?

Das könnte ein anderes Gespräch werden, aber sie hatte nicht die Absicht, es je zu führen. Mit niemandem.

Im Wald stieß sie zuerst auf Hanks Rucksack und wusste sofort, dass irgendwas schiefgegangen sein musste. Nie würde er diesen Rucksack offen draußen herumliegen lassen. Sie hockte sich neben der Tasche mit seiner Mordausrüstung hin, wie sie das Ding in Gedanken immer nannte. Darin befanden sich ein Seil, ein Hammer, ein Jagdmesser, dieselbe Machart, Klebeband und eine Plastikplane, zu einem winzigen Viereck gefaltet.

Sie zog den Reißverschluss zu und schulterte den Rucksack.

Keine Spur von Hank. Die Nacht war still, es war frostig geworden. Ihre Hände waren steif vor Kälte, ihr Gesicht brannte, ihre Jacke war zu dünn.

Automatisch checkte sie ihr Handy. Es gab eine Flut von Nachrichten.

GILLIAN: Er hat angerufen. Ich bin nicht rangegangen. Wie soll ich vorgehen?

GREG: Müsstest du nicht längst zu Hause sein? Lily schläft, aber sie ist ein bisschen unruhig. Was soll ich machen, wenn sie aufwacht?

GILLIAN: Er hat mir gerade eine Nachricht geschickt. Das ist nicht richtig, meine Freundin. Weih mich ein. Was ist los?

GREG: Sie schläft wieder friedlich. Ich geh jetzt ins Bett. Weck mich, wenn du nach Hause kommst.

GREG: Rain. Wo immer du bist, du solltest jetzt nach Hause kommen.

Eine Zeile aus einem der Bücher ihrer Mutter kam ihr in den Sinn: *Wenn eine Frau erst mal einen Mann und ein Kind hat, gehören ihre Zeit, ihr Herz und ihre Wünsche niemals wieder ganz ihr selbst. Manchmal ist das ein Segen, manchmal eine Bürde, wie bei allen anderen Gaben, die das Leben bringt.*

Er hatte natürlich recht. Sie sollte nach Hause fahren. Das war doch Wahnsinn.

Sie checkte die Kamera-App: Lily schlummerte friedlich. Greg lag schnarchend auf dem Sofa, sein Handy auf dem Bauch. Beim Anblick ihres schönen Wohnzimmers, das vom schwachen Schein des Fernsehers erhellt wurde, überkam sie Sehnsucht und eine plötzliche Klarheit.

Ihr Leben, das Leben aller Menschen, wurde geteilt durch diese Momente, diese Entscheidungen. Kampf oder Flucht. Mit Hank gehen oder die Polizei rufen. Ihn in jener Nacht seinem Schicksal überlassen oder umkehren und zusammen mit ihm gegen Kreskey kämpfen. Sie hatte diese Entscheidungen getroffen, so gut sie konnte. Einige unter Zwang, einige aus Schuldgefühlen und Angst heraus, andere aus Wut. Ob nun richtig oder falsch, es waren ihre Entscheidungen gewesen.

Jetzt stand sie wieder vor der Wahl – sie konnte Hank weiter durch den dunklen Wald folgen. Oder umkehren und heimkehren zu den Menschen, die sie am meisten brauchten.

Sie setzte den Rucksack ab und ging den Weg zurück, den sie gekommen war, zurück zu ihrem Wagen. Was auch immer Hank hier draußen im Wald suchte, er war auf sich gestellt.

Da hörte sie Stimmen. Sie setzte ihren Weg fort. Es war das andere Geräusch, das sie unvermittelt stehen bleiben ließ. Metall, das auf Fleisch traf, ein Schmerzensschrei, das Zuschlagen einer Tür. Dann streitende Stimmen.

Doch sie war nicht nur Mutter und Ehefrau.

Sie war auch Journalistin, Autorin, ein Mensch, der mehr Fragen als Antworten hatte, ein Mensch mit einer komplizierten Vergangenheit. Vielleicht sogar mit einem latenten Selbstvernichtungsdrang, der sie Gefahren suchen ließ, anstatt sie zu meiden. Sie lauschte.

Schnelle, gehetzte Schritte kamen auf sie zu.

Sie verließ den Pfad, glitt in den Schutz der Bäume und kauerte sich hin. Dann wieder Stimmen, ein erhitzter Streit mit einem Unterton von Panik. Ein Mann und eine Frau, die Stimmen näherten sich, wurden langsam lauter und dann wieder leiser, als die beiden sich entfernten.

»Es ist noch jemand hier.«

»Hier ist sonst niemand.«

»Ich hab jemanden gesehen.«

Sie gingen direkt an dem Rucksack vorbei, der nur ein Schatten unter vielen weiteren Schatten war. Rain wartete angespannt, mit hochgezogenen Schultern, versuchte, ihren Atem zu kontrollieren, während die Nacht sie umfing.

Und als sie weg waren, griff sie sich den Rucksack und lief zurück in die Richtung, aus der die Stimmen gekommen waren, weg von Greg und Lily, hin zu – sie hatte keine Ahnung, was sie dort erwartete.

41

Wie lange lief sie diesen Waldweg entlang? Endlich kam sie zu einer Lichtung. Das Mondlicht ließ sie silbrig glänzen, Eiskristalle glitzerten im Gras. Ihr Atem stieg in weißen Wölkchen auf, als sie dastand und lauschte, den schweren Rucksack auf dem Rücken. Nichts. Stille.

Und dann.

Ein seltsames, unrhythmisches Pochen lenkte ihre Aufmerksamkeit auf den Rand der Lichtung. Dann war wieder alles still, abgesehen vom klagenden Ruf eines Käuzchens. Immer wieder schaute Rain zurück, sah sich um. Die Bäume schienen Augen zu haben. Sie fühlte sich beobachtet, ängstlich.

Wieder das Geräusch, noch ein hartes Klopfen. Er war hier irgendwo, sie konnte ihn spüren. Hank.

»Was bindet euch zwei zusammen?«, hatte Greg wissen wollen. »Warum kannst du ihn nicht aufgeben?«

Natürlich kannte er die Antwort. Sie kannten sie beide.

Ein letztes lautes Pochen hallte von den Bäumen wider. Dann nichts mehr. Sie setzte sich in Bewegung, suchte nach der Stelle, wo die Geräusche hergekommen waren. Fast wäre sie über eine Tür im Boden gestolpert, irgendeine Art Keller. Oh Gott! Ihr Herz machte einen Satz. Von drinnen waren Stimmen zu hören. Die Tür war mit einem dicken, schweren Vorhängeschloss gesichert. Konnte ein zugesperrtes Kellerloch mitten im Nirgendwo irgendwas Gutes bedeuten?

Sie kramte im Rucksack herum und fand einen großen Hammer, einen schmalen, schweren Vorschlaghammer. Unter Einsatz aller Kräfte und mit beiden Händen ließ sie ihn wieder und wieder auf das Vorhängeschloss niedersausen. Das Schloss selbst brach nicht, aber die Scharniere, die die Tür zusammenhielten, zerbarsten bei ihrem letzten Schlag, das Holz splitterte. Sie war außer Atem und ruhte sich eine Sekunde aus, bevor sie die Türen öffnete. Der Gestank, der ihr entgegenschlug, hätte sie fast umgehauen. Sie schluckte die Übelkeit hinunter, die sie überkam.

Oh Gott. Was war da unten?

Sie holte die Taschenlampe heraus und leuchtete damit in das dunkle Loch.

Was sie sah – es enthüllte sich in kurzen Blitzen. Drei Kinder, dünn und verdreckt. Zwei hockten zusammengekauert in der Ecke behelfsmäßiger Zellen. Eins blickte hoch zum Licht, das Gesicht kalkweiß, hervorstechende Wangenknochen, knochige Schultern. Und Hank.

Der Anblick überwältigte sie, und sie fand sich wieder in dem Wald mit Tess, in dem hohlen Baum, wo sie saß, zu Eis erstarrt. Es war Hochsommer, aber sie war zu Eis geworden. Sie wollte wieder dorthin zurück, zu diesem leeren Ort, wo die Welt einfach aufhörte und zu Frost wurde.

Das Winter-Mädchen, sicher in Eis eingeschlossen, eine Prinzessin hinter Glas, wie Kreskeys Schneewittchen.

Aber nein. Dieses Mädchen war sie nicht mehr. Sie musste ihrem Freund und den anderen Kindern dort helfen. Für Tess, für die Kinder, die sie und Hank gewesen waren, für ihre kleine Tochter, die zu Hause auf sie wartete.

»Lara.« Hanks Stimme war weich vor Überraschung. »Du bist das.«

Es gab einen Moment, in dem sie sich an alles erinnerte, was er früher gewesen war – dass er kicherte wie ein Mädchen, dass er immer die Peperoni von der Pizza absammelte, obwohl er darauf bestand, dass eine Pizza mit Peperoni bestellt wurde. Dass Batman sein Lieblingssuperheld war, weil er ein echter Mensch mit Schwächen war, der an sich gearbeitet hatte, um besser zu werden. Wie er versucht hatte, sie zu küssen, als sie zehn waren, wie sie gelacht hatte, und wie er ebenfalls gelacht hatte. Wie er ihr ein rotes Kristallherz zum Geburtstag schenkte, das sie aber verloren hatte. Jedenfalls hatte sie das angenommen. Dass sie immer geglaubt hatte, dass er und Tess einmal zusammenkommen würden. Und sie würde die beiden und den Ort, in dem sie aufgewachsen waren, verlassen, um die Welt zu bereisen. In den Ferien würde sie nach Hause kommen, um Tess' und Hanks Kinder zu besuchen. Und sie wünschte sich, irgendwo, irgendwie würde es ein Universum geben, wo das wahr geworden war.

Hank sagte etwas, das sie nicht hören konnte. Sie war zu überwältigt von dem, was sie gesehen hatte, von dem Ansturm von Erinnerungen, die vor ihren Augen abliefen.

Aber dann verhärtete sich seine Miene, wurde kalt, und er kam die Treppe heraufgedonnert. Sie konnte sich nur ducken, zu mehr blieb keine Zeit.

»Hank«, sagte sie, als er sie fast umgerannt hätte. »Bitte.«

Doch dann stürmte er an ihr vorbei und warf sich auf einen Mann, der hinter ihr stand, eine Schaufel hoch erhoben. Sie hörte den Zusammenprall, ein hässliches Klatschen, und dann rollten beide brüllend über den Waldboden.

Rain griff nach dem Hammer.

42

Helles Mondlicht, um sie herum hoch aufragende Bäume, nur als Schatten erkennbar, über ihnen der leere Himmel. Rain stand keuchend da, mit erhobenem Hammer.

Die beiden Männer auf dem Boden rangen miteinander, ein wirres Knäuel von Gliedmaßen, ein sich drehender Derwisch. Hank versetzte seinem Gegner einen Hieb in die Körpermitte. Der rammte ihm den Ellbogen in die Rippen, worauf Hank vor Schmerz aufschrie.

Sie war wie hypnotisiert und dachte, dass Gewalt, ein Kampf zwischen Menschen, nie so war, wie man es sich vorstellte. Das klatschende Geräusch, mit dem Fleisch auf Fleisch traf, war *weich*. Die Schläge waren ungeschickt, die Laute, die ausgestoßen wurden, kehlig und seltsam. Irgendetwas hielt Rain davon ab, sich in den Kampf zu stürzen, Hank zu helfen. Wo? Wie? Könnte es nicht sein, dass sie aus Versehen ihn traf? Sie stand da und kam sich vor wie eine dieser hilflosen Filmheldinnen, die sie immer am liebsten angeschrien hätte: Steh nicht einfach nur rum! Tu was!

Dann sprang jemand sie von hinten an, und der Boden stürzte auf sie zu, eine harte Welle, der Hammer wurde ihr aus der Hand geschlagen. Schock. Ihr Verstand versuchte verzweifelt, es zu begreifen. Was war da gerade passiert?

Sie schmeckte Erde im Mund, ein unfassbar schweres Gewicht drückte sie zu Boden. Der Atem wurde aus ihr herausgepresst. Ein harter Schlag, noch ein Schlag, der Schmerz schoss ihr Rückgrat hoch, in die Arme. Dann ein Hieb in die Rippen. Sie war gelähmt. Sie sah Sterne, ihr drehte sich alles, die Welt schwankte. Sie versuchte, sich umzudrehen, um sich dem Angreifer zu stellen, aber sie konnte sich nicht bewegen.

Sie spürte, wie sie erstarrte, innerlich kalt wurde. Es war zu viel, das alles war zu viel. Die Dinge, die sie gesehen und erlebt hatte. Kreskey im Wald. Hank und sein Wahnsinn. Die Nacht, in der sie zum Haus zurückkehrten. Markham. Der Boston-Boogeyman. Es gab einfach zu viele Ungeheuer auf der Welt. Sie war nicht stark genug, sie alle aufzuhalten, und sie war immer noch nicht näher dran zu verstehen, warum die Welt so war, wie sie war.

Aber dann dachte sie an Lily, ihre Tochter, die friedlich schlummerte und auf ihre Mama wartete. Ihr Kind. Das Einzige, von dem sie sicher war, dass sie es richtig gemacht hatte. Sie dachte daran, wie sehr Lily sic brauchte, wie sehr sie Lily brauchte. Mutterschaft war ein Prüfstein, oder zumindest konnte es das sein. Etwas, das dem ganzen Wahnsinn vor der Tür einen Sinn gab.

Ein rot glühender Adrenalinstoß durchfuhr sie, und Rain wirbelte kraftvoll herum, um eine Frau abzuwehren, die sie nie zuvor gesehen hatte, ein farbloses Geschöpf mit wilden Augen und wirrem blonden Haar.

Ihr Ellbogen traf hart auf den Kiefer der Fremden. Sie war überraschend klein, die Arme stockdürr – wie konnte sie so schwer sein?

Als die Frau sich wieder auf sie werfen wollte, zog Rain die

Beine an und versetzte ihr einen kräftigen Tritt. Ihre Gegnerin – wer zum Teufel war sie? – stolperte, ihr Körper bildete einen fast komischen Bogen, sie streckte Halt suchend die Hände aus. Als sie einen Schritt zurückwich, fiel sie über einen herabgefallenen Ast. Ihr Kopf prallte mit einem furchtbaren Geräusch auf dem Boden auf, dann lag sie still.

Rain rollte sich zur Seite und griff nach dem Hammer. Adrenalin strömte durch ihren Körper, ihr Atem kam stoßweise.

Als sie das Gewicht des Hammers in der Hand fühlte, war sie wieder in jenem Haus mit Kreskey und hielt das Messer umklammert. Sie war *vorgestürmt* an diesem Tag, eine Maschine, angetrieben von Wut und Traurigkeit. Sie verspürte kein Bedauern. Keine Reue, nicht einmal jetzt. Sie konnte es wieder tun. Die Worte von Detective Harper gingen ihr im Kopf herum. *Manche Leute sind tot besser dran.* Mit Mühe stemmte sie sich hoch.

Sie hob den Hammer. Die fremde Frau kauerte sich zusammen, die mageren Arme erhoben, um den Schlag abzuwehren.

»Bitte«, wimmerte sie. Sie konnte kaum älter sein als Rain, ihre Sachen waren zerlumpt, saßen schlecht. »Bitte.«

Eine andere Stimme, diesmal die von Sandy. »Wir bekämpfen Gewalt mit Gewalt, und daraus erwächst nur noch mehr Gewalt. Wir schaufeln uns unser Grab immer tiefer und tiefer … es gibt kein Ende.«

Wie, dachte sie, *bin ich nur hierher geraten?*

Sie ließ den Hammer sinken, Wut und Traurigkeit stiegen in ihr auf. Es war ein hässlicher, verzerrter Moment. Diese Kinder da unten – drei, jedes in einem Einzelkäfig, in einer Ecke zusammengekauert. Sie konnte Stimmen hören, Rufe. Es war eine Horror-Show. Warum war die Welt nur so voller Dunkelheit?

Lara, Hank und Tess, alle auf unterschiedliche Weise durch Kreskey zerstört, den seine eigenen Eltern zerstört hatten. Und wer wusste, was dessen Eltern erlitten hatten?

Sie wollte die Frau umbringen, die vor ihr auf dem Boden lag, sie war so sehr in Versuchung – obwohl sie nicht einmal wusste, wer sie genau war und was sie mit den Kindern zu tun hatte. Die Frau machte Anstalten aufzustehen, und rasch hob Rain den Hammer wieder.

»Keine Bewegung«, drohte sie.

Sie erkannte den Klang ihrer eigenen Stimme nicht wieder.

Wie viele böse Menschen gab es auf der Welt? Wie konnten sie sie je alle aufspüren?

»Lara.« So hatte sie seit Jahren niemand mehr genannt. »Nicht.«

Sie spürte ihn, bevor sie ihn hinter sich stehen sah. Die Hitze seines Körpers, sie kannte sie. Sie drehte sich um und stellte fest, dass Hank auf dic Füße gekommen war. Der andere Mann lag blutend auf dem Boden und stöhnte. Hank blutete aus dem Mund und hielt sich die Schulter.

Seine Augen – sie waren erschöpft, sein Blick gehetzt.

Die Frau kroch weinend davon. Rain verfolgte ihren Abgang, und Widerwillen, Zorn, Angst bekämpften sich in ihrer Brust. Den Hammer hielt sie immer noch fest umklammert. Wer waren diese Leute? Wie waren sie alle hier gelandet?

»Es ist getan«, sagte Hank und streckte die Hand aus.

Er nahm ihr die Waffe ab und zog sie an sich. Sie ließ sich gegen ihn sinken, ihren alten Freund, und hielt ihn ganz fest.

43

Es ist vorbei.« Seine Stimme war nur ein Krächzen. Es war fast wieder wie damals in Kreskeys Haus, als sie auf dem Boden saßen, während seine Leiche neben ihnen ausblutete.

Es ist vorbei. Sie wusste nicht genau, was er damit meinte. Würde es jemals vorbei sein? Für sie beide? Für diese Kinder? Aber dann wurden die Bäume lebendig, Gestalten sprangen aus den schwarzen Lücken zwischen den dicken Stämmen hervor.

Die Lichtung war plötzlich voller Licht und Lärm, rufenden Stimmen. Hank zog Rain auf die Knie hinunter und legte die Hände hinter den Kopf, und sie folgte seinem Beispiel. Es war fast unwirklich, als Agent Brower kam, sich vor sie hinstellte und die Waffe auf sie richtete.

Hank blickte zu ihr hoch, dann zu Rain hinüber.

»Wir gehen nirgendwo hin«, sagte er. »Kümmern Sie sich um die Kinder. Da sind Kinder, sie brauchen Hilfe.«

Die junge FBI-Agentin musterte sie mit strengem, leicht verwirrtem Blick. Aber sie schob die Pistole wieder ins Holster, ließ den Clipverschluss zuschnappen und marschierte mit einem Kopfschütteln an ihnen vorbei.

»Was passiert jetzt?«, fragte Rain, nahm die Hände herunter und ließ sich auf die Fersen sinken. Wie sollte sie das bloß ihrem Mann erklären?

»Ehrlich, ich habe keine Ahnung.«

Es wurde eine endlos lange Nacht, sie schien gar kein Ende zu nehmen.

Drei Kinder – ein Junge und zwei Mädchen – wurden aus dem Kellerloch geholt.

Rain verfolgte, wie sie auf einer Trage aus dem Keller gebracht wurden. Noch am Leben. Alle waren noch am Leben. Schwach vor Mangelernährung und dehydriert, mit zahlreichen Verletzungen, und vor ihnen lag noch ein langer, schwieriger Weg. Aber sie waren am Leben.

Genau wie sie und Hank vor so vielen Jahren – aber nicht Tess. Für sie war es zu spät gewesen.

Die Scheinwerfer überall, die hoch aufragenden Bäume, die Sterne. Es hätte ein Traum sein können, einer dieser Albträume, der Bruchstücke aus deinem Leben nimmt und sie in etwas Bizarres verwandelt, wiedererkennbar, aber nur sehr entfernt. Es hätte sie kaum überrascht, wenn sie plötzlich im Bett neben ihrem Mann aufgewacht wäre. Rain schloss die Augen und wünschte sich, es wäre so. Sie wünschte, es wäre nur einer ihrer vielen furchtbaren Träume, die im Licht des Lebens verblassten, das sie sich aufgebaut hatte.

Aber nein. Das hier war real.

Kaltes Metall unter ihr, irgendein seltsames Piepen, das Knistern und Knacken des Polizeifunks. Rain und Hank saßen hinten auf einem Rettungswagen, Schulter an Schulter. Ihre verschiedenen Wunden und Prellungen waren von einem Team tüchtiger junger Notfallsanitäter versorgt worden.

»Was machst du hier?«, fragte Hank sie, als sie allein waren.

So war es immer mit alten Freunden. Jahre waren vergangen, seit sie sich zuletzt gesehen hatten, aber sie knüpften übergangslos an die alte Freundschaft an. Sie kannten einander, waren einander vertraut wie Familienmitglieder – sie hatten alle Schichten der Persönlichkeit des anderen gesehen, selbst die, die sie vor anderen hatten verbergen können. Sie waren sich nie fremd geworden, trotz der Zeit und der Umstände. Irgendwann einmal waren sie Feinde gewesen. Gegner. Aber nie Fremde.

»Ich bin dir gefolgt«, sagte sie schlicht.

Er schüttelte den Kopf. »Warum?«

»Keine Ahnung«, antwortete sie ehrlich. »Ich war auf dem Weg zu dir. Ich hatte Fragen, es gab Dinge, über die ich mit dir reden musste. Aber als ich dort ankam, bist du gerade weggefahren. Ich bin dir gefolgt.«

»Wo ist deine Familie?«

»Zu Hause«, sagte sie. »Sie schlafen, hoffe ich.«

»Tja«, meinte er linkisch. Er stieß die Luft aus und blickte zum Himmel hinauf. »Danke, dass du gekommen bist. Es ist … schön, dich zu sehen.«

Fast hätte sie gelacht über die Banalität dieser Sätze. Als hätte sie bei ihm vorbeigeschaut, um Hallo zu sagen und einen Tee mit ihm zu trinken. Aber schließlich war er schon immer so steif, so unbeholfen gewesen, hatte keine Ahnung gehabt, was er sagen sollte. Als er sie ansah, erkannte sie ihren ältesten Freund. Und doch war er verändert. Älter geworden. Weicher um die Augen herum, erste graue Haare, der Mund von ersten Fältchen umkränzt.

Sie nahm das Kristallherz aus ihrer Tasche und hielt es ihm

in der ausgestreckten Hand hin. Beide schauten es an. Alle Facetten ihrer gemeinsamen Geschichte glitzerten in dem dunkelroten Kristall.

»Sind wir damit quitt?«, fragte sie. »Endlich?«

Er lächelte leicht, sah sie aber nicht an. »Vermutlich, ja.«

»Woher hast du gewusst, dass ich dorthin fahren und das Herz finden würde?«, fragte sie.

»Ich kenne dich, Lara«, sagte er ruhig. »Ich habe dich schon immer gekannt.«

Agent Brower kam mit schwingendem Pferdeschwanz auf sie zumarschiert. Sie sah leicht mitgenommen aus – die Haare ein bisschen wild, ein paar Strähnen hatten sich aus dem Gummi gelöst und flatterten um ihr bleiches Gesicht herum, das Hemd war an einer Stelle aus dem Hosenbund gerutscht, die schusssichere Weste saß schief.

»Woher wussten Sie, dass Sie diese Kinder hier finden würden?«, fragte sie Hank.

»Eine Patientin von mir, ein Mädchen namens Angel«, sagte er, »hat behauptet, dass hier ein Junge war, der gefangen gehalten wurde. Aber sie hat Probleme, also hat niemand ihr geglaubt.«

Die Miene der FBI-Agentin war schwer zu deuten.

»Aber Sie schon?«, fragte sie. »Sie haben ihr geglaubt?«

»Ja.«

»Haben Sie mal daran gedacht – ich weiß nicht –, die Polizei zu rufen? Anstatt mitten in der Nacht völlig allein hier rauszufahren? Sie hätten umgebracht werden können. Alle beide.«

Geduldig erläuterte er die Zusammenhänge. Dass es eine Untersuchung gegeben habe, aber ohne Ergebnis, dass er eine Kinderrechtsanwältin angerufen hatte, die er kannte. Er berichtete von dem vermissten Jungen – Billy Martin –, der Angels Beschreibung entsprach, von dem Detective, der in dem Fall ermittelte und ohne einen Durchsuchungsbeschluss, den er ohne weitere Beweise nicht bekommen hätte, hier nicht wiederauftauchen konnte.

Sie musterte ihn, bleich im Gesicht, mit leicht offenem Mund. Als er fertig war, starrte sie ihn mit gerunzelter Stirn und strengem, zornigem Blick an. Rain wollte ihm gerade raten, dass er aufhören solle zu reden, dass er einen Anwalt brauche, dass sie wahrscheinlich beide einen Anwalt brauchten.

»Sie haben diese Kinder gerettet«, sagte Agent Brower endlich. Ihre Stimme klang weich. »Nur Ihretwegen sind sie noch am Leben.«

»Das ist es, was ich mache«, sagte er und rieb sich müde die Augen. »Ich versuche, Kinder zu retten. Allerdings normalerweise nicht auf diese Weise.«

Agent Brower nickte langsam und verschränkte die Arme.

»Und wenn es Ihnen nicht gelingt, sorgen Sie für Gerechtigkeit?«

Sie sah erst Hank an, dann Rain. Offenbar rang sie mit sich. Wie viel wusste sie? Oder war ihr Instinkt, ein Verdacht, alles, was sie hatte? Letzteres, vermutete Rain. Sie wandte den Blick ab und sah zum Himmel hinauf.

»Brauche ich einen Anwalt?«, fragte Hank leichthin.

Agent Brower starrte auf einen Punkt irgendwo hinter Rain und Hank und verweigerte die Antwort.

»Und Sie, Miss Winter? Wie sind Sie hierher geraten? Bei unserem letzten Gespräch sagten Sie, Sie hätten Dr. Reams seit Jahren nicht gesehen.«

Rain riss sich zusammen und kehrte die Journalistin heraus.

»Ich wollte ihn wegen des Beitrags interviewen, den ich mache, wir sprachen ja darüber«, erklärte sie. »Er fuhr gerade weg, als ich bei seinem Haus ankam. Und ich bin ihm gefolgt.«

Agent Brower neigte den Kopf und runzelte die Stirn. Es hörte sich verrückt an, und das war es ja auch.

»Warum sollten Sie das tun?«, fragte sie.

Rain senkte den Kopf und mied den eindringlichen Blick der FBI-Agentin. »Ich … ich weiß es nicht genau.«

»Wir kennen uns schon sehr lange«, warf Hank ein. »Es gibt da eine Verbundenheit. Es ist schwer zu erklären.«

Agent Browers Blick wanderte zwischen ihnen hin und her, und sie runzelte die Stirn, als wären sie ein Rätsel, das sie nicht lösen konnte.

»Sind Sie mir gefolgt, Agent Brower?«, fragte Hank. Das leichte Lächeln auf seinem Gesicht ließ Rain vermuten, dass er die Antwort bereits kannte.

Browers finstere Miene wich einem ebenso rätselhaften Lächeln. »Ich stelle hier die Fragen, Doktor.«

Rain merkte, dass sie mit angehaltenem Atem und hochgezogenen Schultern zuhörte. Was würde jetzt werden? Würde sie zusehen müssen, wie Hank festgenommen wurde? Würde sie selbst ins Gefängnis kommen? Sie hatte ihrem Mann so viele Versprechungen gemacht, es war gerade mal ein paar Stunden her. Sie hatte sie alle gebrochen. Würde er ihr auch diesmal wieder vergeben? Würde sie ihn verlieren?

»Also«, sagte Agent Brower mit einem Seufzer. »Heute Nacht jedenfalls sind Sie Helden. Ich weiß nicht, was ohne Sie hier geschehen wäre.«

Helden. Bösewichter. Die Unterscheidungslinien waren so viel grauer, als alle ahnten, und die Wahrheit war so viel vielschichtiger.

Da entdeckte Rain ihn, ihren Mann, der im Laufschritt auf sie zueilte. Sie stand auf, rannte zu ihm, warf sich in seine Arme und begann zu weinen. Er hielt sie ganz fest.

»Wo ist Lily?«, fragte sie unter Tränen.

»Ich hab deinen Vater angerufen«, sagte er. »Er ist sofort gekommen. Was ist hier los? Rain, was geht hier vor?«

Sie versuchte, es ihm zu erklären, aber sie brachte kein Wort heraus. Er hielt sie einfach fest. Sie spürte Hanks Blick auf sich, eine Hitze im Nacken.

»Was macht der denn hier?« Gregs Stimme war kalt geworden.

»Es ist ... kompliziert«, flüsterte sie.

Er schob sie von sich und legte ihr die Hand auf die Schultern, bannte sie mit diesem eindringlichen Blick. Er war alles für sie, das Fundament des Lebens, das sie sich aufgebaut hatte, trotz Kreskey, trotz Hank. Er war die richtige Wahl, die gesunde Wahl, der Beweis dafür, dass sie das Erlittene bewältigt hatte. Aber wie konnte er ihr noch einmal vergeben?

»Erzähl mir alles, Rain«, forderte er. »Die ganze Geschichte.«

Es hatte damals im Wald angefangen, vor tausend Jahren. Drei Kinder, alle Opfer eines furchtbaren Mannes, der sie zerstört hatte, ein junges Mädchen hatte sein Leben verloren. Und nun waren sie sich wieder begegnet, aber diesmal waren drei Kinder gerettet worden. Ein verschlungener Weg, ein Weg im Schatten, der sie beide hier zusammengeführt hatte.

Ja, es war eine lange Geschichte. Und sie wusste, dass sie

die ganze Geschichte nie irgendjemandem würde erzählen können, nicht einmal ihrem Mann, nicht einmal jetzt, so gern sie es auch getan hätte. Denn das war es, mehr als alles andere, was sie an Hank band: die Wahrheit, die nur ihnen beiden bekannt war.

44

Er liebt dich, das kann ich sehen, Lara. Was mir vermutlich nicht ganz klar war – vielleicht wollte ich es auch nur nicht sehen –, ist, dass du ihn auch liebst. Ich dachte, er sei bloß der Mann, für den du dich entschieden hast, weil in einem normalen Leben kein Platz ist für die Art Beziehung, die wir miteinander haben, für den Menschen, zu dem ich geworden bin. Aber nein. Es ist mehr als das. Ich kann es sehen: seine Zärtlichkeit und Stärke, deine Bewunderung und Liebe, dein Wunsch, seinetwegen zu einem besseren Menschen zu werden, sein Wunsch, sich um dich zu kümmern – obwohl du ihm das nicht leicht machst.

»Sie hätte dich nie geliebt«, sagt Tess. »Das musst du doch gewusst haben. Sogar vor all diesen Jahren schon.«

Sie hat recht, natürlich. Sie hat immer recht.

Es war auf der Feier deines zehnten Geburtstags, und wir spielten in eurem riesigen Garten Verstecken. Es hatte für jeden eine Piñata gegeben, eine dieser bunten, mit Süßigkeiten gefüllten mexikanischen Pappmaschee-Figuren, der Rasen war übersät mit Bonbonpapier. Ein roter Luftballon war weggeflogen und hing hoch oben in einem Baum fest. Es war warm, fast heiß – und wir hatten zu viel Kuchen und Limo intus. Die übrigen Geburtstagsgäste waren schon weg. Nur wir drei waren noch übrig. Tess war dran mit Suchen. Wir versteckten uns hinter der großen Eiche, du und ich. Tess suchte uns auf der anderen Seite, weit weg von unserem Versteck.

Ich hatte ein kleines Samtkästchen in meiner Hosentasche. Meine Mutter hatte mir geholfen, ein Geschenk für dich auszusuchen. Ein rotes Kristallherz. Ich hielt es für eine extravagante Geste, ein Zeichen meiner Liebe. Es hatte zehn Dollar gekostet, ein Vermögen, und durch die tiefrote Farbe, das Glitzern und Funkeln, sah es aus wie ein Edelstein.

Vielleicht war es der Zuckerschub oder dass du so hübsch in deinem Kleid aussahst oder dass die Sonne sank und alles sommergolden war. Wir standen dicht nebeneinander, Schulter an Schulter, so wie gerade eben. Ich beugte mich vor und küsste dich, zu schnell, zu hart, so unbeholfen wie jeder Zehnjährige. Du hast nach Zuckerguss geschmeckt.

Du hast mich für einen Moment angestarrt, voller Verwirrung, das konnte ich sehen. Verlegen. Ich kam mir albern vor und überreichte dir das Kästchen. Du hast es geöffnet und gelächelt.

»Wo seid ihr denn?«, rief Tess jammernd. »Ich bin müde. Ich geh rein.«

Das hat sie immer gemacht, irgendwann langweilte sie sich bei unseren Spielen und ging dann einfach. Weißt du noch?

Da hast du gelacht, nicht gemein, nicht grausam. Vor Überraschung, und weil alles so komisch war. Es war süß, eine Art nervöses Kichern. Und ich lachte auch – teilweise, um mein Gesicht zu wahren. Aber hauptsächlich deshalb, weil ich selbst damals schon erkennen konnte, wie peinlich und albern Liebe ist, wie verwundbar wir alle sind, wie unsicher. Wir lachten eine Weile. Ich liebte dich so sehr, dass es mir egal war, ob du mich zurückliebtest oder nicht. Das ist immer noch so.

»Danke«, sagtest du und schautest das Herz an. »Es ist hübsch.«

Es gab keinen zweiten Kuss.

»Hallo! Wo steckt ihr?«

»Hier!«, hast du gerufen. Ich konnte merken, wie erpicht du darauf warst, von mir wegzukommen.

Ich blieb noch eine Weile dort stehen und verspürte brennende Verlegenheit und Enttäuschung.

Endlich folgte ich dir ins Haus, wo wir es uns auf dem großen Sofa gemütlich machten, und deine Eltern ließen uns fernsehen – was wir sonst nie durften. *Star Wars* auf DVD, den alten Film mit Han Solo und Chewie und der jungen Prinzessin Leia.

Und ja, Tess hat recht.

Selbst damals wusste ich schon, dass wir nie zusammen sein würden. Und dass wir es immer sein würden. Du hast es unter dem Baum liegen lassen, als du ins Haus liefst, das Kästchen mit dem Herzen darin. Ich nahm es an mich und schob es in meine Hosentasche. Ich habe es behalten, all diese Jahre lang, bis ich es ausgelegt habe, damit du es findest.

In mir ist *er*, diese andere Seite von mir, ruhiger, als er es je war.

Wie könnte er auf dich böse sein, Rain?

Du hast uns gerettet. Nach all dieser Zeit bist du zurückgekommen, um uns zu retten.

»Du bist so ein Baby«, sagt Tess. »Es war nie ihre Aufgabe, dich zu retten.«

Nein, es ist nie unsere Aufgabe, irgendjemanden zu retten.

Kann es nicht sein. Am Ende des Tages müssen wir uns alle selbst retten.

Ich sehe, dass Billy auf einer Trage zum Rettungswagen gerollt wird, gehe hinüber und stelle mich neben ihn. Er ist so mager, bloß eine winzige Erhebung unter den weißen Laken, die Augen weit aufgerissen vor Angst. Als ich näher komme, streckt er die Hand nach mir aus, und ich ergreife sie.

»Kommen Sie mit?«, fragt er.

Er hat sich nicht abgeschottet, sucht immer noch nach Hilfe. Das ist ein positives Zeichen, es verheißt Gutes für seine Genesung. Ich werfe einen Blick zurück auf dich, aber du bist bei Greg. Er wischt dir die Tränen ab, und du blickst zu ihm auf, als wäre er die Sonne und der Mond. Eine Energie umgibt euch, ein Wirbel – ihr seid eine Familie, habt ein Kind –, und das ganze Leben liegt noch vor euch.

Ich weiß, ich hätte dir das alles nicht bieten können. Ich bin nicht der Mann dafür.

»Natürlich«, versichere ich Billy. Und er schließt die Augen.

Agent Brower tritt hinter mich.

»Dr. Reams.« Ihre Stimme ist scharf, amtlich.

Ich frage mich, ob sie mich jetzt verhaften wird, und ein Teil von mir denkt, dass sie das vielleicht auch tun sollte.

Es war unrecht, das, was ich getan habe. Meine Taten sind ebenso böse wie jedes andere Verbrechen, das je begangen wurde, ebenso arrogant und psychopathisch. Ich habe zugelassen, dass mein Schmerz mich, einen Teil von mir, zu einem Monster macht. Wenn sie jetzt die Handschellen herausholt, werde ich ihr die Handgelenke hinhalten. Vielleicht muss ich nicht im Gefängnis eingesperrt werden, aber er ganz bestimmt.

Wir entfernen uns von Billy, der von den Sanitätern versorgt wird.

»Als ich ein Teenager war«, beginnt sie und verstummt. Sie hält meinen Blick fest.

»Also vor fünf Minuten«, witzele ich.

Sie lächelt nicht, sondern blickt zu Boden. Ich weiß, was jetzt kommt. Ich habe Nachforschungen angestellt. Ich hatte mich gefragt, was Agent Brower antreibt, und ich habe nachgeforscht, bis ich es herausgefunden hatte.

»Als ich ein Teenager war, wir wohnten in der Nähe von Boston, wurde mein jüngerer Bruder vom Boston-Boogeyman entführt und ermordet.«

Sie spricht leise.

»Er und ich ... wir hatten es ziemlich schwer«, sagt sie. »Wir haben gelitten, wir wurden misshandelt, körperlich, seelisch. Meine Mutter ... es ging ihr nicht gut. Mein Vater hatte ein Drogenproblem. Mein Bruder wurde von Meth abhängig und ist ein paarmal von zu Hause ausgerissen. Irgendwann kam er dann nicht mehr zurück.«

»Das tut mir furchtbar leid«, sage ich. Ich sehe die Anspannung in ihren Schultern, alle Farbe ist aus ihrem Gesicht gewichen.

»Meinem Bruder wurden schreckliche Dinge angetan«, sagt sie. »Und das hat mich verändert. Es hat die Art verändert, wie ich die Welt und die Menschen sah.«

Ich möchte wiederholen, es tue mir leid, entscheide mich aber für Schweigen.

»Als Smith freikam«, fährt sie fort, »dachte ich, ich würde es nicht überleben, es war so ungerecht. Es machte mich ganz krank. Ich glaube, deshalb bin ich zur Polizei gegangen.«

»Das verstehe ich«, antworte ich. »Das ist absolut verständlich. Sie wollten auf der Seite des Rechts kämpfen.«

Die Sanitäter sind dabei, Billy in den wartenden Rettungswagen zu heben. Er lässt mich nicht aus den Augen, und ich nicke ihm zu. Ich werde mein Versprechen nicht brechen.

»Als der Boogeyman getötet wurde«, fährt sie fort, »war ich bereits in Quantico. Ich weiß, es heißt immer, wahre Gerechtigkeit könne es nicht geben. Selbst wenn das Böse bestraft wird, macht das die Taten nicht ungeschehen. Vergebung ist das Einzige, das die Wunde heilen kann.«

»Aber?«

»Aber ich war froh, dass jemand ihn umgebracht hat«, sagt sie. Ihre Stimme ist weicher geworden. »Ich war froh, dass die Welt von ihm befreit war und er niemandem mehr etwas antun konnte. Ich war *erleichtert*.«

Ich lasse ihre Worte im Raum stehen und lege ihr tröstend die Hand auf den Arm. Sie ist klein, aber muskulös, und sie strahlt eine unglaubliche Energie aus, in Wellen.

»Ich weiß genau, was Sie meinen, Agent Brower.«

Sie löst sich sanft von mir und tritt einen Schritt zurück. Mit einem Nicken in Richtung Rettungswagen gibt sie mir zu verstehen, dass ich mit dem Jungen fahren soll.

»Manchmal ist das Falsche das Richtige«, sagt sie.

Ich klettere in den Rettungswagen.

»Manchmal ist das wahr«, antworte ich.

Als sich die Türen schließen, treffen sich unsere Blicke über mein Spiegelbild in der Scheibe hinweg. Ihre Miene ist grimmig, ihre Augen sind klar und grün. Ja, manchmal ist es wahr. Aber nicht immer. Ich möchte erzählen, wie sehr es einen belastet, aus den richtigen Gründen Unrecht zu tun. Aber das ist eine Grenze, die ich wohl besser nicht überschreiten sollte. Ich sehe sie kleiner und kleiner werden, bis sie verschwindet.

Drei Kinder. Ein Junge und zwei Mädchen. Wir haben sie heute Nacht gerettet, Lara. Billy greift nach meiner Hand, und ich nehme sie und halte sie fest.

Was wäre, wenn Kreskey dich an jenem Tag nicht im Wald gefunden hätte? Wenn er mich und Tess nicht verschleppt hätte? Wenn ich geflohen wäre, als ich die Gelegenheit hatte, und nicht ihretwegen umgekehrt wäre? Wenn »er«, diese tobende Bestie in mir, nie geboren worden wäre?

Wären wir dann heute Abend hier gewesen? Wären stattdessen drei andere Kinder verloren gewesen?

Es gibt so viele Fragen, auf die es keine Antworten gibt. Diese Mysterien zu akzeptieren ist der einzige Weg, Frieden zu finden. Ich werde meinen Weg finden. Ich hoffe, du tust es auch, Lara.

SECHS MONATE SPÄTER

45

Am Ende findet der Held seinen Weg nach Hause.
Nachdem die Prüfungen bestanden sind, die Dämonen geschlagen, kehrt der Held heim, zurück in die Arme seiner Liebsten. Das ist natürlich sexistisch. Und eindeutig zu einfach. Im Grunde gibt es keine Happy Ends. Wir entscheiden uns nur, ab welchem Punkt wir aufhören wollen, die Geschichte zu erzählen.

Aber bin ich ein Held? Oder bin ich der Bösewicht? Verdiene ich ein glückliches Ende?

Ich habe keine Antwort darauf. Doch ich empfinde Frieden, während Beth uns in meiner Küche etwas kocht, ein pikantes Chicken Tikka Masala. Wir trinken Wein – ich habe eine Flasche geöffnet –, und es läuft die Musik einer Gruppe, die sie mag, The Civil Wars. Zum ersten Mal in meinem Erwachsenenleben habe ich das Gefühl, zu Hause zu sein.

Beth. Ihr Körper ist üppig. Ihre Haare – oh, diese wunderbare dunkle Lockenpracht, die seidig und dick durch meine Hände gleitet. Wenn sie lacht, muss ich unweigerlich mitlachen. Ihre Augen sind weit wie der Himmel, voller Weisheit und Freundlichkeit. Meine Gefühle für sie sind nicht so wie die, die ich für dich empfand, Lara. Nicht jung und impulsiv, nicht gierig und klammernd. Es ist keine Leidenschaft, die verzehrt wie ein Flächenbrand, alles andere verbrennt. Nein, es ist eine Liebe, die Dinge wachsen lässt, Leben atmet, Raum gibt. Sie lässt Entfaltung zu.

»Hört sich an, als hättest du eine erwachsene Liebe gefunden«, sagt Tess vom Fenster her.

»Das hab ich.«

»Was ist?«, fragt Beth, die am Herd steht, dreht sich um und sieht mich an.

»Nichts«, antworte ich. »Ich wollte sagen, ich bin glücklich. Ich bin glücklich, dass du hier bist.«

Tess gibt ein kleines Kichern von sich. »Tja, gut für dich.«

Heute ist sie so, wie sie an jenem Vormittag war. Ein mageres Mädchen mit dicker Brille und Zöpfen. Ich sehe sie immer seltener. Was schade ist. Denn sie war so lange bei mir. Ich vermisse ihren Humor, ihre unbeirrbare Ehrlichkeit, ihre bedingungslose Liebe.

»Wurde auch Zeit«, sagt Tess.

Beth wischt sich die Hände an der Schürze ab, die sie trägt – eine Angewohnheit, die ich herrlich altmodisch finde. »Ich auch.« Sie lächelt nicht mehr. »Ich bin nervös«, gibt sie zu.

Ich finde das überraschend. Dr. Beth Reynolds ist klinische Psychiaterin, Forscherin, eine Autorin, die in wichtigen Fachzeitschriften veröffentlicht hat. Sie hält Vorträge, ist eine einfühlsame Ärztin mit scharfem Intellekt, und sie strahlt Autorität aus. Nervös habe ich sie bislang noch nie erlebt.

»Rain Winter. Sie ist berühmt, das zum einen. Und, was vielleicht noch wichtiger ist, sie ist eine Ikone in deinem Leben«, sagt Beth.

»Sie ist nur eine Freundin«, entgegne ich, auch wenn das nicht ganz der Wahrheit entspricht.

»Eine Freundin, die den kompliziertesten Teil deiner Vergangenheit mit dir teilt.«

»Aber das ist vorbei«, sage ich. »Erzählst du mir das nicht immer? Jetzt ist jetzt.«

»Richtig.«

Beth ist der einzige Mensch, der von *ihm* weiß. Sie hat mit ihm gesprochen, ihn beruhigt. Sie hat ihn als Teil von mir akzeptiert, von dem, was ich bin. Sie hat mit mir gearbeitet, um ihm zu helfen, sich zu integrieren – ich brauche seine Stärke, seine Kraft. Er braucht meine Ruhe, die Dinge, die ich als Erwachsener und als Arzt gelernt habe. Wir sind nicht länger gespalten, so wie früher. Nicht völlig. Wir sind zwei Teile desselben Ganzen. Er ist keine Bestie in einem Käfig.

Beth weiß sogar von Tess. Es gibt wesentliche Teile meiner Geschichte, die ich ihr nicht anvertraut habe, nicht anvertrauen kann. Und sie versucht nicht, mir irgendwelche Informationen zu entlocken, weil sie, abgesehen von ihren übrigen außerordentlichen Qualitäten als Frau und Ärztin, sehr klug ist. Aber von diesen beiden habe ich ihr erzählt, denn im Grunde – sind sie ich, nicht wahr? Und Beth ist der erste Mensch, dem ich von diesen Teilpersönlichkeiten erzählen wollte. Der ich alles mitteilen will. Das meiste.

Als der Summer ertönt, öffne ich das Tor. Du fährst die lange Einfahrt hinauf und hältst, und ich verfolge, wie du aus dem Auto steigst und deine Sachen zusammensuchst.

Heute wirst du unser letztes Interview für deine Story machen, unsere Story.

Die Teile unserer Geschichte, die wir bereit sind mitzuteilen, die wir erzählen können.

Agent Browers Ermittlungen sind im Sande verlaufen. Da es keinerlei gesicherte Beweise gibt, ist es unmöglich, mich mit den Morden an Eugene Kreskey, dem Boston-Boogeyman und Steve Markham in Verbindung zu bringen. Was ich natürlich schon wusste. Es ist wahr, ich war immer irgendwo in der Gegend, als diese Morde geschahen – entweder weil ich in der Nähe wohnte oder weil ich einen Vortrag dort hielt. Aber das sind nur Indizien, nichts, auf dem sich eine Ermittlung, geschweige denn eine Anklage aufbauen ließe.

Es ist eigenartig, vorsichtig ausgedrückt, dass wir uns beide auf dem Grundstück von Tom und Wendy Walters aufhielten, was zur Entdeckung von Billy Martin, Michele Racine und Olivia Grady führte. Dennoch ist klar, welche Verkettung von Umständen dazu führte, außerdem konnten wir beide Erklärungen für unsere Anwesenheit dort vorbringen, wenn auch ziemlich wackelige. Und wer könnte etwas gegen das Ergebnis einzuwenden haben?

Drei Kinder gerettet, aufgrund des Hinweises eines problembeladenen Mädchens und des Engagements ihres Therapeuten und einer Freundin von ihm – beide selbst Opfer einer Gewalttat.

Das Verschwinden meines Rucksacks – meiner Mordausrüstung – ist einigermaßen beunruhigend. Ich habe ihn nicht ausfindig machen können. Er ist weg. Jemand muss ihn mitgenommen haben, so viel ist klar. Seit dieser Nacht ist ein halbes Jahr vergangen, und mich bedrückt das Gefühl, dass der Rucksack irgendwann wiederauftauchen wird. Außerdem habe ich eine ziemlich sichere Ahnung, wer ihn genommen haben könnte.

Und, Lara, es wird keine weiteren Briefe oder Besuche in

deiner Straße geben. Ich werde dich nicht mehr durch deine Sicherheitskameras beobachten. Jedenfalls nicht oft.

Nur genug.

Genug, um mich davon zu überzeugen, dass du in Sicherheit bist.

In den letzten Monaten haben wir mehrere Stunden zusammen verbracht, als du und Gillian mich für eure Radiosendung interviewt habt, eine Reihe, die ab nächsten Monat ausgestrahlt werden wird. Es gibt einen gewaltigen Wirbel darum. Ich glaube, es wird ein Riesenerfolg für dich werden.

Wir haben über die entsetzliche Erfahrung gesprochen, die wir beide gemacht haben, den Verlust unserer lieben Freundin, über die belastenden Folgen von Traumatisierungen – deiner und meiner, über meine Reise zur Ganzheit (irgendwie). Über meine Arbeit mit Kindern, die brutale Gewalt erfahren mussten, genau wie wir. Wir haben mein Fachwissen zur Analyse eines Serienmörders eingesetzt – falls es sich um einen solchen handelt –, der als Rächer auftritt und für eine Art Gerechtigkeit sorgt, wenn die Justiz versagt hat.

Wir haben über die Frage gesprochen, die den Kern unserer Geschichte bildet. Wenn uns nicht zugestoßen wäre, was uns zugestoßen ist, was wäre aus Billy, Michele und Olivia geworden? Gibt es doch irgendeine Art Gleichgewicht im Universum? Einen göttlichen Plan? Waren wir seine Werkzeuge?

Wir sprachen darüber, dass deine Story kein Ende hat. Dass es ein Rätsel in ihrem Zentrum gibt, das ungelöst bleiben wird (Wer ist der Nachtfalke? Wird er wieder zuschlagen?), ist unwichtig. In dieser Geschichte geht es nicht um das Ende, nicht wahr, Lara? Es geht nicht darum, wer Kreskey, Markham und

Smith umgebracht hat. Es gab auch noch andere, aber das habe ich für mich behalten.

Es geht um die Mitwirkenden, ihre Reise, wie sie beginnen, wie sie sich entwickeln, und den Punkt, ab dem wir aufhören, ihre Geschichten zu erzählen. Es wird immer ein weiteres Ungeheuer zu erschlagen, eine weitere Prüfung zu bestehen geben. Es gibt immer noch ein neues Kapitel.

Ich kann nicht versprechen, dass er sich benehmen wird. Aber ich kann sagen, dass er so ruhig ist wie nie zuvor.

Also sagen wir einfach, dass wir unsere Geschichte hier enden lassen werden.

Du stehst vor der Tür und sammelst dich, bereitest dich seelisch auf unser letztes Interview vor.

Wenn du eintrittst, wirst du die Frau kennenlernen, die ich heiraten werde, das Heim, in dem sie und ich hoffen, eigene Kinder großzuziehen. Oder wir werden Kindern, die eins brauchen, ein Zuhause geben, wir werden uns um sie kümmern und sie lieben. Vielleicht machen wir auch beides. Ich stehe in engem Kontakt mit Billy, Michele und Olivia. Sie sind meine Patienten, ich behandle sie unentgeltlich. Sie sind alle in guten Pflegefamilien untergebracht, und ihre Familien sind in Therapie. Ich bin optimistisch, dass sie – allesamt Ausreißer, die Tom und Wendy Walters in die Hände fielen – ihren Weg nach Hause finden werden. Aber in keinem Fall werde ich sie alleinlassen, wenn sie sich ihren Dämonen stellen.

»Hallo«, sagst du und bringst einen Schwall kalter Luft mit ins Haus.

Wir umarmen uns, wie immer ein wenig unbeholfen.

Wir begegnen uns nicht völlig unbefangen, Lara. Wir sind nicht nur alte Freunde.

Doch unsere Gespräche sind mittlerweile sehr angenehm. Wenn das Mikrofon ausgestellt ist, lachen wir manchmal zusammen, reden über unser Leben, unsere Arbeit. Ich weiß, Greg wird glücklich sein, wenn diese Interviews abgeschlossen sind. Er mag mich nicht und vertraut mir nicht, und wer könnte ihm das verdenken? Aber er respektiert dich. Er versteht, dass wir durch eine gemeinsame hässliche Vergangenheit verbunden sind, und akzeptiert es nach dem Motto »Erkenne deinen Feind«.

Lara, du und ich, wir sind wie Waffengefährten. Wir haben Dinge getan und Dinge gesehen, die außerhalb des Schlachtfelds keinen Sinn ergeben würden. Wir haben die jeweils schlimmste Seite des anderen gesehen. Und die beste. Wir haben Bekanntschaft mit tiefer Dunkelheit gemacht. Aber jetzt kennen wir auch das Licht.

Ihr begrüßt euch herzlich, du und Beth, umarmt euch sogar. So, wie ihr euch anlächelt, kann ich sehen, dass ihr zwei Freundinnen sein könntet – unter anderen Umständen. Sie lädt dich ein, zum Essen zu bleiben, wenn wir fertig sind. Doch du lehnst höflich ab.

»Meine Familie erwartet mich«, sagst du. »Aber vielen Dank. Ein andermal gern.«

Unwahrscheinlich.

Wir steigen die Treppe hoch, gehen in mein Arbeitszimmer und schließen die Tür. Zu dieser Tageszeit, es ist später Nachmittag, mag ich das Zimmer am liebsten. Das Licht der sinkenden Sonne taucht alles in Gold, bringt dein Haar zum Leuchten.

»Ich habe nur noch ein paar Fragen«, sagst du und stellst das digitale Aufnahmegerät zwischen uns auf den Tisch. »Wird nicht lange dauern.«

»Warum machst du das?«, frage ich.

Darüber wollte ich schon länger mit dir reden, aber sonst war immer Gillian dabei. Du siehst mich an und lässt die Hand wieder sinken, mit der du gerade das Gerät einschalten wolltest. Dein Ehering funkelt im Licht.

»Wenn man bedenkt, was du über mich weißt, über uns, darüber, was wir getan haben«, fahre ich fort. »Was hat dich veranlasst, ein Feature darüber zu machen? Hattest du keine Angst, wohin das führen könnte?«

Du senkst den Kopf und spielst mit dem Ring an deinem Finger.

»Darüber habe ich auch schon nachgedacht«, sagst du.

Ich warte darauf, dass du fortfährst. Ich habe da selbst ein paar Theorien. Durchaus nicht unwahrscheinlich wäre ein Hang zur Selbstzerstörung. Wenn ich an all die Entscheidungen denke, die du seit Kreskey getroffen hast – Greg mit mir zu betrügen, mit mir zum Kreskey-Haus zu fahren, den Mörder von Tess ins Haus zu locken, ihn eigenhändig zu töten – mit Selbsterhaltung hatte das alles wenig zu tun. Dich in dem hohlen Baum zu verstecken war das letzte Gesunde, was du getan hast. Ein Teil von mir fragt sich, ob du gestehen *wolltest*, ob du für dein Verbrechen zur Rechenschaft gezogen werden wolltest. Das wäre nicht ungewöhnlich, so sehr, wie wir alle an der Geschichte hängen, dass die Guten belohnt und die Bösen bestraft werden.

»Es war fast, als gäbe es zwei von mir«, sagst du. »Das Mädchen, das an jenem Tag fast gestorben wäre, die junge

Frau, die getan hat, was wir getan haben. Und die, die danach kam – Rain Winter, Journalistin, Ehefrau, Mutter. Dieses andere Mädchen war tief in mir vergraben, eingeschlossen. Und sobald ich sie freigelassen habe …«

Du verstummst, unsicher, wie du den Satz beenden sollst.

»Du hast sie integriert«, schlage ich vor. »Das verängstigte Mädchen mit der Frau, zu der du geworden bist.«

Du denkst einen Augenblick darüber nach. Dann ein zustimmendes Nicken. »Ja.«

»Es gibt nur drei Menschen, die die ganze Wahrheit kennen«, sage ich.

Agent Brower hat mich in Verdacht, aber keine Beweise. Und ich vermute, dass sie eigene Ziele verfolgt. Ich glaube, sie ist es, die den Rucksack an sich genommen hat. Was sie damit vorhat – keine Ahnung. Vielleicht will sie auf diese Art dafür sorgen, dass ich nicht aus der Reihe tanze, vielleicht ist es eine Warnung, nicht weiterzumachen. Oder der Grund ist ein ganz anderer. Aber diesen Gedanken behalte ich für mich.

»Und keiner von uns wird es je verraten«, sagst du. »Ich nicht, du nicht, Harper nicht. Wir werden unser Geheimnis mit ins Grab nehmen.«

»Also warst du nicht auf der Suche nach Antworten?«

»Nein«, flüsterst du. »Ich hatte bereits mehr Antworten, als ich wollte. Ich glaube, ich wollte selbst steuern, wie das erzählt wird, was uns widerfahren ist. Ich wollte selbst die Kontrolle darüber haben, sie mir zu eigen machen, selbst entscheiden können, wo unsere Geschichte endet.«

»Ich verstehe.«

Du reichst mir die Hand, und ich ergreife sie. Wir besiegeln einen Pakt.

»Dieser Teil der Geschichte, die Menschen, die wir damals waren, was uns zugestoßen ist …« Du machst eine kurze Pause, ziehst die Hand zurück und holst etwas aus deiner Tasche. Dann legst du das Kristallherz auf den Tisch zwischen uns. Es fängt die Sonne ein und wirft rote Tupfen an die Decke.

»Unsere gemeinsame Geschichte endet hier, Hank.«

Tess steht am Fenster und schaut zu, sie lächelt traurig. Sie ist so, wie sie jetzt gewesen wäre, wie Sandy, gertenschlank und blond, mit freundlichen Augen. Dann, während ich sie anschaue, verblasst sie im Sonnenlicht.

46

Sie stand vor fünf Uhr morgens auf, als die Morgendämmerung sich gerade erst andeutete, und küsste Greg auf die Wange.

»Mmm«, machte er und griff nach ihr.

Sie entzog sich ihm, und er stöhnte leise und drehte sich auf die andere Seite. Sie sah nach Lily, die zum Glück fest schlief, dann schnürte sie an der Tür ihre Laufschuhe und schlüpfte in die morgendliche Kühle hinaus. Sie joggte die Einfahrt hinunter, lief mitten auf der Straße durch die schlafende Nachbarschaft und durch das Tor in den Park.

Sie hielt nicht nach lauernden Schatten oder fremden Autos Ausschau. Sie stellte sich keine Feuerausbrüche oder ein Erdbeben vor, nichts, was ihr schönes, angenehmes Viertel in Schutt und Asche legte. Oder zumindest ließ sie diese Gedanken vorbeiziehen, wenn sie kamen, entließ sie in die kühle Morgenluft.

Der ganze Tag lag noch vor ihr. Sie beschleunigte das Tempo, es gab nur ihre Laufschritte auf dem Asphalt, ihren Atem. Ein anderer Jogger kam ihr entgegen und passierte sie mit einem Winken, ein zweiter überholte sie von hinten und verschwand. Sie lief langsam, stetig, es ging nicht um Geschwindigkeit. Es war okay so. Am Vormittag dann Mutter-Kind-Yoga (was im

Prinzip bedeutete, dass niemand dazu kam, irgendwelche Yogaübungen zu machen). Gegen Mittag Picknick mit den Park-Müttern, eine Nörgel-Läster-Session, die jetzt aber trotzdem irgendwie Spaß machte, weil es nicht mehr das Einzige war, was auf ihrem Terminplan stand. Heute Abend Endproduktion ihrer Reportage »Der Nachtfalke« im Studio. Mitzi würde am Nachmittag kommen, um auf Lily aufzupassen, am Abend würde Greg übernehmen. Wieder ein voll ausgefüllter Tag, an dessen Ende sie als erschöpftes Häufchen niedersinken würde.

Lass dich davon nicht bremsen, Kind.

»Bist du glücklich?«, hatte ihr Vater wissen wollen, als er am Samstag zum Essen kam. »Geht es dir gut?«

»Ich weiß nicht, ob ich die Zeit habe, über solche Fragen nachzudenken«, lachte sie.

»Gute Antwort«, sagte er.

»Ist es das?« Greg wirkte ein wenig verstimmt. »Ist es eine gute Antwort?«

Doch – ja, mehr oder weniger. Sie war glücklich.

»Es ist eine gute Antwort«, hatte ihr Vater erwidert. »Du kannst darüber nachdenken, wenn der Rummel vorbei ist. Genug Zeit zu haben, um sich mit der Frage zu beschäftigen, ob man glücklich ist oder nicht, wird überbewertet, glaub mir.«

Nach ihrer Laufrunde von acht Kilometern war sie zurück in der Küche und bereitete das Frühstück zu, als Lily sich bemerkbar machte.

»Mama. Hunger.«

»Komme, Häschen«, rief sie.

»Ich hol sie.« Gregs Stimme von oben.

Geschäftiges Morgentreiben – Kaffee wurde aufgebrüht, Lily lachte, Greg lief hektisch herum und suchte die Schlüssel, die die ganze Zeit in seiner Hosentasche gewesen waren. Ihr Handy piepste von irgendwo – wo war es nur? Einmal, zweimal, dreimal. Sie würde es sofort suchen gehen.

»Komm nicht zu spät«, erinnerte sie ihn. »Mitzi muss um sechs los.«

»Werd ich nicht.«

Und dann an der Haustür, ein Kuss. Ein richtiger Kuss, sie schlang die Arme um seinen Hals, und er drückte sie fest an sich. Denn sie war auch Ehefrau. Mutter. Journalistin. Läuferin. Sie selbst. Eine Frau, die ihrem Mann etwas versprach und ihre Versprechen hielt.

Lass dich davon nicht bremsen, Kind.

Greg ging, und Rain schaltete das digitale Radioprogramm auf ihrem Smartphone ein. Gillians Stimme klang sonor und beruhigend.

»Brian Tome, der Mann, der wegen Mordes an seiner Ex-Frau und zwei Söhnen angeklagt und freigesprochen worden war, wurde heute auf seinem abgelegenen Grundstück in Ocala, Florida, ermordet aufgefunden. Laut Aussage des FBI wird eine Verbindung zu anderen Mordfällen nicht ausgeschlossen, bei denen die Opfer eines Verbrechens angeklagt, aber für unschuldig oder prozessunfähig befunden wurden. Es wurden Ermittlungen aufgenommen. Die Ermittlungen in den anderen Fällen laufen.

Special Agent Brower, die Leiterin der Ermittlungen, sagte: ›Wir behandeln den Fall wie den Fall jedes anderen Serienmörders. Niemand hat das Recht, kaltblütig zu morden.‹ Ich bin Gillian Murray, Sie hören das National News Radio.«

Die Welt schien stillzustehen, Stille senkte sich herab. Was hatte das zu bedeuten?

Rain setzte Lily im Auto in ihren Kindersitz und schnallte sie fest.

»Zeit fürs Mutter-Kind-Yoga!«, sagte sie munter. Lily hüpfte in aufgeregter Erwartung auf und ab.

Hank war es nicht, dachte sie. Er hatte diesen Mann aus Ocala nicht ermordet. Er hatte ihr versprochen, so etwas nie wieder zu tun, dass er diese andere Seite von sich unter Kontrolle hatte. Sie glaubte ihm – er war fertig damit. Er hatte jetzt Beth, die einen beruhigenden Einfluss auf ihn ausübte. Eine Frau, die seine Komplexität verstand und ihn trotzdem liebte. Vielleicht war es das, was ihm die ganze Zeit gefehlt hatte. Eine Frau, die es nicht brauchte, dass er der eine Mann oder der andere war.

Also was dann? Ein weiterer Rächer? Ein Nachahmungstäter, inspiriert von den früheren Taten?

Was für Spuren gab es?

Würde es noch eine Fortsetzung ihres Features geben müssen?

Ein Aufflackern von Furcht. Hatte sie die Kontrolle über die Erzählung verloren?

Während der Fahrt rief Henry an.

»Du hast es schon gehört, nehme ich an«, sagte er über Lautsprecher.

»Ja.«

»Irgendwelche Theorien?«

»Nein«, sagte sie. »Keine einzige.«

In den letzten Wochen hatte sie sich oft mit Henry unterhalten und versucht, das Darknet zu verstehen, Mörderandenken und die Menschen, die so etwas sammelten, Kreskeys Internet-Fanklub und den Fanklub, der sich um den Mann gebildet hatte, den man den Nachtfalken nannte.

»Ein Journalist ohne Theorie«, sagte er, »ist mir noch nie begegnet.«

»Journalisten haben keine Theorien«, rief sie ihm in Erinnerung. »Sie informieren über Tatsachen. Die Fakten machen die Story aus. Die und nur die.«

»Tja«, sagte Henry vorsichtig. »Eine kleine Info hätte ich.«

»Ach?«

»Wie ich gehört habe, wurde am Tatort ein Rucksack mit der Mordausrüstung gefunden.«

Ihr Magen krampfte sich zusammen. Hanks fehlender Rucksack. Er war in jener Nacht verschwunden. Einfach weg. Ein großer Rucksack voller Werkzeug, Waffen, einem Seil, Abdeckplane, Klebeband. Sie hatten sich beide gefragt, wo er wohl wiederauftauchen würde.

Sie warf einen Blick in den Rückspiegel. Lily blätterte in einem Pappbilderbuch.

»Und?«

»Angeblich wurde etwas gefunden, das für eine Verbindung mit dem Markham-Mord spricht. Das Tatmesser ist vermutlich das gleiche, das bei Markham benutzt wurde.«

Eine Alarmglocke schrillte, brachte sie aus der Fassung.

»Interessant«, sagte sie ruhig und fuhr auf den Parkplatz.

Emmy wartete mit Sage vor dem Yogastudio. Sie winkte Rain zu. Ihr anderes Leben, ihr anderes Ich. Mama. Freundin. Ehefrau. Es wartete auf sie.

»Hältst du mich auf dem Laufenden?«, fragte Rain. Sie hob die Hand, um Emmy mit ausgestrecktem Finger zu signalisieren: Sekunde. Bin gleich da.

»Mach ich«, sagte Henry und beendete den Anruf.

Sie wählte Hanks Nummer, er ging sofort ran.

»Mach dir keine Sorgen deswegen«, sagte er anstelle einer Begrüßung.

Sie wollte am Telefon nicht mehr sagen. Schließlich lauschten sie immer. »Du hast davon gehört.«

»Agent Brower hat mich angerufen.« Kurze Pause. »Sie wollte meine Hilfe, meine Expertenmeinung zu dieser neuen Entwicklung.«

»Oh.«

»Es ist alles okay«, sagte er, leise und ruhig. »Wirklich.«

»Wie kannst du dir da sicher sein?«

»Ich bin mir sicher.«

»Es war nicht ...« Sie wusste, sie brauchte den Satz nicht zu Ende zu sprechen.

»Nein«, sagte er rasch. »Gott, nein. Das ist vorbei.«

Sie würde ihn beim Wort nehmen müssen. Was blieb ihr sonst übrig?

Ihre Gedanken überschlugen sich. Wie passte das in ihr Feature?

»Wer dann, Hank?«

»Ich habe da einige Theorien, die ich zusammen mit Agent Brower ausgearbeitet habe.«

Sie wartete.

»Ich gehe davon aus, dass wir es hier mit jemandem zu tun haben, der bei der Polizei oder beim Militär ist«, erklärte er. »Ich vermute, dass unserem Täter irgendein Unrecht zugefügt wurde oder er einen geliebten Menschen verloren hat. Unser Rächer hat das Vertrauen in das Justizsystem verloren, obwohl er möglicherweise darin tätig ist.«

Sie ließ die Worte auf sich wirken.

Der verschwundene Rucksack. Es gab nur einen einzigen

Menschen, der ihn genommen haben konnte. Die Puzzleteile fielen an ihren Platz. Aber warum den Rucksack am Tatort zurücklassen? War das eine Warnung an sie und Hank? Wenn sie den Verdacht hatten, dass Agent Brower dort weitermachte, wo Hank aufgehört hatte, würden sie es für sich behalten und aus der Sendung heraushalten müssen. Sonst war gegenseitige Zerstörung garantiert.

»Wie sieht Agent Brower dieses Profil?«, fragte sie.

Ein bedeutungsschweres Schweigen. »Sie zieht es in Erwägung.«

»Der Rucksack, der gefunden wurde, war sauber«, fuhr er fort, spürte intuitiv ihre Sorge. »Keine DNA-Spuren. Sie haben nur das Messer, das die Tatwaffe im Markham-Fall sein könnte oder auch nicht. Es macht eine Verbindung zwischen den Taten wahrscheinlich, aber es bringt sie keinen Schritt näher an den Täter heran.«

Rain beobachtete Lily im Rückspiegel. Sie wusste nicht recht, was sie empfinden sollte, wie sie das in ihre Geschichte einfügen sollte – ihre gemeinsame Geschichte, ihre und Hanks. Es gab da draußen noch jemanden, der eine bestimmte Form von Gerechtigkeit übte. Das andere Ich in ihr spürte eine Art finsterer Freude bei dem Gedanken.

Sie war in der Schwebe – zwischen ihrem Leben im Licht und ihrem Leben im Dunkel, zwischen Vergangenheit und Zukunft. Emmy winkte erneut, bedeutete ihr, dass es Zeit wurde.

»Hey, ich wollte dich sowieso anrufen«, sagte Hank in die Stille hinein.

»Ach?«

»Ich habe Beth gefragt, ob sie mich heiraten will.«

Noch ein unmögliches, kompliziertes Aufwallen von Gefühlen. Glück. Traurigkeit. Ein Anflug von Bedauern. Sie dachte immer noch an das, was sie in jener Woche geteilt hatten. Manchmal. Manchmal erwachte sie aus Träumen, für die sie sich schämte.

»Meinen Glückwunsch, Hank«, sagte sie, legte ein Lächeln in ihre Stimme. »Ich freue mich ja so für euch beide.«

»Du gehst davon aus, dass sie ja gesagt hat.«

»Hat sie nicht?«

»Doch«, sagte er. »Keine Ahnung, wieso. Aber sie will mich heiraten.«

Sie konnte hören, wie glücklich er war, und merkte, wie der Druck in ihrem Herzen nachließ.

Rain stieg aus, holte Lily aus ihrem Sitz, nahm sie auf den Arm und suchte ihre Sachen zusammen. Hank war noch am Telefon.

»Denkst du manchmal darüber nach, wie anders alles hätte kommen können?«, fragte er. »Wenn wir andere Entscheidungen getroffen hätten.«

Sie lachte, leise, ein wenig traurig.

»Ich hab keine Zeit, über so was nachzudenken«, sagte sie, was natürlich eine Lüge war. »Wenn ihr mal Kinder habt, du und Beth, wird es dir genauso gehen. Keine Nabelschau mehr, Doktor. Einfach jeden Tag weitermachen, für dich, aber hauptsächlich für deine Familie. Ich muss los. Mutter-Kind-Yoga.«

Er hatte ein witziges Lachen, warm, klug, wissend. Es klang, als wäre er weit weg.

»Leb wohl, Lara.«

Rain beendete den Anruf.

Sie lief zu Emmy hinüber, Lily auf dem Arm, und sie traten zusammen durch die Tür. Windspiele klingelten. Im Studio war es friedlich, gedämpftes Licht, leise Flötenmusik, leichtes Räucherwerk.

Alle breiteten sie ihre Matten aus. Farbenfrohe Yogakleidung, Mütter mit ganz unterschiedlicher Figur und aus allen Altersgruppen, aber mit genügend Zeit und Geld, um an diesem Kurs teilzunehmen.

»Willkommen«, sagte die biegsame Yogalehrerin. War sie nicht ein wenig zu jung, ein wenig zu sexy, um einen Mutter-Kind-Yogakurs zu leiten?

Die Kleinkinder wuselten herum, probierten ihre Stimmen aus, begrüßten einander mit Lachen, krabbelten oder stapften herum. Was in Ordnung war – es war ein sicherer Raum, hier war alles weich, keine scharfen Kanten, kein Verletzungsrisiko, alle Anwesenden waren sanft und geduldig.

»Ich lade euch ein, alles, was ihr mitgebracht habt – Stress, Sorgen, die Liste der Dinge, die ihr nach der Stunde erledigen müsst –, außerhalb dieses Raums zu lassen«, sagte die Lehrerin mit einem reizenden Lächeln. »Seid einfach hier, im Jetzt, für euch selbst, für eure Zwerge. Und nun atmet tief ein.«

Ja, dachte Rain, sie würde es hinter sich lassen, die Welt mit ihren brutalen Ecken und Kanten, den harten Konsequenzen, all den verwirrenden Grauschattierungen, das Chaos der Vergangenheit, die Unsicherheit der Zukunft. Nur für eine kleine Weile. Lily kam zu ihr zurückgelaufen und purzelte auf ihren Schoß.

Und, nur für eine kleine Weile, würde Rain sich tatsächlich davon bremsen lassen.

Danksagung

Autoren sind Hobbits. Wir machen es uns in unserer Höhle gemütlich und bringen den Großteil unserer Tage mit Traumweben zu – wenn wir Glück haben. Aber wir arbeiten nicht allein. Ohne ein Team gelangt kein Roman in die Welt.

Mein Mann Jeffrey und unsere Tochter Ocean Rae schenken mir Liebe, Geduld, Freundlichkeit und ein Leben voller Licht und Lachen. Ohne sie wäre ich nicht der Mensch, der ich bin, und nicht die Autorin, die ich bin.

Meine Agentin Amy Berkower und ihre Assistentin Abigail Barce vom Writers House haben den geschäftlichen Teil des Autor-Seins gut im Griff. Ich bin ihnen dankbar für ihre Intelligenz und ihre Anleitung.

Das herausragende Team bei Park Row Books – meine blitzgescheite Lektorin Erika Imranyi, meine Komplizin Meredith Barnes aus der Presseabteilung, die elegante, kompetent-gelassene Shara Alexander und das Energiebündel Margaret Marbury – mehr oder Besseres könnte eine Autorin nicht verlangen. Meine tief empfundene Dankbarkeit gilt jeder Einzelnen und auch allen aus der großartigen Grafikabteilung, der adleräugigen Jennifer Stimson, die die Textredaktion erledigt hat, sowie den unerschrockenen Vertriebsmitarbeitern.

Ich bin mit einem riesigen Netzwerk von Angehörigen und

Freunden gesegnet. Meine Eltern, Joe und Virginia Miscione, und mein Bruder Joey sind unermüdlich dabei, die Nachricht zu verbreiten und Buchhandlungen im ganzen Land für meine Bücher zu begeistern. Erin Mitchell ist meine erste Leserin, eine Stimme der Vernunft und eine Fürsprecherin. Susana Weymouth, Lorna Taylor und der Vorstand des Vereins »Tampa Bay Businesses for Culture and the Arts« sind eine unglaubliche Unterstützung und fördern die Kunstszene in unserer Region auf vorbildliche Weise. Und ich danke allen, die ich immer wieder bei Lesungen sehe, hier in der Gegend und im ganzen Land, die meine Bücher kaufen, die Nachricht verbreiten – Familienmitglieder, Freundinnen und Freunde, treue Leserinnen und Leser. Wahrscheinlich wisst ihr gar nicht, was es für eine Autorin bedeutet, solche Liebe und Unterstützung zu erleben. Ich versichere euch – VIEL!

Ein Werk habe ich schon bei früheren Gelegenheiten zitiert, und es bleibt ein Prüfstein für mein Schreiben. Donald Kalscheds Buch *The Inner World of Trauma: Archetypal Defenses of the Personal Spirit* hat meine Sichtweise psychischer Krankheit und die Art, wie ich darüber schreibe, verändert. Und *Essentials of Abnormal Psychology* von V. Mark Durand und David H. Barlow ist ein Standardwerk, auf das ich mich immer wieder beziehe.

Hätte ich damals die Wahrheit gesagt, wäre er jetzt nicht tot ...

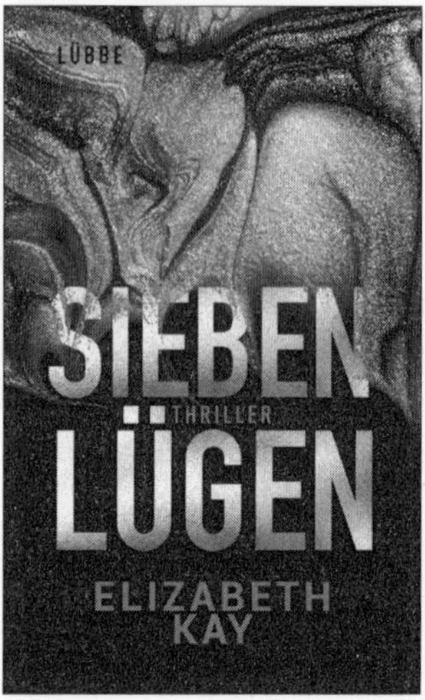

Elizabeth Kay
SIEBEN LÜGEN
Psychothriller
Aus dem Englischen
von Rainer Schumacher
384 Seiten
ISBN 978-3-7857-2669-3

Mit einer kleinen Notlüge fängt alles an. »Natürlich passt ihr gut zusammen, du und Charles«, versichert Jane ihrer besten Freundin Marnie, auch wenn sie deren Verlobtem gegenüber insgeheim größtes Misstrauen hegt. Doch eine Lüge zieht bekanntlich weitere nach sich, und schon bald ist das Verhältnis der drei unwiederbringlich vergiftet. Stück für Stück gerät die Situation außer Kontrolle. Aus Unbehagen wird Verdacht, aus Verdacht Gewissheit – und aus Freundschaft eine tödliche Falle ...

Das atemberaubende Thriller-Debüt einer faszinierenden neuen Erzählstimme aus England

Lübbe

Hinter glanzvollen Fassaden lauern finstere Abgründe …

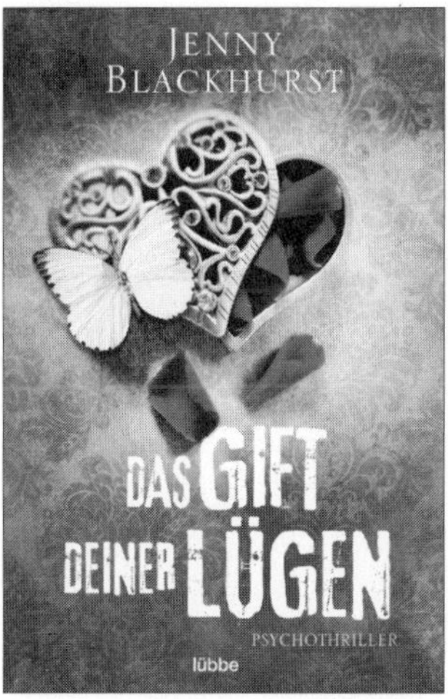

Jenny Blackhurst
DAS GIFT DEINER LÜGEN
Psychothriller
Aus dem Englischen
368 Seiten
ISBN 978-3-404-17995-4

Im englischen Villenviertel Severn Oaks fühlen sich die Menschen sicher. Wäre da nicht der rätselhafte Tod von Erica Spencer, einer allseits geschätzten Nachbarin, die letzten Herbst bei einer Halloweenparty ums Leben kam. Ein Jahr später ist der Fall längst als tragischer Unfall zu den Akten gelegt, als ein rätselhafter Podcast die Runde macht: *Der Mord an Erica Spencer*. Wöchentlich postet ein anonymer Absender neue Folgen seiner makabren Sendung, in der er hinter die scheinbar makellosen Fassaden des Ortes blickt und so manches dunkle Geheimnis seiner Bewohner enthüllt. Seine Absicht: Er will den Mörder von Erica entlarven – und ruft ihn damit erneut auf den Plan …

Lübbe

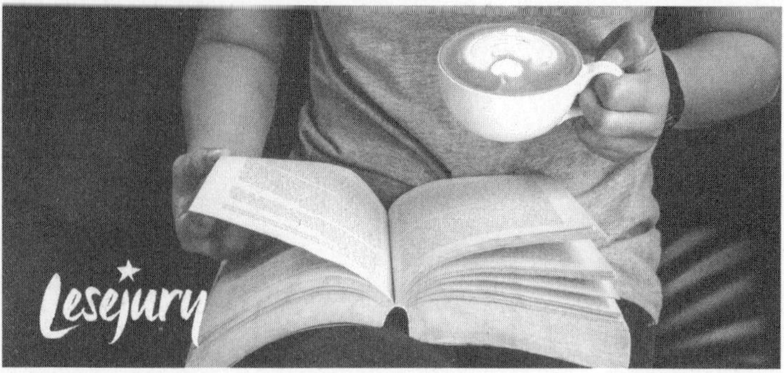
Lesejury